Barrierefreie Kommunikation im Gesundheitswesen

Petra Jacobi

Barrierefreie Kommunikation im Gesundheitswesen

Leichte Sprache und andere Methoden für mehr Gesundheitskompetenz

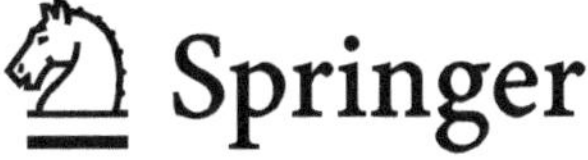 Springer

Petra Jacobi
Darmstadt, Deutschland

ISBN 978-3-662-61477-8   ISBN 978-3-662-61478-5   (eBook)
https://doi.org/10.1007/978-3-662-61478-5

Die Deutsche Nationalbibliothek verzeichnet diese Publikation in der Deutschen Nationalbibliografie; detaillierte bibliografische Daten sind im Internet über http://dnb.d-nb.de abrufbar.

Springer ist ein Imprint der eingetragenen Gesellschaft Springer-Verlag GmbH, DE und ist ein Teil von Springer Nature.
Die Anschrift der Gesellschaft ist: Heidelberger Platz 3, 14197 Berlin, Germany

Vorwort

Gesundheit ist ein wesentlicher Faktor für ein erfülltes Leben. Vielen Menschen wird die Teilhabe an der deutschen Gesundheitsversorgung durch die „Barriere Kommunikation" jedoch erheblich erschwert. Mehr als die Hälfte der deutschen Bevölkerung hat Probleme damit, Erklärungen von medizinischen und therapeutischen Fachkräften zu verstehen und gesundheitliche Anweisungen oder Therapiemaßnahmen in der Folge umzusetzen. Ob Beratungsgespräche, Untersuchungen oder Behandlungen, Auskünfte im Internet oder Besuche in der Apotheke, vielen Menschen sind gesundheitsrelevante Informationen aufgrund von Kommunikationsbarrieren nicht zugänglich. Eine für Laien kaum verständliche Fachsprache, die von Ungleichheit geprägte Beziehung zwischen Fachkräften und ihren Patient*innen, soziale und kulturelle Hürden, Vorurteile und Zeitmangel tragen dazu bei, dass die Kommunikation zwischen Gesundheitsprofessionen und Patient*innen nicht immer gelingt. Für chronisch kranke Menschen, Menschen mit Seh- oder Hörbehinderung, Menschen mit sogenannter geistiger Behinderung, Menschen mit geringer Literalität sowie Menschen mit geringen deutschen Sprachkenntnissen liegen die Barrieren in der Kommunikation in der Regel noch höher. Die Folge sind Probleme in der Kommunikation, die zu Verunsicherungen auf beiden Seiten führen: Patient*innen geraten schnell in eine passive Rolle, was sich negativ auf Compliance und Adhärenz auswirkt. Umgekehrt beklagen Fachkräfte im Gesundheitswesen die mangelnde Mitarbeit und Therapietreue, die eine erfolgreiche Behandlung benötigt. Eine gelingende Kommunikation zwischen Fachkraft und behandelter Person erhöht die Selbstwirksamkeit von Patient*innen, verbessert ihre Gesundheitskompetenz und führt zu mehr Therapieerfolgen. Der Schlüssel für eine gelingende Kommunikation liegt in der Barrierefreien Kommunikation, die mit ihren Methoden, Maßnahmen und Hilfsmitteln dazu beitragen kann, Barrieren in der Kommunikation zu verhindern und abzubauen. Gelingende Kommunikation braucht aber auch Zeit und Verständnis für die Menschen und ihre Kommunikationsbedarfe.

Dieses Buch stellt die Möglichkeiten für Barrierefreie Kommunikation im Gesundheitswesen vor. Barrierefreie Kommunikation ist ein Gesamtkonzept, das basierend auf vorurteilsfreier Sprache und wertschätzender Dialoghaltung die leicht verständlichen Sprachvarianten „Leichte Sprache" und „Einfache Sprache", Gebärdensprachen, Brailleschrift, Sehhilfen und assistive Technologien, Unterstützte Kommunikation, digitale Barrierefreiheit sowie bauliche Maßnahmen umfasst. Das Ziel Barrierefreier Kommunikation ist die gleichberechtigte Partizipation aller Menschen an Informationen und Kommunikation – auch im Gesundheitssystem. Das Buch informiert über die zahlreichen Möglichkeiten der verschiedenen Methoden, aber auch ihrer Grenzen und zeigt, wie Barrierefreie Kommunikation in der gesundheitlichen Praxis umgesetzt werden kann.

Das Buch richtet sich an alle Angehörigen von Gesundheitsberufen auf allen Ebenen der medizinischen Versorgung, Organisation und Verwaltung. Es möchte Ihnen die zahlreichen Möglichkeiten zu einer besseren Verständigung näherbringen und dazu beitragen, dass Barrierefreie Kommunikation als Standard zur Förderung der Gesundheitskompetenz in allen Bereichen des Gesundheitssystems implementiert werden kann. Denn für eine gelingende Kommunikation braucht es Wissen und Unterstützung durch alle Gesundheitsprofessionen.

Darmstadt, Deutschland   Petra Jacobi
September 2020

Hinweis: Eine gendersensible Sprache ist Bestandteil von Barrierefreier Kommunikation. In Absprache mit dem Verlag wird in diesem Buch deshalb die Variante Gender*Stern verwendet. Wo immer möglich werden zur besseren Lesbarkeit neutrale Formulierungen gewählt. Das generische Maskulinum wird nur an Stellen gebraucht, an denen Personen namentlich genannt werden. In (Kap. 2) werden die gendersensible und vorurteilsbewusste Sprache als Methoden Barrierefreier Kommunikation näher erläutert.

Inhaltsverzeichnis

Inhaltsverzeichnis

1.1 Barrierefreie Kommunikation als Gesamtkonzept

Die Sprache ist das wichtigste Medium zur Kommunikation. Sobald Menschen mit anderen eine Situation teilen, kommunizieren sie miteinander. Sie tun dies verbal und nonverbal, also mit Worten, Mimik, Gestik und durch ihre Körperhaltung. Durch Sprache drücken wir aus, was wir denken und fühlen, welche Normen und Werte wir teilen, welcher Kultur wir angehören und welche Vorstellungen wir über uns selbst, über andere und unsere Gesellschaft haben. Sprache ist komplex, sie transportiert Botschaften auf vielfältige Weise, sie ist vielschichtig und beinhaltet Widersprüche: Manchmal genügt ein Blick, um Worte Lügen zu strafen.

© Springer-Verlag GmbH Deutschland, ein Teil von Springer Nature 2020   1
P. Jacobi, *Barrierefreie Kommunikation im Gesundheitswesen*,
https://doi.org/10.1007/978-3-662-61478-5_1

Sprache ist im Kontakt mit anderen Menschen allgegenwärtig: Man kann nicht nicht kommunizieren, formulierte der Kommunikationswissenschaftler Paul Watzlawick das erste von fünf pragmatischen Axiomen [65]. Zu den Grundsätzen Paul Watzlawicks gehört auch, dass es bei Kommunikation nicht nur um den Austausch von Inhalten, sondern gleichzeitig um die Gestaltung einer Beziehung zwischen den beteiligten Personen geht. Beziehungen sind immer auch mit den sozialen und gesellschaftlichen Rollen der beteiligten Personen verknüpft. Ob Kommunikation gelingt, hängt also nicht nur von den verbalen und nonverbalen Interaktionsfähigkeiten einer Person ab, sondern auch von den sozialen Aspekten, die die Beziehung der kommunizierenden Personen prägen. Barrieren in der Kommunikation entstehen demnach durch (körper-) sprachliche und soziale Faktoren, die eine Person von Informationsaustausch und Kommunikation fernhalten.

Seit Inkrafttreten der UN-Behindertenrechtskonvention (UN-BRK) 2009 müssen die Zugänge zu Informationen und Kommunikation auch im Gesundheitssystem barrierefrei gestaltet sein, um Menschen mit sog. Behinderungen die gleichberechtigte Teilhabe zu gewährleisten. Barrieren in der Kommunikation im Zusammenhang mit Gesundheit betreffen aber nicht nur Menschen mit sog. Behinderungen. Kommunikationsbarrieren entstehen aufgrund vielfältiger Ursachen (Abschn. 1.2). Es gibt Sinnesbarrieren, Fachbarrieren, Fachsprachenbarrieren, Kulturbarrieren, Kognitionsbarrieren, Sprachbarrieren, Medienbarrieren [85] sowie Sozialbarrieren, sodass im weiteren Sinne „jede Form von Interaktion durch Barrieren behindert werden (kann), z. B. zwischen Expert(inn)en und fachlichen Laien ohne kommunikative Beeinträchtigungen" [85]. Ein Großteil der Bevölkerung ist von Kommunikationsbarrieren betroffen. Mehr als die Hälfte der deutschen Bevölkerung wird dadurch in ihrer Gesundheitskompetenz eingeschränkt, d. h., diese Menschen haben erhebliche Probleme damit, gesundheitsbezogene Informationen zu verstehen, zu beurteilen und für sich anzuwenden [109] (Abschn. 1.1.1). Kommunikationsbarrieren im Gesundheitssystem betreffen 54 Prozent der deutschen Bevölkerung mit weitreichenden Konsequenzen: „Kommunikationsprobleme können sich direkt auf die Behandlung und Versorgung auswirken und deren Qualität senken oder die Patientensicherheit gefährden" [109].

Die Bedeutung der Zugänglichkeit leicht verständlicher Informationen im Gesundheitsbereich zeigt auch der Ausbruch der Coronapandemie, die seit der Identifizierung des Coronavirus SARS-CoV-2 (Schweres Akutes Respiratorisches Syndrom Coronavirus-2) im Januar 2020 weltweit die lebensgefährliche Krankheit Covid-19 auslöst und in vielen Ländern zum Zusammenbrechen der

Gesundheitssysteme führt. Das Virus kann von Mensch zu Mensch übertragen werden, bislang haben sich weltweit rund 35,3 Millionen Menschen damit infiziert, über eine Million Menschen starben bereits an Covid-19 (Stand 06.10.2020 [142]). Nach aktuellem Forschungsstand steigt für Menschen ab 50 Jahren, insbesondere für Menschen mit Vorerkrankungen, das Risiko, an Covid-19 und damit an einer schweren Form von Lungenentzündung zu erkranken und zu sterben [105]. „Wir müssen uns auf die Menschen konzentrieren, die ein besonders hohes Risiko für schwere Krankheitsverläufe haben. Diese Menschen müssen optimal geschützt und versorgt werden", sagte Gerhard Krause, Leiter der Forschungsgruppe Epidemiologie am Helmholtz-Zentrum für Infektionsforschung. Zu den Schutzmaßnahmen, die die Verbreitung des Coronavirus eindämmen und die Infektionen reduzieren sollen, gehören u. a. nationale Kontakt- und Ausgangssperren sowie Hygiene- und Distanzregeln im persönlichen Kontakt mit anderen Menschen, wie regelmäßiges Händewaschen und das Tragen eines Mund- und Nasenschutzes. An diese Regeln sollen sich möglichst alle Menschen halten, nicht nur, weil auch immer wieder Menschen, die nicht zu den Risikogruppen gehören, an Covid-19 erkranken und sterben, sondern vor allem, um die besonders vulnerablen Bevölkerungsgruppen vor einer Infektion mit dem gefährlichen Erreger zu schützen. Die deutschen Medien berichten seit Ausbruch der Pandemie in Deutschland umfassend und in verschiedenen Kommunikationsformen über die Coronakrise und informieren die Bevölkerung laufend über den aktuellen Forschungsstand sowie über die teilweise gesetzlich vorgeschriebenen Schutz- und Hilfsmaßnahmen. Diese lebensnotwendigen Informationen werden in der Regel allerdings nicht mit Methoden und Hilfsmitteln Barrierefreier Kommunikation vermittelt und erreichen daher kaum die Menschen, die diese Informationen dringend benötigen.

Auf der Website des Bundesgesundheitsamtes werden lediglich einige wenige Basisinformationen in Leichter Sprache und in Gebärdensprache zur Verfügung gestellt. Da es bislang an Gesamtkonzepten für eine Barrierefreie Kommunikation im Gesundheitswesen mangelt, bemühen sich Selbsthilfeverbände und soziale Institutionen, die ihre Mitglieder und verschiedene Zielgruppen barrierefrei über „Corona" informieren, diese Lücke zu schließen. Laura M. Schwengber, Gebärdensprachdolmetscherin und Expertin für Barrierefreie Kommunikation rief die Task Force „Barrierefreie Kommunikation und Corona" ins Leben, um auch Personen mit Kommunikationseinschränkung in der Krise mitzunehmen und ihnen den Zugang zu Informationen über das Coronavirus zu ermöglichen. Dafür organisierte sie die Zusammenarbeit von Expert*innen aus den Bereichen Gebärdensprachverdolmetschung,   Schriftsprachverdolmetschung,   Leichte-

Sprache-Verdolmetschung, Verdolmetschung und Assistenz für Taubblinde sowie die Selbstvertretungen von tauben, schwerhörigen, blinden und taubblinden Menschen, Assistent*innen und der Zielgruppe Leichter Sprache. Die Expert*innen arbeiten mit Hochdruck daran, sich an die Krankenhäuser und das Pflegepersonal sowie die Politik in Deutschland zu wenden, um die barrierefrei aufbereiteten Informationen zu streuen, auch mit einer Website in Leichter Sprache: https://corona-leichte-sprache.de. Unter dem Link https://barrierefreiposten.de/barrierefreie-kommunikation-und-corona.html gibt es außerdem Informationen für medizinische Fachkräfte zur Barrierefreien Kommunikation und die Kommunikationsbedarfe von verschiedenen Zielgruppen sowie Kontaktlisten für Dolmetschende und Assistent*innen, die Ferndolmetschen anbieten oder bereit sind, während einer Coronatestung vor Ort zu dolmetschen. „Leicht verständliche Gesundheitskommunikation ist Krisenkommunikation", weiß Christiane Maaß, Leiterin der Forschungsstelle Leichte Sprache, die an der Task Force beteiligt ist und in Kooperation mit weiteren engagierten Praktiker*innen Anleitungen zur Bedienung von Skype, FaceTime oder Zoom in Leichter Sprache verfügbar macht, „damit mögliche Bedarfsträger mit Kommunikations- oder Verstehenseinschränkung im Ernstfall diese Dienste für die Live-Verdolmetschung im Krankenhaus oder beim Arzt nutzen können" [125]. Die Forschungsstelle Leichte Sprache übersetzt Informationen über das Coronavirus und den Diskurs dazu in Einfache Sprache und Leichte Sprache und macht diese barrierearm zugänglich. Die Informationen werden auch über Social-Media-Kanäle zugänglich gemacht und können durch eine Zusammenarbeit mit dem Wort- und Bildverlag auf der Website der Apotheken Umschau gelesen werden, zudem gibt es auf der Website der Forschungsstelle Leichte Sprache evidenzbasierte Informationen über das Coronavirus in Leichter Sprache: www.uni-hildesheim.de/leichtesprache/forschung/corona-virus/.

Zu den Auswirkungen von Kommunikationsbarrieren und der einhergehenden gesundheitlichen Fehlversorgung gehören neben dem persönlichen Leid für Betroffene auch erhebliche Kosten für das Gesundheitssystem: Die Kosten, die auf mangelnde Gesundheitskompetenz zurückzuführen sind, liegen nach Schätzungen der Weltgesundheitsorganisation (WHO) für Deutschland jährlich bei neun bis 15 Milliarden Euro [109]. Die Folgekosten, die durch die notwendigen Schutzmaßnahmen zur Eindämmung des Coronavirus auf Deutschland zukommen, sind noch gar nicht abzusehen. Abhilfe tut Not, zumal inzwischen zahlreiche Studien belegen, dass eine gelingende Kommunikation nicht nur zu mehr Teilhabe am Gesundheitssystem für alle Menschen führt, sondern auch die Adhärenz verbessern und damit Therapieerfolge sichert [98].

1.1.1 Weniger Barrieren – mehr Gesundheitskompetenz

Sprache und Kommunikation besitzen einen wichtigen Stellenwert in der Medizin, denn beides ist „für das Gelingen der Interaktion zwischen Arzt und Patient sowie für den Behandlungserfolg von Bedeutung" [114]. Medizinische und/oder therapeutische Fachkräfte verbringen mindestens ein Drittel ihrer Arbeitszeit mit Gesprächen mit Patient*innen, Angehörigen und Begleitpersonen [62]. Wie Studien zur Patientenzufriedenheit zeigen, sind Gespräche zwischen medizinischen und/oder therapeutischen Fachkräften und Patient*innen besonders wichtig für kranke Menschen. Viele Patient*innen haben allerdings das Gefühl, dabei nicht genügend gesundheitliche Informationen zu erhalten und wollen zudem stärker in Entscheidungen einbezogen werden [62].

Die Fähigkeit, Gesundheitsprobleme zu verstehen und mit ihnen umgehen zu können, ist die Voraussetzung zur Selbstwirksamkeit, einer Schlüsselqualifikation für Compliance und Adhärenz. Denn Compliance, die Einhaltung von Therapiemaßnahmen durch die behandelte Person, kann nur gelingen, wenn diese Person die Anweisungen, die sie über eine Therapiemaßnahme erhält, auch versteht. Im Unterschied zur Compliance („Therapietreue") werden medizinisch behandelte Personen im Adhärenzkonzept als aktive Beteiligte bei der Vereinbarung von Therapiemaßnahmen betrachtet. Eine gelingende Kommunikation zwischen Patient*innen und medizinischen und/oder therapeutischen Fachkräften sowie das Einverständnis beider Parteien für die jeweils zu treffende Maßnahme gilt als notwendig für den Therapieerfolg [116]. Studien zeigen, dass die positive Einschätzung der eigenen Gesundheitskompetenz wichtig ist, damit eine Person die vereinbarten Gesundheitsmaßnahmen konsequent umsetzt [116]. Zu den Aufgaben von Fachkräften gehört daher auch, die Gesundheitskompetenz der Person, die sie behandeln, zu unterstützen und ihnen als Menschen mit eigener Expertise für ihre Erkrankungen zu begegnen. Eine gelingende Kommunikation hat nicht nur starken Einfluss auf die Patientenzufriedenheit und Compliance, sondern spielt auch eine wichtige Rolle bei Anamnese und Diagnose, Therapie und Pflege sowie der Sterbebegleitung [114].

Das Adhärenzkonzept basiert auf dem Patientenrechtegesetzes (BGB §630c) von 2013, das behandelte und behandelnde Personen zum Zusammenwirken verpflichtet. Die behandelnde Person muss zudem die behandelte Person „in leicht verständlicher Weise" über die Behandlung informieren und in alle Entscheidungen einbeziehen [1]. Der gesetzliche Auftrag zur partizipativen Entscheidungsfindung hat die Rolle von Patient*innen in den letzten Jahren verändert. Diese werden im Gesundheitswesen nicht mehr nur als passive Empfänger*innen von Leistungen, sondern zunehmend als mündige und aktiv Handelnde mit Rechten und Mitwirkungsmöglichkeiten wahrgenommen. Diese wertschätzende Haltung ist die Basis einer gelingenden Kommunikation zwischen behandelnden und behandelten Personen (Kap. 2). Die Art und Weise, wie die Kommunikation zwischen einer behandelnden und behandelten Person gestaltet wird, beeinflusst ebenfalls die Adhärenz: Je verständlicher Gesundheitsinformationen vermittelt werden, desto besser können diese aufgenommen, verarbeitet und umgesetzt werden. Wie zahlreiche Studien inzwischen belegen, verbessert eine gelungene Kommunikation die Adhärenz und führt zu mehr Therapieerfolgen [98].

▶ **Gesundheitskompetenz: Der kompetente Umgang mit Informationen** Der Begriff „Gesundheitskompetenz" leitet sich aus dem englischen Begriff „Health Literacy" (deutsch: auf Gesundheit bezogene Literalität) ab. Darunter fielen zunächst die grundlegenden Schreib-, Lese- und Rechenfähigkeiten, die nötig sind, um schriftliche Informationen lesen und verstehen zu können, beispielsweise Therapieanweisungen oder Medikamentenpläne. Heute schließt der Begriff die Fähigkeit ein, „gesundheitsrelevante Informationen finden, verstehen, kritisch beurteilen, auf die eigene Lebenssituation beziehen und für die Erhaltung und Förderung der Gesundheit nutzen zu können" [109]. Gesundheitskompetenz meint also den kompetenten Umgang mit gesundheitsrelevanter Information mit dem Ziel, die persönliche Gesundheit erhalten und verbessern zu können.

Das Ausmaß an Gesundheitskompetenz hängt wesentlich von den gesellschaftlichen und sozialen Bedingungen ab, in denen ein Mensch lebt [109]. Die soziodemografischen Merkmale, die häufiger mit einer unterdurchschnittlich ausgeprägten Gesundheitskompetenz einhergehen, sind geringer Bildungsgrad, niedriger sozialer Status, Migrationshintergrund, höheres Lebensalter und das Vorliegen chronischer Erkrankungen.

Fast alle Zielgruppen der Methoden und Hilfsmittel Barrierefreier Kommunikation weisen gleich mehrere dieser Merkmale auf. So erhöht sich z. B. mit zunehmendem Alter die Wahrscheinlichkeit für (chronische) Erkrankungen, die mit körperlichen und kognitiven Einschränkungen einhergehen [104]. Vor allem pflegebedürftige Menschen sind außerdem häufig auf staatliche soziale Hilfen angewiesen. Von struktureller sozialer Benachteiligung betroffen sind allein in Deutschland rund 10,2 Millionen Menschen mit sog. Behinderungen (7,5 Millionen schwerbehinderte Menschen) [146], davon 13 Prozent mit sog. geistigen oder seelischen Behinderungen [21]. Wie der Teilhabebericht der Bundesregierung von

2016 feststellt, liegt das Armutsrisiko dieser Gruppen, die zusammen 9,4 Prozent der Bevölkerung ausmachen, bei etwa 20 Prozent – und damit um sieben Prozentpunkte höher als bei der restlichen Bevölkerung [21]. Chronisch Kranke und Menschen mit sog. Behinderungen benötigen häufiger Leistungen der Gesundheitsversorgung und verfügen häufiger über ein unterdurchschnittliches Einkommen [95]. Die Bundesregierung konstatiert, dass es „noch einiges zu tun gibt, bevor sie das in Artikel 25 UN-BRK geforderte ‚erreichbare Höchstmaß an Gesundheit ohne Diskriminierung aufgrund von Behinderung' erreich(t)" [21]. Der Ausschuss der Vereinten Nationen für die Rechte von Menschen mit Behinderungen äußert sich sogar „besorgt über Barrieren beim Zugang zur Gesundheitsversorgung [in Deutschland], besonders beim Zugang zur Gesundheitsversorgung für Asylsuchende und Flüchtlinge mit Behinderungen" [138].

In Deutschland leben über 17 Millionen Menschen mit einem sogenannten Migrationshintergrund. Zu dieser heterogenen Gruppe zählen aus dem Ausland geflüchtete Menschen ebenso wie im Ausland adoptierte Kinder, eingebürgerte Spätaussiedler*innen oder Kinder, deren Eltern oder Großeltern nach Deutschland eingewandert sind. Für Menschen mit Migrationshintergrund ist der Zugang zum Gesundheitssystem dann erschwert, wenn ihre deutsche Sprachkompetenz gering, ihr Aufenthaltsstatus ungeklärt und ihr sozialer Status niedrig ist. Weitere Barrieren sind andere kulturelle Kommunikations- und Interaktionsformen sowie Vorurteile auf Seiten der Menschen, die im Gesundheitswesen tätig sind (Kap. 2) und auf Seiten von Patient*innen gegenüber dem medizinischen Personal einer ihnen fremden Kultur.

Der stete Anstieg der Lebenserwartung, die Zunahme chronischer Erkrankungen, die kulturelle Diversifizierung der Gesellschaft sowie eine wachsende soziale Ungleichheit erschweren immer mehr Menschen in Deutschland den Zugang zum Gesundheitssystem. Die Bundesregierung sieht deshalb dringend Handlungsbedarf. Bei der Gründung der „Allianz für Gesundheitskompetenz" appellierte Herman Gröhe, Bundesminister für Gesundheit, im Juni 2017: „Wir brauchen einen gemeinsamen Kraftakt von Ärztinnen und Ärzten, Pflegekräften, Krankenhäusern, Krankenkassen, Apotheken, den Selbsthilfe- und Verbraucherorganisationen, aber auch den Behörden von Bund und Ländern, um die Gesundheitskompetenz in unserem Land deutlich zu stärken" [109]. Zu den Empfehlungen des Expertenbeirats Nationaler Aktionsplan Gesundheitskompetenz zur Förderung der Gesundheitskompetenz gehört daher auch, die „Kommunikation zwischen Gesundheitsprofessionen und Nutzern verständlich und wirksam (zu) gestalten", denn „Kommunikationsprobleme können sich direkt auf die Behandlung und Versorgung auswirken und deren Qualität senken oder die Patientensicherheit gefährden" [109]. Der Expertenbeirat weist darauf hin, dass erst die aktive und koproduktive Mitwirkung eine behandelte Person befähigt, Gesundheitskompetenz zu erwerben. Sie fordern daher „aufseiten der Gesundheitsprofessionen eine hohe Kommunikations- und Vermittlungskompetenz sowie eine starke Patientenorientierung" [109].

Der sogenannten Barrierefreien Kommunikation (BfK) kommt dabei eine Schlüsselfunktion zu: Ihre Methoden und Hilfsmitteln tragen dazu bei, dass mehr Teilhabe am Gesundheitssystem für (fast) alle Menschen möglich ist und die Kommunikation zwischen Patient*innen und Angehörigen von Gesundheitsberufen besser gelingen kann.

1.1.2 Barrierefreie Kommunikation vs. barrierearme Kommunikation

Der Begriff „Barrierefreie Kommunikation" ist in verschiedenen Gesetzestexten unterschiedlich und teilweise recht vage definiert. Die Sprachwissenschaftlerinnen Christine Maaß und Isabel Rink haben die Begriffsbestimmungen untersucht und präzisieren Barrierefreie Kommunikation (BfK) wie folgt [85]:

▶ **Barrierefreie Kommunikation nach Maaß und Rink** Barrierefreie Kommunikation umfasst alle Maßnahmen zur Eindämmung von Kommunikationsbarrieren in unterschiedlichen situationalen Handlungsfeldern. Kommunikationsbarrieren können mit Blick auf die Sinnesorgane und/oder die kognitiven Voraussetzungen der Kommunikationsteilnehmer(innen) bestehen sowie mit Blick auf die sprachlichen, fachsprachlichen, fachlichen, kulturellen und medialen Anforderungen, die Texte an die Rezipient(inn)en stellen. Kommunikationsbarrieren entstehen immer dann, wenn Kommunikationsangebote nicht in der erforderlichen Weise an die Zielsituation und die intendierte Adressatenschaft angepasst sind.

In der Praxis umfasst Barrierefreie Kommunikation demnach alle Maßnahmen zur Eindämmung von Kommunikationsbarrieren. Dazu gehören zahlreiche Methoden und Hilfsmittel, die Menschen mit sog. Behinderungen den Zugang zu Kommunikation möglichst ohne fremde Hilfe erleichtern oder ermöglichen. Diese Methoden und Hilfsmittel lassen sich in folgende Bereiche einteilen: leicht verständliche Sprachvarianten wie Leichte Sprache und Einfache Sprache

(Kap. 3), Dolmetschen von Gebärdensprache (Kap. 4), Brailleschrift, Sehhilfen und assistive Technologien bei Sehbehinderung (Kap. 5), Unterstützte Kommunikation (Kap. 6) sowie Digitale Barrierefreiheit, also die technische Umsetzung von Barrierefreier Kommunikation in visuellen Medien wie Film, Fernsehen, Internet oder auf mobilen Endgeräten (Kap. 7). Die Methoden und Hilfsmittel der BfK sind für Menschen mit sog. Behinderungen entwickelt worden und orientieren sich an den jeweiligen Bedürfnissen dieser äußerst heterogenen Zielgruppe. Seit die gesetzlichen Regelungen zur Inklusion zunehmend gesellschaftliche Akzeptanz finden und öffentlich gefördert werden, expandiert der Markt für barrierefreie Kommunikationsangebote. Sie werden zunehmend in öffentlichen Bereichen, z. B. in Ämtern und Behörden, Krankenhäusern oder bei öffentlichen Veranstaltungen eingesetzt. Die rasante Entwicklung der Informationstechnologie hat ebenfalls dazu beigetragen, dass öffentlich zugängliche Informationen zumindest in der „digitalen Welt" häufiger als noch vor fünfzehn Jahren barrierefrei sind.

Dennoch ist Barrierefreie Kommunikation keine Selbstverständlichkeit. Die zahlreichen Methoden und Hilfsmittel werden nach wie vor hauptsächlich in sozialen Bereichen eingesetzt, z. B. in Wohn- und Arbeitseinrichtungen für Menschen mit sog. Behinderungen oder in Pflegeheimen. Außerhalb dieser Bereiche ist der Markt für Barrierefreie Kommunikation ungeregelt und Angebote erfolgen oft ohne Expertise nach dem jeweiligen Kenntnisstand der verantwortlichen Anbieter. Bestimmte barrierefreie Angebote, wie Videos und Audios, Hörbücher oder Dolmetschen in Gebärdensprache, kommen mittlerweile häufiger als andere in allgemein zugänglichen Medien zur Anwendung. Das liegt zum einen daran, dass bestimmte Methoden bereits besser erforscht, öffentlich bekannter, gesellschaftlich akzeptierter oder kostengünstiger als andere Methoden sind. Zum anderen liegt dem Einsatz von Methoden und Hilfsmitteln in der Regel kein von Expert*innen für Barrierefreie Kommunikation entwickeltes Gesamtkonzept zugrunde, das soziale Kommunikationsbarrieren in die Betrachtung einschließt. Es mangelt vielen Angeboten bislang an einer professionellen Planung und Anwendung, weshalb barrierefreie Kommunikationsangebote von heterogener Qualität sind. Häufig stellen Anbieter nur eine (minimale) Auswahl an barrierefreien Kommunikationsangeboten für eine Zielgruppe zur Verfügung, ob aus Unkenntnis über die vorhandenen Möglichkeiten Barrierefreier Kommunikation oder um Kosten zu sparen, wodurch viele Menschen ausgeschlossen bleiben. So sind beispielsweise Texte in Einfacher Sprache für Menschen mit sog. geistiger Behinderung häufig immer noch schwer verständlich und schließen diese Zielgruppe aus: „Ich brauche, dass mir das jemand in Leichter Sprache erklärt, was es bedeutet" [77]. Blinde Menschen wiederum brauchen ganz andere Hilfsmittel. Barrierefreie Kommunikation, die die gesetzlichen Regelungen nicht oder kaum erfüllen, dienen häufig allein der Etikettierung von Partizipation, eine gleichberechtigte Teilhabe wird dadurch nicht erreicht.

Barrierefreie Kommunikation ist „im wörtlichen Sinn eine Utopie" [85], denn die Barrieren in der Kommunikation sind ebenso komplex wie die Bedarfe der jeweiligen Zielgruppen und einzelner Personen an die vorhandenen und noch zu entwickelnden Methoden und Hilfsmitteln. Die Bedarfe der Zielgruppen und damit die Anforderungen an BfK widersprechen sich teilweise oder sind im Moment zumindest noch nicht alle miteinander vereinbar. Es wäre daher angemessen den Begriff Barrierefreie Kommunikation durch „barrierearme Kommunikation" zu ersetzen. Der Terminus Barrierefreie Kommunikation gibt indessen das anzustrebende Ziel vor. Da er im Rechtskontext verwendet wird, hat er sich mittlerweile als Fachbegriff etabliert.

1.1.3 Anforderungen an Barrierefreie Kommunikation

Die Angebotsauswahl für Barrierefreie Kommunikation findet bislang in der Regel mit Blick auf Einschränkungen der Sinnesorgane und/oder kognitiver Voraussetzungen der zu erreichenden Zielgruppe statt. So wird z. B. in Printmedien Großdruck für Menschen mit Einschränkungen im Bereich Sehen verwendet, bei öffentlichen Veranstaltungen werden Vorträge und Reden durch das Dolmetschen von Gebärdensprache für Menschen mit Einschränkungen im Bereich Hören zugänglich gemacht oder Fachtexte werden für Menschen mit sog. geistiger Behinderung in Leichte Sprache übersetzt. Kommunikationsbarrieren entstehen aber nicht nur aufgrund von Einschränkungen der Sinnesorgane und/oder kognitiver Voraussetzungen, sondern „immer dann, wenn Kommunikationsangebote nicht in der erforderlichen Weise an die Zielsituation und die intendierte Adressatenschaft angepasst sind" [85]. Die Angebotsauswahl muss also die jeweiligen Bedarfe der zu erreichenden Zielgruppen sowie die jeweilige Kommunikationssituation und Kommunikationsform erfassen und berücksichtigen. Barrierefreie Kommunikation sollte daher über die ungesicherte Kombination von Methoden und Hilfsmitteln hinausgehen und auf einem Konzept basieren, dass folgende Kenntnisse umfasst:

- Wissen über die Bedarfe für Teilhabe und gelingende Kommunikation der Zielgruppe(n)

- Wissen über die jeweilige Kommunikationssituation und -form
- Wissen über mögliche Barrieren der jeweiligen Kommunikationssituation und -form
- Wissen über die Angebotsauswahl zur Überwindung der Kommunikationsbarrieren
- Wissen über die sinnvolle Kombination von Angeboten und ihrer Anwendung

Im Nationalen Aktionsplan für Gesundheitskompetenz wird die „patientenzentrierte, barrierefreie, kultur- und gendersensible Kommunikation durch die Gesundheitsprofessionen" gefordert [109]. Dieser Anspruch soll über das Erlernen von Gesprächsführungstechniken und wissenschaftliche Standards verbindlich sichergestellt werden [109]. Der Bedarf an Barrierefreier Kommunikation im Gesundheitsbereich ist groß (Abschn. 1.1.1), zugleich mangelt es Fachkräften noch häufig an der entsprechenden Kommunikationskompetenz (Abschn. 1.2). Barrierefreie Kommunikation kann jedoch nicht durch die Gesundheitsprofessionen allein gewährleisten werden, ihre Methoden und Hilfsmittel müssen vielmehr in den Organisationskontext einer jeden gesundheitlichen Institution oder Einrichtung eingebunden werden. Der Abbau von Barrieren für Menschen mit besonderen Kommunikationsbedarfen ist eine Querschnittsaufgabe: „Um sicherzustellen, dass Informationen (…) zugänglich und verständlich vermittelt werden, müssen bereits auf der Organisationsebene entsprechende Rahmenbedingungen und Strukturen geschaffen werden" [112]. Sie sollte daher „durch die Leitungsebene unterstützt und in Vision und Leitbild (…) eingebettet werden" [112].

Barrierefreie Kommunikation muss daher, will sie ihrem Anspruch und ihrer Aufgabe gerecht werden, als Gesamtkonzept definiert und angewandt werden. Barrierefreie Kommunikation basiert auf sozial- und sprachwissenschaftlichen Expertisen und verbindet diese mit Medienkunde. Dem Konzept liegt eine moralische Grundhaltung, die sogenannte wertschätzende Dialoghaltung (Kap. 2) zugrunde, BfK umfasst darüber hinaus das Wissen über vorurteilsbewusste Sprache (Abschn. 2.1). sowie Kenntnisse über eine Vielzahl an Methoden und Hilfsmitteln, die sich teilweise noch in der Entwicklungsphase befinden und der wissenschaftlichen Erforschung bedürfen, sowie deren technischer Umsetzung. Das deutsche Gesundheitssystem ist komplex, es besteht aus Institutionen und Behörden, Versicherungen und Verbänden, Krankenhäusern und medizinischen und therapeutischen Praxen verschiedener Fachrichtungen, Heilberufen, Apotheken, Netzwerken und Selbsthilfeorganisationen. Barrierefreie Kommunikation braucht daher Expert*innen mit der entsprechenden Fachkompetenz, um sinnvolle und nachhaltige Handlungspläne für barrierefreie Kommunikationsangebote zu entwickeln und in allen Bereichen des Gesundheitssystems zu implementieren.

Die vorhandenen Ressourcen der Barrierefreien Kommunikation zu nutzen und flächendeckend im Gesundheitsbereich zu implementieren, kommt insbesondere den Personen und Fachstellen im Gesundheitssystem zu, die dafür zuständig sind, die Kommunikation im Gesundheitssystem zu organisieren. Leitungs- und Führungskräfte im Gesundheitsmanagement, in Personalabteilungen, in der Aus- und Weiterbildung, in der Öffentlichkeitsarbeit oder im Health Marketing sind daher aufgefordert, Barrierefreie Kommunikation als zentrale Zielgröße innerhalb einer umfassenden Organisations- und Qualitätsentwicklung zu begreifen. Die Sensibilisierung und Qualifizierung der Angehörigen von Gesundheitsberufen ist Teil dieser Aufgabe, damit Fachkräfte Menschen mit besonderen Kommunikationsbedarfen angemessen begegnen können und in der Lage sind, Informationen verständlich, nachvollziehbar und handlungsnah zu vermitteln. Dazu gehören der Erwerb von kommunikativen Kompetenzen (Abschn. 1.2.1.3) sowie von Grundkenntnissen über Barrierefreie Kommunikation und ihrer Anwendung. Je nach Fach- und Arbeitsbereich sollten diese Kenntnisse durch Fort- und Weiterbildung ausgebaut und vertieft werden. „Die hierfür erforderlichen Kompetenzen, Gesprächs- und Vermittlungstechniken sollten Bestandteil gezielter Schulungsmaßnahmen sein" [112].

▶ **Expert*innen für Barrierefreie Kommunikation** Bislang gibt es keine geregelte Ausbildung für Barrierefreie Kommunikation. Die Expert*innen für Barrierefreie Kommunikation kommen daher aus verschiedenen Berufsfeldern und besitzen häufig unterschiedliche Qualifikationen. In der Regel gehören zum Bildungshintergrund eine Ausbildung und/oder ein Studium in Sozialwissenschaften, Gesundheitswissenschaften, Sprachwissenschaften, Kommunikationswissenschaften oder Journalismus mit einer oder mehreren Zusatzausbildungen, z. B. im Bereich Übersetzen/Dolmetschen in Leichte Sprache, Unterstützte Kommunikation oder digitales Webdesign. Seit 2018 gibt es mit dem Studiengang „Expert(innen) für Barrierefreie Kommunikation M.A." an der Universität Hildesheim erstmals im deutschen Sprachraum eine Hochschulausbildung für Barrierefreie Kommunikation. Zu den Studieninhalten gehören Übersetzen/Dolmetschen in Leichte Sprache, Unterstützte Kommunikation und assistive Technologien, kommunikative Inklusion von Personen mit Hörbehinderung, Gebärdensprache, kommunikative Inklusion von Personen mit Sehbehinderung, Verständlichkeit und Fachkommunikation, fachexterne Kommunikation barrierefrei und Online-Kommunikation barrierefrei.

Expert*innen für Barrierefreie Kommunikation arbeiten entsprechend ihrem Bildungshintergrund in verschiedenen Berufsfeldern, die Barrierefreie Kommunikation beinhalten, z. B. in sozialen Einrichtungen, Büros für Leichte Sprache, Fachstellen/Agenturen für Barrierefreiheit oder bieten freiberuflich ihre Dienste an.

1.1.4 Handlungspläne für Barrierefreie Kommunikation

Barrierefreie Kommunikation will möglichst allen Menschen den Zugang zu Kommunikation und Information ermöglichen. Doch die Bedarfe der jeweiligen Zielgruppen, die erreicht werden sollen, sind komplex und unterscheiden sich teilweise. Zudem gleicht keine Kommunikationssituation der anderen und es gibt zahlreiche unterschiedliche Kommunikationsformen, die Informationen und Inhalte verschiedenster Art vermitteln. Konzepte für Barrierefreie Kommunikation müssen daher nicht nur die Bedarfe der jeweiligen Zielgruppe berücksichtigen, sie müssen auch die jeweiligen Bedingungen, unter denen kommuniziert wird, mit einbeziehen. Wie in (Abb. 1.1) dargestellt, folgt die Erstellung eines Handlungsplanes für BfK keinem linearen Prozess, sondern verbindet die einzelnen Aspekte in einem Kreislauf, sodass sie sich gegenseitig ergänzen. Dabei sollten die einzelnen Schritte immer durch die Expertise von Expert*innen für Barrierefreie Kommunikation sowie von den Zielgruppen selbst gestützt werden. Je nach Art und Umfang der Kommunikationssituation und Kommunikationsformen ist auch die Zusammenarbeit mit weiteren Fachstellen und/oder Expert*innen aus dem Netzwerk BfK-Fachhilfe (Abschn. 2.2) notwendig.

Welche Expertisen eingeholt werden müssen, hängt von den in Unternehmen und Einrichtungen bereits vorhandenen Ressourcen und Kenntnissen über Barrierefreie Kommunikation ab. Kliniken, Ämter und Behörden verfügen z. B. über Behindertenbeauftrage und Fachstellen für Kommunikation, die einen Teil der Maßnahmen selbst übernehmen können. In (Tab. 1.1, 1.2, und 1.3) werden drei Beispiele für Handlungspläne, die ganz unterschiedliche Kommunikationssituationen beschreiben, vorgestellt.

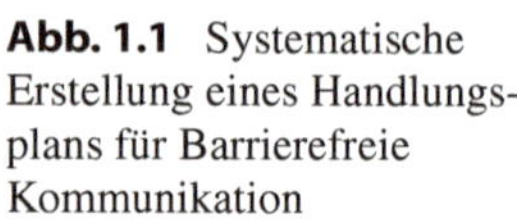

Abb. 1.1 Systematische Erstellung eines Handlungsplans für Barrierefreie Kommunikation

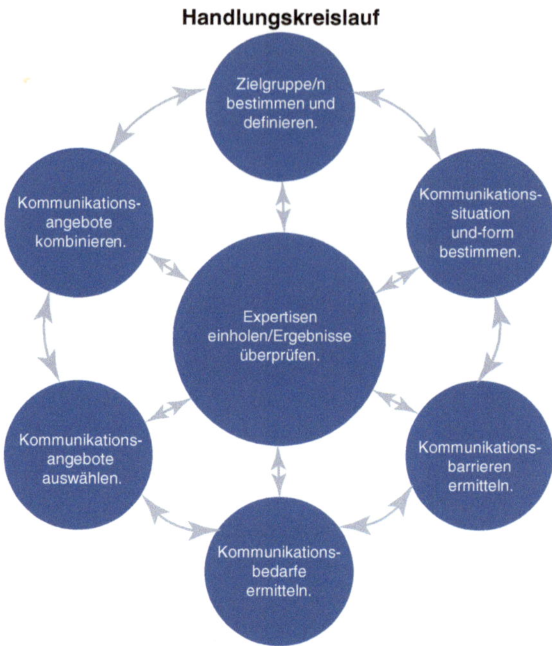

1.1.4.1 Zielgruppe bestimmen und definieren

In der Barrierefreien Kommunikation ist die Definition von Zielgruppen durchaus problematisch: „Geeignete angepasste Hilfen (…) sind für den Zugang zu Informationen notwendig und sorgen auf der einen Seite für Diskriminierungsfreiheit der Zielgruppe. Sie setzen jedoch die Definition dieser Zielgruppe voraus und können unter Umständen auch positive Diskriminierung bedeuten. Denn sie heben damit unweigerlich die Besonderheit der hierüber konstruierten Zielgruppe hervor und unterliegen somit letztlich einer Defizitkonstruktion" [119]. Einerseits sorgt die Adressierung von Methoden und Hilfsmitteln Barrierefreier Kommunikation für mehr Teilhabe, andererseits erfolgt damit die Zuschreibung der jeweiligen Zielgruppen, auf diese Methoden und Hilfsmittel angewiesen zu sein und unterstellt damit ein Defizit. „Beides gewinnbringend zusammenzuführen und mit Wertschätzung zu unterlegen (…) stellt derzeit noch ein konzeptionelles Desiderat dar" [119].

Barrierefreie Kommunikation basiert auf dem Leitgedanken der Inklusion, sie will alle Menschen erreichen. Bei der Bestimmung von Zielgruppen für BfK geht es daher nicht darum, Menschen oder Gruppen auszuschließen, sondern die speziellen Kommunikationsbedarfe von Menschen und bestimmten Gruppen zu ermitteln, um diesen besser gerecht werden zu können. Viele Anbieter von Informationen haben oft eine unklare Vorstellung davon, wen sie mit ihrem Angebot erreichen wollen oder adressieren eine Zielgruppe, ohne deren Kommunikationsbedarfe zu kennen. So sprechen Gesundheitsämter beispielsweise die überaus heterogene Zielgruppe „Bürgerinnen und Bürger" an (Tab. 1.3), wobei die Informationsangebote in der Regel für Bürger*innen mit sog. Behinderungen, geringen deutschen Sprachkenntnissen, geringer Literalität oder geringer Bildung oft nur schwer zugänglich sind und die Bezeichnung „Bürgerinnen und Bürger" darüber hinaus Trans*Personen ausschließen. Das gilt auch für die Zielgruppe „Patientinnen und Patienten" oder „Angehörige". Daher sollten bei der Entwicklung eines Handlungsplanes die Zielgruppen genau beschrieben und dabei einzelne Gruppen mit besonderen Kommunikationsbedarfen definiert werden.

1.1.4.2 Kommunikationssituation und -form bestimmen

Kommunikationssituationen sind alle Situationen, in denen Personen miteinander kommunizieren. Kommunikationssituationen werden durch drei Faktoren bestimmt: Die Teilnehmenden einer Kommunikation, das Thema der Kommunikation sowie die Rahmenbedingungen und äußeren Umstände. Dazu gehören im Kontext Gesundheit z. B. Beratungsgespräche, Untersuchungen, Behandlungen, Veranstaltungen, Verwaltungsvorgänge oder das Bereitstellen von Informationen, z. B. durch Beipackzettel, Arztbriefe oder digitale Angebote von Krankenhäusern, Krankenkassen und Gesundheitsbehörden.

Kommunikationsformen sind die Mittel, mit denen Kommunikationssituationen gestaltet werden. Dazu gehören beispielweise Gespräche in mündlicher, schriftlicher oder körpersprachlicher Form; schriftliche Texte in Form von Broschüren, Flyern, Wandtafeln, Beschriftungen, Websites in verschiedenen Sprachvarianten sowie Mischformen aus gesprochener und schriftlicher Sprache wie z. B. multimediale Vorträge und Präsentationen.

Ein Beispiel aus der Praxis: Die behandelnde Person stellt der behandelten Person ein Rezept aus. Die Kommunikationssituation ist hier das Beratungsgespräch. Dabei werden mündliche, schriftliche und körpersprachliche Mittel verwendet. Je nach Bedarf der behandelten Person, müssen diese Kommunikationsformen um weitere Hilfsmittel ergänzt oder ersetzt werden, z. B. durch Einfache Sprache oder Unterstützte Kommunikation.

1.1.4.3 Kommunikationsbarrieren und besondere Bedarfe ermitteln

Die Angebote an barrierefreier Kommunikation müssen sich am Bedarf der jeweiligen Zielgruppe orientieren und diese bei ihrer Anwendung einbeziehen, denn diese wissen in der Regel genau, welche Barrieren ihnen tatsächlich im Weg stehen. Um die gewünschte Adhärenz von Patient*innen zu erreichen, muss ihnen

Partizipation und Selbstbestimmung bereits bei der Entwicklung von Methoden und Maßnahmen Barrierefreier Kommunikation zugestanden werden. Barrierefreie Kommunikation basiert auf einer wertschätzenden (Dialog)Haltung (Kap. 2)., die sich auch darin zeigt, dass bei der Erstellung von Handlungsplänen der Expertise der adressierten Zielgruppen der gleiche Stellenwert eingeräumt wird, wie den daran beteiligten Expert*innen für Barrierefreie Kommunikation. Die Partizipation bei der Bedarfsermittlung trägt außerdem dazu bei, Vorurteilen und Diskriminierungen im deutschen Gesundheitssystem gegenüber Menschen mit besonderen Kommunikationsbedarfen entgegenzuwirken (Abschn. 1.2.1.4).

> **Überraschende Ergebnisse bei der Bedarfsermittlung von gehörlosen Menschen**
>
> Ein Beispiel für die Bedeutung der Partizipation von Zielgruppen bei der Bedarfsermittlung ist das Ergebnis der Mikrostudie „Barrierefreie Apothekensprechstunde für gehörlose Menschen", die als Teilprojekt der Modellstudie „Barrierefreie Gesundheitsversorgen der Stadt Darmstadt" evaluiert wurde [146].
>
> Menschen mit Hörbehinderung gehen in der Kommunikation mit hörenden Menschen häufig Informationen verloren und damit im Kontext Apotheke wichtige Inhalte zu Medikamenten und Dosierungsanweisungen. Die mündliche Kommunikation durch Schriftsprache zu ersetzen ist schwierig, denn viele Menschen mit einer ausgeprägten Hörbehinderung besitzen aufgrund dieser Sinnesbarriere eine geringe Literalität der deutschen Schriftsprache (Abschn. 4.1) und können ihre Wünsche und Probleme einem hörenden Menschen nur schwer schriftlich beschreiben. Die Informationen in Beipackzetteln, die in schwer verständlicher Fachsprache formuliert sind, stellen ebenfalls eine Kommunikationsbarriere für gehörslose Menschen und Menschen mit Hörbehinderung dar und können zu arzneimittelbezogenen Problemen führen. Um diese Kommunikationsbarrieren abzusenken, führte die Stern-Apotheke in Darmstadt ein Jahr lang wöchentliche gehörlosen-Sprechstunden durch. Dabei unterstützte eine Gebärdensprachdolmetscherin in der Apotheke das Beratungsgespräch zwischen gehörlosen Menschen und dem pharmazeutischen Personal. Insgesamt wurde das Angebot von gehörlosen Menschen und Menschen mit Hörbehinderung gut angenommen [146]. Es stellte sich jedoch heraus, dass die Sprechstunde für einige der gehörlosen Kund*innen eine „befremdliche Erfahrung" war: Sie waren nicht daran gewöhnt, bei einem Besuch in der Apotheke auf andere gehörlose Menschen zu treffen, die aufgrund der Anwesenheit einer Dolmetscherin für Gebärdensprache die Gespräche zwischen Personal und Kundschaft verstehen konnten. Während hörende Menschen in der Regel daran gewöhnt sind, dass andere Person in einer Apotheke trotz Diskretionsabstand während einer pharmazeutischen Beratung für sie intime und vielleicht sogar peinliche Informationen mit hören, war diese Erfahrung für die Zielgruppe „gehörlose Menschen und Menschen mit Hörbehinderung" neu „und eventuell für einzelne überfordernd" [146].

Dieser überraschende Aspekt zur Wahrung der Diskretion bei der barrierefreien Gestaltung von Sprechstunden für Menschen mit Hörbehinderung ist ein Ergebnis partizipativer Forschung und zeigt, wie wichtig die gemeinsame Gestaltung von Kommunikationsangeboten für die Zielgruppen Barrierefreier Kommunikation ist. ◄

1.1.4.4 Kommunikationsangebote auswählen und kombinieren

Aus dem Kommunikationsbedarf ergeben sich die konkreten Anforderungen, die an die jeweilige Barrierefreie Kommunikation einer Situation gestellt werden. Die Kommunikationssituation und Kommunikationsmittel müssen so gestaltet und miteinander kombiniert sein, dass möglichst alle definierten Zielgruppen erreicht werden können. Die jeweiligen Methoden und Hilfsmittel wie Dolmetschen von Gebärdensprache oder Leichte Sprache, Assistenzen und Technik müssen vorbereitet und bereitgestellt werden. Vielen Kommunikationsanbietern im Gesundheitssystem, aber auch internen und externen Mitarbeitenden sind sich der Kommunikationsbarrieren nicht bewusst. In der Vorbereitungsphase ist es daher besonders wichtig, alle an der Umsetzung von Barrierefreier Kommunikation Beteiligten auf das Thema aufmerksam zu machen. Bei Bedarf sollten Angehörige von Gesundheitsberufen und andere Mitarbeitende zum Thema Barrierefreie Kommunikation besonders zu den Bereichen „wertschätzende Haltung" und „vorurteilsbewusste Sprache" geschult werden.

1.1.4.5 Beispiele: Konzepte für Barrierefreie Kommunikation

Bei der Erstellung eines Handlungsplanes für Barrierefreie Kommunikation werden die einzelnen Schritte, die für die Planung und Umsetzung von barrierefreier Kommunikation notwendig sind, in einem sich gegenseitig ergänzenden Kreislauf aufeinander abgestimmt (siehe Abb. 1.1). Anhand von drei Beispielen wird das Prinzip zur Erstellung von Handlungsplänen für eine Barrierefreie Kommunikation als Gesamtkonzept im Folgenden abgebildet und anhand des Beispiels „Handlungsplan für Barrierefreie Kommunikation für eine öffentliche Veranstaltung einer Klinik zum Thema Darmkrebs (Tab. 1.1) näher erläutert.

Die drei Beispiele beschreiben völlig unterschiedliche Kommunikationssituationen: Neben dem Handlungsplan für BfK für eine öffentliche Veranstaltung in einer Klinik beschreibt (Tab. 1.2) den Handlungsplan für Barrierefreie Kommunikation in der hausärztlichen Praxis und (Tab. 1.3) den Handlungsplan für Barrierefreie Kommunikation für die Website eines Gesundheitsamtes. Es handelt sich also um unterschiedliche Kommunikationsfelder, die jeweils besondere Anforderungen an die Planung und Umsetzung von Maßnahmen für eine Barrierefreie Kommunikation stellen.

Tab. 1.1 Handlungsplan für Barrierefreie Kommunikation für eine öffentliche Veranstaltung einer Klinik zum Thema Darmkrebs

Handlungsplanung	Kommunikationsziele	Expertise
Zielgruppe/n bestimmen und definieren	Patient*innen, Angehörige, Interessierte. Dazu gehören: • Menschen mit sog. geistiger Behinderung • Menschen mit sog. Behinderungen im Bereich Sehen und Hören • Menschen mit geringen deutschen Sprachkenntnissen • Menschen mit geringer Literalität • Menschen mit geringer Bildung • Fachfremde • Männer, Frauen, Trans*	• Veranstalter Klinik: Abteilungen Kommunikation, beauftragte Person für Menschen mit Behinderungen oder ähnliche Fachstelle • Expert*in für Barrierefreie Kommunikation
Kommunikationssituation	Öffentliche Veranstaltung	• Veranstalter Klinik: Abteilungen Kommunikation, beauftragte Person für Menschen mit Behinderungen oder ähnliche Fachstelle • Expert*in für Barrierefreie Kommunikation • Agentur für barrierefreie Veranstaltungen
Kommunikationsformen	• Vortrag • Präsentation am Beamer • Broschüren • Flyer • Gespräche zwischen Besucher*innen und Fachleuten • Gespräche zwischen Besucher*innen	• Veranstalter Klinik: Abteilungen Kommunikation/ Pressestelle • Expert*in für Barrierefreie Kommunikation

(Fortsetzung)

Tab. 1.1 (Fortsetzung)

Handlungsplanung	Kommunikationsziele	Expertise
Kommunikationsbarrieren	• Sinnesbarrieren • Fachsprachenbarrieren • Kulturbarrieren • Kognitionsbarrieren • Sprachbarrieren • Medienbarrieren • Weitere Barrieren: Zeitfaktor	• Expert*in für Barriere- freie Kommunikation • Agentur für barrierefreie Veranstaltungen • Veranstalter Klinik: beauftragte Person für Menschen mit Behinderungen oder ähnliche Fachstelle • Netzwerk Selbsthilfe
Kommunikationsbedarfe	• Wertschätzende Dialoghaltung • Vorurteilsbewusste Sprache • Zugang zu allen Informationen • Zugang zu Gesprächsangeboten • Zeit für Fragen	• Expert*in für Barrierefreie Kommunikation • Agentur für barrierefreie Veranstaltungen • Veranstalter Klinik: beauftragte Person für Menschen mit Behinderungen oder ähnliche Fachstelle • Netzwerk Selbsthilfe

(Fortsetzung)

Tab. 1.1 (Fortsetzung)

Handlungsplanung	Kommunikationsziele	Expertise
Kommunikationsangebote	• Beteiligte Personen (Vortragende, Service-Personal etc.) für wertschätzende Haltung und vorurteilsbewusste Sprache in Vortrag, Rede und Gesprächen sensibilisieren • Moderator*in für BfK • Veranstaltungsort vorbereiten: Leitsystem Veranstaltungsort (z. B. Leitstreifen, Schilder), Gebäude- und Raumpläne, auch in Braille-Schrift und Leichter Sprache, technische Voraussetzungen für digitale BfK-Angebote schaffen (z. B. Hotspot), induktive Höranlage • Broschüren und Flyer in Braille-Schrift, Leichter Sprache und Einfacher Sprache • Dolmetscher*innen für Gebärdensprache • Audio-Dateien von Vortrag und Rede • Transkription/Untertitel • Rote Karte „Stopp! Leichte Sprache!" (Karte, mit der eine Person darauf aufmerksam machen kann, dass eine andere Person schwer verständlich spricht)	• Expert*in für Barrierefreie Kommunikation • Agentur für barrierefreie Veranstaltungen (Techniker*innen) • Veranstalter Klinik: beauftrafgte Person für Menschen mit Behinderungen oder ähnliche Fachstelle • Dolmetscher*innen Gebärdensprache • Übersetzer*innen Leichte Sprache und Einfache Sprache • Übersetzer*innen Braille-Schrift
Kommunikationsangebote kombinieren	Angebote kombinierbar: Rote Karte „Leichte Sprache" kann mit Hilfe von Moderation (und entsprechender technischer Unterstützung) kommuniziert werden. Angebote nicht kombinierbar: • Leichte Sprache und gendersensible Sprache • Blinde- und Vorlese-Software und gendersensible Sprache • Braille-Schrift und gendersensible Sprache eingeschränkt	
Ergebnisse evaluieren	Rücksprache mit allen Beteiligten. Fragebogen Teilnehmende (evtl. digital) auswerten.	

Tab. 1.2 Handlungsplan für Barrierefreie Kommunikation in der hausärztlichen Praxis

Handlungsplanung	Kommunikationsziele	Expertise
Zielgruppe/n bestimmen und definieren	Patient*innen, Angehörige, Assistenzen. Dazu gehören: • Menschen mit sog. geistiger Behinderung • Menschen mit sog. Behinderungen im Bereich Sehen und Hören • Menschen mit geringen deutschen Sprachkenntnissen • Menschen mit geringer Literalität • Menschen mit geringer Bildung • Männer, Frauen, Trans*	• Praxisleitung/Praxisteam • Expert*in für Barrierefreie Kommunikation
Kommunikationssituation	• Beratung • Untersuchung • Behandlung • Verwaltung/Organisation	• Praxisleitung/Praxisteam • Expert*in für Barrierefreie Kommunikation
Kommunikationsformen	• Beratungsgespräch (online/offline) • Gespräch Untersuchung • Gespräch Behandlung • Gespräch Verwaltung/ Organisation • Telefonate • Broschüren, Informationsblätter, Flyer • Rezepte bzw. Dosierung Medikation	• Praxisleitung/Praxisteam • Expert*in für Barrierefreie Kommunikation
Kommunikationsbarrieren	• Sinnesbarrieren • Fachsprachenbarrieren • Kulturbarrieren • Kognitionsbarrieren • Sprachbarrieren • Medienbarrieren • Weitere Barrieren: Zeitfaktor, Asymmetrie behandelte Person und behandelnde Person	• Expert*in für Barrierefreie Kommunikation • Netzwerk Selbsthilfe • Sprach- und Integrationsmitter*innen

(Fortsetzung)

Tab. 1.2 (Fortsetzung)

Handlungsplanung	Kommunikationsziele	Expertise
Kommunikationsbedarfe	• Wertschätzende Dialoghaltung • Vorurteilsbewusste Sprache • Zugang zu allen Informationen • Zugang zu Gesprächsangeboten • Zeit für Fragen	• Expert*in für Barrierefreie Kommunikation • Netzwerk Selbsthilfe • Sprach- und Integrationsmitter*innen • Patient*innen, Angehörige, Assistenzen
Kommunikationsangebote	• Fachkräfte in Praxis für wertschätzende Haltung und vorurteilsbewusste Sprache sensibilisieren • Schulung Fachkräfte in „Einfach sprechen" • Praxis: Leitsystem (z. B. Leitstreifen, Schilder) • Praxis: barrierefreies Telefon • Broschüren, Flyer, Informationsblätter in Braille-Schrift, Leichter Sprache und Einfacher Sprache • Bei Bedarf: Online-Dolmetscher*innen für Gebärdensprache • Bei Bedarf: Audio-Dateien, Transkription/ Untertitel • Bei Bedarf: Unterstützte Kommunikation	• Expert*in für Barrierefreie Kommunikation • Netzwerk Selbsthilfe • Übersetzer*innen Leichte Sprache und Einfache Sprache • Übersetzer*innen Braille-Schrift • Bei Bedarf: Beratungsstelle für Unterstützte Kommunikation, Dolmetscher*innen Gebärdensprache, Sprach- und Integrationsmitter*innen
Kommunikationsangebote kombinieren	Angebote nicht kombinierbar: • Leichte Sprache und gendersensible Sprache • Blinde- und Vorlese-Software und gendersensible Sprache • Braille-Schrift und gendersensible Sprache eingeschränkt	
Ergebnisse evaluieren	Alle sechs Monate Fragebogen für Patient*innen, Angehörige, Assistenzen (evtl. digital) auswerten.	

Tab. 1.3 Handlungsplan für Barrierefreie Kommunikation für die Website eines Gesundheitsamtes

Handlungsplanung	Kommunikationsziele	Expertise
Zielgruppe/n bestimmen und definieren	Bürger*innen. Dazu gehören: • Menschen mit sog. geistiger Behinderung • Menschen mit sog. Behinderungen im Bereich Sehen und Hören • Menschen mit geringen deutschen Sprachkenntnissen • Menschen mit geringer Literalität • Menschen mit geringer Bildung • Männer, Frauen, Trans*	• Gesundheitsamt: Abteilung Kommunikation/ Pressestelle, beauftragte Person für Menschen mit Behinderungen oder ähnliche Fachstelle • Expert*in für Barrierefreie Kommunikation
Kommunikationssituation	Internet, Website	• Gesundheitsamt: Abteilung Kommunikation/ Pressestelle, beauftragte Person für Menschen mit Behinderungen oder ähnliche Fachstelle • Expert*in für Barrierefreie Kommunikation • Agentur für barrierefreies Webdesign
Kommunikationsformen	Informationen über Bildschirmpräsentation am Computer, Tablet, Mobiltelefon, App	• Gesundheitsamt: Abteilung Kommunikation/ Pressestelle, beauftragte Person für Menschen mit Behinderungen oder ähnliche Fachstelle • Expert*in für Barrierefreie Kommunikation • Agentur für barrierefreies Webdesign

(Fortsetzung)

Tab. 1.3 (Fortsetzung)

Handlungsplanung	Kommunikationsziele	Expertise
Kommunikationsbarrieren	• Sinnesbarrieren • Fachsprachenbarrieren • Kulturbarrieren • Kognitionsbarrieren • Sprachbarrieren • Medienbarrieren	• Expert*in für Barrierefreie Kommunikation • Agentur für barrierefreies Webdesign • Netzwerk Selbsthilfe
Kommunikationsbedarfe	• Wertschätzende Dialoghaltung • Vorurteilsbewusste Sprache • Zugang zu allen Online-Informationen • Zugang zu allen Online-Formularen	• Expert*in für Barrierefreie Kommunikation • Netzwerk Selbsthilfe
Kommunikationsangebote	• Vorurteilsbewusste Sprache • Barrierefreies Navigationskonzept • Barrierefreie Grafik (Design for all) • Barrierefreie Formulare • Alle Inhalte auch in Leichter Sprache, Einfacher Sprache und Gebärdensprache • Audio-Dateien • Transkription/Untertitel • Barrierefreies PDF • Technische Unterstützung assistiver Technologien	• Expert*in für Barrierefreie Kommunikation • Agentur für barrierefreies Webdesign • Netzwerk Selbsthilfe
Kommunikationsangebote kombinieren	Angebote nicht kombinierbar: • Leichte Sprache und gendersensible Sprache • Blinde- und Vorlese-Software und gendersensible Sprache • Braille-Schrift und gendersensible Sprache eingeschränkt	
Ergebnisse evaluieren	Barrierefreier Online-Fragebogen für Patient*innen fortlaufend, Kontaktmöglichkeit für Beschwerden und Anregungen zur Barrierefreiheit implementieren.	

Die Planung und Umsetzung von Handlungsplänen für Barrierefreie Kommunikation müssen daher stets das jeweilige Kommunikationsziel eines Anbieters, das
Umfeld, in dem die Kommunikation stattfinden soll und die jeweiligen Ressourcen
erfassen. Das Beispiel „Handlungsplan für Barrierefreie Kommunikation für eine

öffentliche Veranstaltung einer Klinik zum Thema Darmkrebs" zeigt exemplarisch eine Klinik als Kommunikationsanbieter. Konkret kann es sich dabei um die Geschäftsführung, die Leitung der Onkologie, eine Fachperson oder Fachgruppe einer Klinik handeln. Der Kommunikationsanbieter definiert das Kommunikationsziel (zum Thema Darmkrebs informieren) und die adressierten Zielgruppen (Patient*innen, Angehörige und andere Interessierte). Der Einschluss näher definierter Zielgruppen mit besonderen Kommunikationsbedarfen erfolgt auf Expertise der zuständigen Fachkräfte und Fachabteilung (falls vorhanden: Abteilung für Kommunikation, beauftragte Person für Menschen mit sog. Behinderungen) und mit einer Person mit Expertise für Barrierefreie Kommunikation. Im nächsten Schritt definiert der Kommunikationsanbieter die Kommunikationssituation (öffentliche Veranstaltung) und die Kommunikationsformen (Vortrag, Präsentation am Beamer etc.) und entscheidet gemeinsam mit den beteiligten Fachkräften, Fachabteilungen und Expert*in für Barrierefreie Kommunikation, welche Kommunikationsformen umgesetzt werden sollen. Spätestens ab diesem Zeitpunkt sollte auch die Expertise der adressierten Zielgruppen eingeholt werden. Diese Aufgabe übernehmen bei der Handlungsplanung in der Regel Expert*innen für Barrierefreie Kommunikation in Zusammenarbeit mit den zuständigen Fachkräften und Fachabteilungen des Kommunikationsanbieters (falls vorhanden).

Bei der Ermittlung der Kommunikationsbarrieren (Sinnes-, Fachsprache-, Medienbarrieren etc.) und der Kommunikationsbedarfe (wertschätzende Dialoghaltung, vorurteilsbewusste Sprache, Zeit für Fragen etc.) ist die Partizipation der Zielgruppen (Netzwerk Selbsthilfe) ein wichtiger Faktor, um im nächsten Schritt die passenden Kommunikationsangebote auswählen und miteinander kombinieren zu können: Die Vertreter*innen der jeweiligen Zielgruppen wissen in der Regel genau, welche Barrieren in bestimmten Kommunikationssituationen im Weg stehen und kennen die jeweiligen Methoden und Hilfsmittel, um diese abzubauen. Je nachdem, welches Kommunikationsangebot geplant und umgesetzt werden soll, können die beschriebenen Schritte nicht linear in der genannten Reihenfolge erfolgen. Je umfangreicher die geplanten Methoden und Hilfsmittel sind und je mehr Beteiligte in die Planung und Umsetzung eingebunden werden müssen, desto häufiger müssen sich diese miteinander abstimmen und entsprechende „Schleifen" für Beratungs- und Abstimmungsprozesse in die Handlungsplanung einbauen. Um die Ergebnisse der umgesetzten Maßnahmen zu überprüfen, sollten diese zudem in einem weiteren Schritt in regelmäßigen Abständen evaluiert und an mögliche Veränderungen der Kommunikationsbedarfe der Zielgruppen angepasst werden.

1.2   Barrieren in der Kommunikation

Kommunikation ist ein zentraler Aspekt im Gesundheitswesen. Ob in der Apotheke, der ärztlichen Praxis oder im Krankenhaus, die medizinische Versorgung von Menschen beinhaltet eine Vielzahl von Situationen, in denen sich Menschen über komplexe Sachverhalte, unterschiedliche Bedarfe und vielfältige Gefühlslagen verständigen müssen. Bei Kommunikation geht es nicht nur um die Vermittlung von Informationen, sondern auch um die Gestaltung einer Beziehung zwischen den beteiligten Personen. Kommunikationsbarrieren können Kommunikation zusätzlich erschweren oder Personen die gleichberechtigte Teilhabe an Kommunikation gänzlich verwehren. Diese Kommunikationsbarrieren werden zunächst in einer kurzen Übersicht beschrieben und in den folgenden Kapiteln näher erläutert [85]:

Sinnesbarriere
Einschränkungen der Sinnesorgane Augen, Ohr oder Tastsinn. Kommunikationsangebote, die über diese Sinne erfolgen, sind nicht oder nur teilweise verständlich.

Fachbarriere
Einschränkungen durch fehlendes Fachwissen. Kommunikationsangebote, deren Inhalte auf der Fachlichkeit in einem bestimmten Fachgebiet basieren, sind nicht oder nur teilweise verständlich.

Fachsprachenbarriere
Einschränkungen durch fehlende Kenntnisse einer Fachsprache. Kommunikationsangebote, deren Inhalte durch eine bestimmte Fachsprache geprägt sind, sind nicht oder nur teilweise verständlich.

Kulturbarriere
Einschränkungen durch fehlendes Wissen über die Kultur der Personen, die miteinander kommunizieren. Kommunikationsangebote, die sich erheblich von der Kultur der Zielgruppen unterscheiden, sind nicht oder nur teilweise verständlich.

Kognitionsbarriere
Einschränkungen bei der gedanklichen Verarbeitung von sprachlich oder inhaltlich komplexen Inhalten. Kommunikationsangebote, die „die Verarbeitungskapazität der Adressatenschaft übersteigt" [85], sind nicht oder nur teilweise verständlich.

Sprachbarriere
Einschränkungen durch fehlendes Wissen des deutschen Sprachsystems (Schriftzeichen, Bilder, Symbole). Kommunikationsangebote, die der Zielgruppe fremd sind, z. B. weil Deutsch nicht die Erstsprache ist, sind nicht oder nur teilweise verständlich.

Medienbarriere
Medien übermitteln Informationen und machen Kommunikation auditiv, visuell oder haptisch zugänglich. Medien, die nicht dem Kommunikationsbedarf einer Person entsprechen, werden somit selbst zur Barriere.

Sozialbarriere
Einschränkungen durch soziale Benachteiligungen, Ungleichheit der Beziehung (Asymmetrie), Vorurteile und Diskriminierung. Kommunikationsangebote erfolgen nicht oder nur teilweise und sind durch geringe Wertschätzung geprägt, was die Verständlichkeit beeinträchtigt.

Barrieren betreffen alle Kommunikationsteilnehmer*innen. Je nachdem, wie viele Kommunikationsbarrieren vorhanden und wie ausgeprägt diese sind, können sie Menschen mit und ohne sog. Behinderung den Zugang zu Kommunikation erschweren oder verhindern. Für Menschen mit sog. Behinderungen und mit geringer Gesundheitskompetenz wirken sich die Kommunikationsbarrieren in der Regel stärker aus als für andere Menschen. Die Allianz zur UN-Behindertenrechtskonvention (BRK-Allianz) stellte bereits 2013 fest: „Menschen mit Behinderungen, die wegen akuter oder behinderungsbedingter chronischer Gesundheitsprobleme das Gesundheitssystem in Anspruch nehmen wollen, treffen bei der kurativen, rehabilitativen, präventiven Medizin und pflegerischen Versorgung sehr oft auf vielgestaltige Zugangshindernisse (Barrieren)" [18]. Diese reichen von baulichen Barrieren über mangelnde Orientierungshilfen sowie „ungelöste Kommunikationsprobleme (…) bis hin zu ablehnenden und defizitorientierten Einstellungen gegenüber schwerbehinderten Personen" [18].

1.2.1   Kommunikationsbarrieren im Gesundheitssystem

Kommunikationsbarrieren sind in der Regel miteinander verflochten und/oder bedingen sich gegenseitig. So sind z. B. Kommunikationsangebote, deren Inhalte auf der Fachlichkeit in einem bestimmten Fachgebiet basieren, meist durch Fachsprache geprägt und für Menschen ohne die nötigen Fach- und Sprachkenntnisse nur schwer verständlich. Die Kommunikationsbarrieren im Gesundheitssystem liegen aber nicht nur in der für Laien oft schwer verständlichen Fachsprache der Angehörigen von Gesundheitsberufen. Sinnesbarrieren, Kulturbarrieren, Sprachbarrieren und Medienbarrieren sind in allen Bereichen des Gesundheitswesens vorhanden. Hinzu kommen soziale Hürden, die mit dem Gesundheitssystem einhergehen, wie die Asymmetrie der Beziehung. Diese Barriere ist im Kontext Gesundheit von besonderer Bedeutung, da die Beziehung zwischen behandelnder und behandelter Person fast immer von Asymmetrie geprägt ist. Darüber hinaus gehören zu den Sozialbarrieren in der Gesundheitskommunikation ein sozial benachteiligendes Vergütungssystem, fehlende kommunikative Kompetenzen von Fachkräften, Vorurteile und Diskriminierung sowie Zeitmangel.

Je nach Kommunikationssituation spielen mehrere Barrieren gleichzeitig eine Rolle und es reicht daher nicht aus, Barrieren nur teilweise abzusenken oder zu entfernen. So wird beispielsweise ein Beratungsgespräch nicht gelingen, wenn sich eine Fachkraft zwar ausreichend Zeit dafür nimmt, das Gespräch aber über den Kopf der Patientin mit sog. geistiger Behinderung hinweg mit deren Assistenz führt. Oder die Untersuchung einer Person, die kaum Deutsch spricht, zwar in Leichter Sprache (Einfach sprechen Abschn. 3.2.5) erfolgt, die behandelnde Fachkraft aber ein Vorurteil gegen die Person aufgrund deren Herkunft hat. Barrierefreie Kommunikation sollte daher stets im Sinne eines Gesamtkonzeptes erfolgen und alle nötigen Methoden und Hilfsmittel zur Überwindung von Kommunikationsbarrieren beinhalten.

Im Folgenden werden die Barrieren, die besonders in der Kommunikation zwischen Patient*innen und Angehörigen von Gesundheitsberufen eine wichtige Rolle spielen, näher erläutert.

1.2.1.1 Barriere: Asymmetrie zwischen behandelter und behandelnder Person

Ob Kommunikation gelingt, hängt auch davon ab, ob die Beziehung der beteiligten Personen auf Gleichheit oder Unterschiedlichkeit beruht [65]. Bis zu Beginn des 21. Jahrhunderts waren die Beziehungen zwischen behandelten Personen und Angehörigen der Gesundheitsberufe durch die Informations- und Entscheidungshoheit von Ärzten geprägt. Diese Asymmetrie wurde von den meisten Ärzten gezielt aufrechterhalten, um den ärztlichen Habitus nicht zu gefährden und die Partizipation von Patient*innen am Behandlungsprozess zu begrenzen oder zu verhindern. Zu einem Paradigmenwechsel kam es erst im Jahr 2001 durch ein Positionspapier des Institute of Medicine (IOM), in dem gefordert wurde, die Bedürfnisse und Werthaltungen der behandelten Personen in gesundheitsrelevante Entscheidungen stärker als bisher einzubeziehen [82]. Diese Forderung basierte auf der Erkenntnis, dass behandelte Personen durch mehr Partizipation zum Therapieerfolg beitragen können (Abschn. 1.1.1).

In Deutschland verpflichtet das Patientenrechtegesetzes (BGB §630c) seit 2013 behandelte und behandelnde Personen zum Zusammenwirken auch in der Kommunikation. Das heißt, die Beteiligten müssen sich gegenseitig über gesundheitsrelevante Belange informieren und Entscheidungen gemeinsam treffen. Mittlerweile liegen verschiedene Konzepte vor, die unter dem Begriff „patientenzentrierte Versorgung" die Vorschläge für eine Kommunikation auf Augenhöhe beschreiben. Die Konzepte basieren auf der Idee, die Ungleichheit zwischen behandelter und behandelnder Person durch mehr Kommunikationskompetenzen auf Seiten der Angehörigen von Gesundheitsberufen (Abschn. 1.2.1.3) auszugleichen bzw. die Ungleichheit zu minimieren und ein Setting zu schaffen, in dem Gleichheit oder Ergänzung zumindest angestrebt wird.

Die Asymmetrie zwischen behandelter und behandelnder Person wird dadurch aber nicht völlig aufgehoben: Ein Gefälle ist allein dadurch bedingt, dass die behandelte Person krank, emotional belastet und damit schwächer als die behandelnde Person und zudem auf deren Hilfe angewiesen ist. Hinzu kommt, dass die Kommunikation zwischen behandelter und behandelnder Person in der Regel im Machtbereich der behandelnden Person stattfindet, also in der ärztlichen Praxis, in der Apotheke oder im Krankenhaus.

1.2.1.2 Barriere: Fach- und Insidersprache

Laut Patientenrechtegesetz (BGB §630c) sollen eine behandelte und eine behandelnde Person bei der Durchführung einer Behandlung zusammenwirken. Damit hat die behandelte Person ein Recht auf Partizipation an der eigenen Behandlung. Wie aber soll sie dieses Recht wahrnehmen, wenn sie im kommunikativen Setting sprachlich benachteiligt ist? Im deutschen Sprachraum gibt es etwa 24 Millionen Menschen, die nicht oder nicht gut lesen können [5]. Das Problem wird dadurch verschärft, dass die meisten Informationen von Behörden, Institutionen und Fachleuten im Gesundheitssystem auf dem Sprachniveau C1 oder höher formuliert sind und nur von sieben Prozent der Adressaten verstanden werden [5]. Die medizinische Fachsprache ist charakterisiert durch einen nur entsprechend ausgebildeten Personen verständlichen Wortschatz. Tatsächlich bildet die medizinische Fachsprache wie jede andere Fachsprache die Komplexität der beschriebenen Inhalte ab. Die Genauigkeit medizinischer Fachbegriffe kann im klinischen und ambulanten Alltag lebensentscheidend sein. Zu Recht gilt die Korrektheit im Gebrauch der Fachsprache außerdem als Beleg einer ärztlichen und/oder therapeutischen Ausbildung. Dennoch: Die meisten gesundsheitsrelevanten Informationen in der gesundheitlichen Praxis, in der Kommunikation zwischen einer behandelten und einer behandelnden Personen, aber auch in Packungsbeilagen von Arzneimitteln, Aufklärungsbögen oder Informationsangeboten von Krankenkassen sind besonders für Menschen mit geringer Gesundheitskompetenz (Abschn. 1.1.1) kaum verständlich. Wie aus einer Studie zur Gesundheitsversorgung von Menschen mit sog. Behinderungen von 2018 hervorgeht, können Betroffene oft nicht einmal nachvollziehen, warum eine Behandlung einen bestimmten Verlauf nimmt [146]. Die BRK-Allianz stellt dazu fest: „Menschen mit Behinderungen, insbesondere Frauen mit Lernschwierigkeiten, werden oftmals vom medizinischen Fachpersonal nicht oder nicht hinreichend über medizinische Maßnahmen aufgeklärt und schon gar nicht an der Entscheidung beteiligt" [18].

Doch nicht nur Laien haben Probleme mit dem „Medizinerlatein". Laut einer Studie von Beckmann (2019) zur Verständlichkeit von Arztbriefen, gaben nahezu alle befragten Hausärzte an, Arztbriefe von Kolleg*innen in manchen Fällen nicht auf Anhieb zu verstehen und sogar schon Papiere mit falschen Informationen erhalten zu haben [100]. Vor allem fachinterne Ausdrücke, die sogenannte Insidersprache, und unbekannte oder doppeldeutige Abkürzungen sorgen für Missverständnisse in der Kommunikation. Verständnisbarrieren in der Kommunikation können weitreichende Folgen für Patient*innen haben. Mittlerweile sind diese in der Regel zwar deutlich besser als noch vor 20 Jahren über medizinische Vorgänge informiert. Ein Gespräch auf Augenhöhe zwischen Laien und Fachkraft ist aber nur in Ausnahmefällen möglich. Die Asymmetrie zwischen behandelter und behandelnder Person wird durch Fach- und Insidersprache verstärkt, denn kranke Menschen sind in der Regel weder in der Lage, ihr Leiden in medizinischer Fachsprache zu beschreiben noch Informationen in dieser durch entsprechendes Nachfragen zu entschlüsseln. Patient*innen stehen vielmehr vor einem Dilemma: Der Weg, auf dem das Recht auf Partizipation eingefordert werden kann, ist die Sprache. Die Sprachwissenschaftlerin Bettina Bock identifiziert diese als Barriere, die bestimmte Gruppen maßgeblich daran hindert, ihre Interessen und Rechte einzufordern: „Zu einer Hürde kann dies für Gruppen werden, die von vornherein von (insbesondere Schrift- und bildungs-)sprachlicher Kommunikation ausgeschlossen sind oder nur begrenzten Zugang dazu haben", denn, „Partizipationsmöglichkeiten und -formen werden sprachlich verhandelt" [12].

1.2.1.3 Barriere: Kommunikative Kompetenz in Gesundheitsberufen

Im Mai 2015 beschloss der 118. Deutsche Ärztetag den Ausbau der Kompetenzentwicklung ärztlicher Gesprächsführung mit dem Ziel, „die Kommunikation zwischen Arzt und Patient, zwischen Ärzten untereinander sowie zwischen Ärzten und anderen Gesundheitsfachberufen zu stärken, um eine bessere Arzt-Patienten-Beziehung mit Steigerung von Therapietreue und -erfolg zu erreichen" [82]. Das Interesse an den kommunikativen Kompetenzen der Angehörigen von Gesundheitsberufen ist in den letzten Jahren gestiegen, denn inzwischen gibt es auch empirische Daten, die den Zusammenhang zwischen einer gelingenden Kommunikation und einer besseren Compliance bzw. Adhärenz belegen [82]. Wirksamkeitsstudien untersuchen bislang vor allem die Fähigkeit von behandelnden Personen zur Empathie sowie die Möglichkeiten von behandelten Personen zur Mitbestimmung und Mitwirkung im kommunikativen Setting. Besonders wichtig für eine gelingende Kommunikation scheint die Fähigkeit behandelnder Personen zu sein, sich im Gespräch immer wieder in die Sicht der von ihnen behandelten Personen hineinversetzen, nachfragen und zuhören zu können [82]. Gelingend zu kommunizieren bedeutet demnach alle relevanten gesundheitlichen Informationen zu vermitteln und gleichzeitig sicherzustellen, dass die zu behandelnde Person diese auch verstanden hat. Die Kassenärztliche Bundesvereinigung (KBV) fasst unter dem Begriff „patientenfreundliche Gesprächsführung" folgende Kompetenzen auf Seiten der medizinischen Fachkräfte für eine gelingende Kommunikation zusammen [71]: aktives empathisches Zuhören, Nachfragen, Wiederholen, Visualisieren, Feedback geben, Blickkontakt halten, Patient*innen ernst nehmen sowie die Fähigkeit zur Selbstreflexion, Offenheit und Geduld. Die Basis für eine patientenfreundlichen Gesprächsführung ist Akzeptanz, also „die grundsätzlich positive, wertschätzende Einstellung dem Gesprächspartner gegenüber" [71] (Kap. 2).

Seit Inkrafttreten der UN-BRK 2009 in Deutschland (Abschn. 1.3.3) mehren sich die kritischen Stimmen, die mehr als „Fortbildung" in patientenfreundlicher Gesprächsführung für Angehörige von Gesundheitsberufen fordern. Vielmehr sei dringend eine Reform ihrer Ausbildung im Bereich Kommunikation sowie bei der Vermittlung von Fachwissen über die Bedarfe von Menschen mit sog. Behinderungen notwendig. Der Nationale Aktionsplan Gesundheitskompetenz sieht gar die Notwendigkeit, „wissenschaftlich fundierte Standards für die Qualifizierung aller Gesundheitsprofessionen im Bereich der Kommunikations- und Vermittlungskompetenz (zu) entwickeln, erproben und fest in den Curricula, den Lehrplänen und Bildungsstandards der Hochschulen und Aus-, Fort- und Weiterbildungseinrichtungen der Gesundheitsprofessionen (zu) verankern" [109]. Das Ziel ist auf Seiten „der Gesundheitsprofessionen eine hohe Kommunikations- und Vermittlungskompetenz sowie eine starke Patientenorientierung" [109]. Die BRK-Allianz stellte bereits 2013 erhebliche Qualitätsmängel im Bereich Kommunikation bei Angehörigen von Gesundheitsberufen fest: „Da das Thema ‚Behinderung' in den Aus-,

Fort- und Weiterbildungen der Gesundheitsberufe ungenügend ausgeprägt ist, besteht zu wenig Sensibilität für Menschenrechte, Würde, Autonomie sowie für die besonderen Bedarfslagen von Menschen mit Behinderungen" [18]. Die Deutsche Gesellschaft für seelische Gesundheit bei Menschen mit geistiger Behinderung (dgsgb) attestiert den Gesundheitsprofessionen „erhebliche Unsicherheit" und bemängelt ebenfalls fehlendes Wissen, mangelnde Erfahrungen mit der Zielgruppe und ihren Unterstützungssystemen sowie das „Fehlen kommunikativer Handlungskompetenz im Umgang mit Menschen mit Behinderung" [118]. Zur kommunikativen Kompetenz gehört es daher auch, dass Angehörige von Gesundheitsberufen Netzwerke und Unterstützungssysteme von Gruppen, die besonders von Zugangsbarrieren in der Gesundheitsversorgung betroffen sind, kennen und mit diesen organisiert zusammenarbeiten. Dazu gehören neben dem Austausch mit anderen Institutionen im Gesundheitswesen und deren Fachkräften, vor allem Betreuungspersonen und Assistenzen, ambulante und stationäre Fach- und Beratungsstellen, Selbsthilfeorganisationen sowie Sprach- und Integrationsmittler*innen (Abschn. 2.2).

1.2.1.4 Barriere: Vorurteile und Diskriminierung

Keiner will sie haben, jeder hat sie: Menschen haben Vorurteile, auch wenn es den meisten Menschen schwerfällt, das zuzugeben [97]. Vorurteile sind negative Einstellungen gegenüber einer bestimmten Gruppe bzw. deren Mitgliedern. Sie basieren auf den Überzeugungen einer Person, die sie über die Eigenschaften bzw. Merkmale einer bestimmten Gruppe hat. Diese Überzeugungen heißen Stereotypen [10]. Vorurteile entsprechen bewerteten Kategorien, die Menschen bilden, um Informationen schnell und effektiv kognitiv zu verarbeiten, um sich in einer komplexen Welt leichter orientieren zu können und im Alltag handlungsfähig zu sein. Vorurteile erleichtern also die Anpassung an Lebensbedingungen und erhöhen die soziale Zuwendung und Anerkennung innerhalb der eigenen Gruppe. Sie stärken das Zusammengehörigkeitsgefühl und das Ich-Gefühl. Dennoch lehnen die meisten Menschen Vorurteile ab, denn diese engen nicht nur das eigene Blickfeld ein, sie schaden anderen und führen im Zusammenspiel mit Macht häufig zu diskriminierendem Verhalten [1].

Von Vorurteilen und Diskriminierung betroffen sind vor allem Menschen, die gesellschaftlichen Gruppen mit sozial geringem Status zugeordnet werden. Diese Zuordnung wird häufig nicht bewusst vorgenommen, denn Vorurteile werden meist bereits in der Kindheit erworben und im Erwachsenenleben selten kritisch reflektiert. Ob bewusste oder unbewusste Kategorisierung, an den Auswirkungen für die Betroffenen ändert das nichts. Zu den in Deutschland von Vorurteilen und Diskriminierung betroffenen Gruppen gehören vor allem Frauen, Menschen mit einer anderen Religionszugehörigkeit als Christen/Konfessionslose, Menschen mit chronischen Erkrankungen und sog. Behinderungen sowie homo-, trans- oder intersexuelle Menschen. Die Zahlen, die eine Studie im Auftrag der Antidiskriminierungsstelle des Bundes 2017 ermittelte, sind alarmierend: Das Risiko aufgrund der Geschlechtszugehörigkeit als Frau diskriminiert zu werden ist um 10,7 Prozentpunkte höher als bei Männern [7]. Frauen erleben mit einer Wahrscheinlichkeit von 42,3 Prozent eine Diskriminierung, bei Männern liegt die Wahrscheinlichkeit bei 31,6 Prozent [7]. Für Personen mit chronischer Erkrankung oder sog. Behinderungen wurde anhand des Modells ein statistisches Diskriminierungsrisiko von 47,9 Prozent berechnet [7]. Die Wahrscheinlichkeit aufgrund einer anderen Religionszugehörigkeit als Christen/Konfessionslose diskriminiert zu werden liegt bei 61,5 Prozent, für homo- oder bisexuelle Menschen sogar bei 65,9 Prozent [7]. Für Personen, die mehreren stark diskriminierungsgefährdeten Gruppen angehören, erhöht sich das Diskriminierungsrisiko [7].

Vorurteile und Diskriminierung finden Ausdruck in der Sprache und im Kommunikationsverhalten (Abschn. 2.1). Sie gehören auch im Gesundheitswesen zum Alltag: 5,5 Prozent der Menschen mit Diskriminierungserfahrungen erleben diese häufig und 8,8 Prozent gelegentlich im Gesundheits- und Pflegebereich [7]. Wie die Modellstudie der Wissenschaftsstadt Darmstadt zur barrierefreien Gesundheitsversorgung von 2019 ergab, haben 19 Prozent der Menschen mit sog. geistiger Behinderung bereits Diskriminierungserfahrungen in medizinischen Einrichtungen gemacht [146]. Da Behinderung in Deutschland in den Statistiken zu wenig berücksichtigt und nicht ausreichend evaluiert wird, liegt die Dunkelziffer wahrscheinlich sogar deutlich höher [146]. Vorurteile und Diskriminierung zeigen sich z. B. darin, dass Fachkräfte Menschen mit sog. Behinderung, die von Angehörigen oder Assistenzen begleitet werden, im Gespräch oft ignorieren. „Manchmal fehlt es leider schon am Respekt vor Menschen mit Behinderung", beklagt Michael Seidel von der dgsgb [118]. Mit oft schwerwiegenden Folgen: So werden z. B. Frauen mit sog. geistiger Behinderung häufiger Verhütungsmittel verordnet, die Frauen ohne sog. geistige Behinderung wegen Nebenwirkungen ablehnen, zudem werden sie häufiger als andere Frauen sterilisiert [146]. Auch die gendergerechte Gesundheitsversorgung von trans- und intersexuellen Menschen ist in Deutschland aufgrund von Unwissen, Unsicherheit und Vorurteilen der Angehörigen von Gesundheitsberufen teils immer noch prekär [78].

Vorurteile sind schwer zu ändern, vor allem, wenn sie in früher Kindheit erworben, emotional verankert und für das Selbstverständnis der Person bedeutsam sind [97]. Je nachdem, wie tief die Vorurteile verankert sind, kann das Bemühen, sie zu überwinden, ein schmerzhafter Prozess des Umdenkens sein. Das eigene Sprach- und Kommunikationsverhalten kritisch zu überprüfen, kann dabei helfen, denn

Sprache spiegelt Ängste und Vorbehalte. Die sogenannte vorurteilsbewusste Sprache (Kap. 2) ist die Basis einer wertschätzenden Dialoghaltung und ein entscheidendes Mittel, um Inklusion auch im Gesundheitswesen zu realisieren. Vorurteilsbewusste Sprache ist keine Zensur. Es geht dabei vielmehr um das Verstehen, dass bestimmte Worte und Redeweisen andere diskriminieren und ausgrenzen – und eine Barriere für gelingende Kommunikation sind.

1.2.1.5 Barriere: Zeitmangel

Einer der häufigsten Gründe für die Unzufriedenheit von Patient*innen und Fachkräften für eine nicht gelingende Kommunikation ist die mangelnde Zeit auf Seiten der Fachkräfte. Tatsächlich stehen diese im Praxisalltag häufig unter einem enormen Zeitdruck. Die Vergütungsregelungen für medizinische und therapeutische Fachkräfte sehen bestimmte Zeitbudgets vor, ein zusätzlicher Zeitaufwand aufgrund sog. Behinderungen wird zum Beispiel nicht vergütet [146]. Laut einer statistischen Erhebung von 2017 warten 29 Prozent der gesetzlich versicherten Patient*innen bis zu 30 Minuten, 18 Prozent bis zu 60 Minuten und 8 Prozent bis zu 2 Stunden im Wartezimmer auf ihre Behandlung [146]. Die (Warte-)Zeit wird individuell unterschiedlich empfunden, d. h. die Länge der Wartezeit auf ein Gespräch führt nicht zwingend zum Misslingen der Kommunikation. Mit der Zeit, die sich Personen für eine Kommunikation miteinander nehmen, signalisieren sich diese aber gegenseitig, dass sie einander zur Verfügung stehen und Interesse an einem Gespräch haben. Das Gefühl, die andere Person hat „wenig Zeit", kann daher zu einer Anspannung führen, die sich auf das Kommunikationsverhalten auswirkt [65]. Mit dem Empfinden, dass Angehörige von Gesundheitsberufen (zu) wenig Zeit für sie haben, geht bei Patient*innen häufig die Sorge einher, dass die Behandlung nicht sachgerecht und partizipativ erfolgt. Besonders akut kranke Menschen und Menschen mit sog. Behinderungen leiden unter langen Wartezeiten, da sie von diesen schnell erschöpft und Untersuchungen mit Ängsten besetzt sind. In der Modellstudie der Wissenschaftsstadt Darmstadt zur barrierefreien Gesundheitsversorgung von 2019 klagten die Befragten über „Massenabfertigung" und Ärzt*innen, die „in Gedanken schon beim nächsten Patienten sind" [146].

Eine gute Gesundheitsversorgung braucht ebenso wie eine gelingende Kommunikation Zeit. Die Vergütungsregelungen müssen diesen Faktor daher entsprechend berücksichtigen. Gleichzeitig sollten sich Angehörige von Gesundheitsberufen vor Augen führen, dass ihre Zeit gut investiert ist, wenn sie sich die Zeit für eine gelingende Kommunikation mit ihren Patient*innen nehmen, denn diese führt zu mehr Compliance und Adhärenz und damit zu besseren Behandlungsergebnissen. Es gilt also auch, die Zeit für Gespräche in der medizinischen Praxis besser zu nutzten. Mit Hilfe der Methoden und Hilfsmittel der Barrierefreien Kommunikation lassen sich Informationen leichter und schneller vermitteln, sodass zeitraubende Nachfragen oder Missverständnisse vermieden werden können. Zu diesen Methoden gehört auch, Kommunikationsabläufe so zu organisieren, dass bessere Voraussetzungen für eine gelingende Kommunikation geschaffen werden, z. B. indem Verwaltungsabläufe (Terminplanung, Telefonate, Gestaltung von Formularen) barrierefrei geplant werden.

Best-Practice-Beispiel: Teach Back

Teach Back (deutsch: Zurückerklären) ist eine Gesprächsführungstechnik, mit deren Hilfe sich Angehörige von Gesundheitsberufen rückversichern können, ob eine von ihnen behandelte Person die ihr vermittelten Inhalte verstanden hat, diese erinnern und abrufen kann. Mit dieser Methode kann die behandelnde Person außerdem ihre Kommunikationsfähigkeiten überprüfen.

Das Institute for Healthcare Advancement (IHA) stellt eine Website in englischer Sprache (www.teachbacktraining.org) mit Informationen, interaktiven Lernmodulen, Videos, Literatur und einer Checkliste zur Selbstevaluation zur Teach-Back-Methode zur Verfügung. Eine Beschreibung der Teach-Back-Methode ist auch in der von der Universität Bielefeld 2017 veröffentlichten deutschsprachigen Material- und Methodensammlung zur Verbraucher- und Patientenberatung für Zielgruppen mit geringer Gesundheitskompetenz enthalten (www.uni-bielefeld.de/gesundhw/ag6/downloads/Material-_und_Methodensammlung.pdf). ◄

1.3 Gesetzliche Grundlagen

1.3.1 Allgemeines Gleichbehandlungsgesetz (AGG)

Mit dem AGG traten am 18. August 2006 vier europäische Antidiskriminierungsrichtlinien aus dem Jahr 2000 auch in Deutschland in Kraft. Damit wurde erstmals ein Gesetz geschaffen, das den Schutz vor Diskriminierung aus rassistischen Gründen, wegen der ethnischen Herkunft, des Geschlechts, der Religion oder Weltanschauung, einer Behinderung, des Alters oder der sexuellen Identität regelt [2]. Das Gesetz umfasst Rechte und Pflichten im Privatbereich und betrifft z. B. Diskriminierungen am Arbeitsplatz, bei der Inanspruchnahme von Dienstleistungen oder bei Bankgeschäften. Ziel des Gesetzes ist es, Diskriminierungen zu verhindern und zu beseitigen sowie entsprechende Rechtsansprüche zu wahren.

Bei einer rechtswissenschaftlichen Evaluation des AGG 2016 wurden verschiedene Schutzlücken festgestellt. Die Analyse ergab, dass die Fristen verlängert werden müssen, damit Betroffene ihre Ansprüche geltend machen können. Zudem sollten Verbände die Möglichkeit erhalten, Betroffene vor Gericht zu vertreten. Die Evaluation empfiehlt außerdem, im AGG klarzustellen, dass es eine verbotene Diskriminierung darstellt, wenn Menschen mit sog. Behinderungen die in der UN-BRK geforderten Vorkehrungen für Barrierefreiheit versagt werden [2]. Damit wäre es einklagbar, wenn Privatpersonen und Institutionen Maßnahmen zur Überwindung von Barrieren für Menschen mit sog. Behinderungen unterlassen.

1.3.2   Behindertengleichstellungsgesetzt (BGG)

Das Grundgesetz Art. 3 Abs. 3 wurde im November 1994 durch den Satz ergänzt: „Niemand darf wegen seiner Behinderung benachteiligt werden" [22]. Damit erhielt ein Benachteiligungsverbot zugunsten von Menschen mit sog. Behinderungen erstmalig Verfassungsnorm [22]. Mit dem Gesetz zur Gleichstellung behinderter Menschen (Behindertengleichstellungsgesetz, BGG) von 2002 wurde dieser Verfassungsrang in ein Bundesgesetz umgesetzt. Das BGG verbietet aber nicht nur die Benachteiligung von Menschen mit sog. Behinderungen, es stellt auch fest, dass die gleichberechtigte Teilhabe durch Barrierefreiheit herzustellen ist. In § 4 BGG wird Barrierefreiheit wie folgt definiert: „Barrierefrei sind bauliche und sonstige Anlagen, Verkehrsmittel, technische Gebrauchsgegenstände, Systeme der Informationsverarbeitung, akustische und visuelle Informationsquellen und Kommunikationseinrichtungen sowie andere gestaltete Lebensbereiche, wenn sie für behinderte Menschen in der allgemein üblichen Weise, ohne besondere Erschwernis und grundsätzlich ohne fremde Hilfe zugänglich und nutzbar sind."

§ 9 Abs. 1 gibt Menschen mit Hörbehinderungen und Menschen mit Sprachbehinderungen zwar das Recht auf Verwendung von Gebärdensprache und anderen Kommunikationshilfen (Abschn. 4.3). Diese werden den Berechtigten allerdings erst auf Wunsch zur Verfügung gestellt. § 10 regelt die Gestaltung von Bescheiden und Vordrucken, diese *müssen* „eine Behinderung von Menschen (…) berücksichtigen". Blinde und sehbehinderte Menschen können verlangen, dass ihnen Bescheide, öffentlich-rechtliche Verträge und Vordrucke in einer für sie wahrnehmbaren Form zugänglich gemacht werden. § 11 „Verständlichkeit und Leichte Sprache" mahnt Träger öffentlicher Gewalt in Abs. 1 dazu an, mit „Menschen mit geistigen Behinderungen und Menschen mit seelischen Behinderungen in einfacher und verständlicher Sprache (zu) kommunizieren". Informationen *sollen* aber nur auf Verlangen der Betroffenen in dieser Form erläutert werden. Reicht diese Erläuterung nicht aus, *sollen* „Allgemeinverfügungen, öffentlich-rechtliche Verträge und Vordrucke in Leichter Sprache" erläutert werden (Abs. 2).

Damit Menschen mit sog. Behinderungen bei der Informationsvermittlung durch öffentliche Stellen des Bundes nicht benachteiligt werden, wurde 2002 eine erste Rechtsverordnung zur barrierefreien Gestaltung von Informationstechnik geschaffen: die Verordnung zur Schaffung barrierefreier Informationstechnik nach dem Behindertengleichstellungsgesetz (BITV). Diese Verordnung wurde mehrfach überarbeitet und konkretisiert die Verpflichtung zur Barrierefreiheit zumindest im Bereich der Informationstechnologie (Abschn. 1.3.4).

Die 16 Bundesländer in Deutschland haben aufgrund ihrer Länderhoheit Landesgesetze zur Gleichstellung von Menschen mit sog. Behinderungen auf Basis des BGG erlassen, Berlin und Sachsen-Anhalt sogar noch vor Inkrafttreten des BGG. Fast alle Bundesländer verabschiedeten eigene Rechtsverordnungen entsprechend der BITV oder verweisen im Gleichstellungsgesetz darauf. Geltungsbereich, Umsetzungsfristen und Prioritätsstufen unterscheiden sich aber teilweise in den Rechtsverordnungen der einzelnen Bundesländer erheblich voneinander.

1.3.3 UN-Behindertenrechtskonvention

Die UN-Behindertenrechtskonvention (UN-BRK), die im Jahr 2009 in Deutschland in Kraft trat, stellt fest, dass „Menschen mit Behinderungen vollen Zugang (…) zu Gesundheit und Bildung sowie zu Information und Kommunikation haben (müssen), damit sie alle Menschenrechte und Grundfreiheiten voll genießen können" (Präambel v.) [45]. Nach der UN-BRK müssen diese Zugänge barrierefrei gestaltet sein, um Menschen mit sog. Behinderungen die gleichberechtigte Teilhabe am Leben und in der Gesellschaft zu gewährleisten. In Artikel 9 verpflichten sich die Vertragsstaaten, geeignete Maßnahmen zu treffen, um barrierefreie Zugänge zu Information und Kommunikation sowie zu „Einrichtungen und Diensten, die der Öffentlichkeit in städtischen und ländlichen Gebieten offen stehen oder für sie bereitgestellt werden" zu ermöglichen (Art. 9a). Die Beseitigung von Zugangshindernissen und -barrieren gelten auch für medizinische Einrichtungen. Der Zugang zu öffentlichen Einrichtungen ist unter anderem durch „Personen zum Führen und Vorlesen sowie professionelle Gebärdensprachdolmetscher und -dolmetscherinnen zu erleichtern" (Art. 9e).

In Artikel 2 UN-BRK wird darauf hingewiesen, dass der im Regelwerk verwendete Begriff „Kommunikation" auch „Brailleschrift, taktile Kommunikation, Großdruck, leicht zugängliches Multimedia sowie schriftliche, auditive, in einfache Sprache übersetzte, durch Vorleser zugänglich gemachte sowie ergänzende und alternative Formen, Mittel und Formate der Kommunikation, einschließlich leicht zugänglicher Informations- und Kommunikationstechnologie (…) sowie Gebärdensprachen und andere nicht gesprochene Sprachen" einschließt. Art. 21a betont zudem die Wahlfreiheit der Kommunikationsmittel von Menschen mit sog. Behinderungen „durch alle von ihnen gewählten Formen der Kommunikation" [45]. Diese Kommunikationsmittel müssen ihnen rechtzeitig und ohne zusätzliche Kosten in „Formaten und Technologien, die für unterschiedliche Arten der Behinderung geeignet sind", zugänglich gemacht werden [45].

In Artikel 25 erkennen die Vertragsstaaten das Recht von Menschen mit sog. Behinderungen „auf das erreichbare Höchstmaß an Gesundheit ohne Diskriminierung aufgrund von Behinderung" an. Auch hier verpflichten sich die Vertragsstaaten, geeignete Maßnahmen zu treffen, um Menschen mit sog. Behinderungen, den Zugang zum Gesundheitssystem zu gewährleisten. In Verbindung mit Art. 9 UN-BRK ist festzustellen, dass an dieser Stelle ein barrierefreier Zugang gemeint ist. Als Vertragsstaat ist Deutschland zudem verpflichtet, Menschen mit sog. Behinderungen seine Gesundheitsleistungen „in derselben Bandbreite, von derselben Qualität und auf demselben Standard zur Verfügung (zu stellen) wie anderen Menschen" (Art. 25a). Damit die Rechte von Menschen mit sog. Behinderungen im Gesundheitssystem gebührend berücksichtigt werden, sind Angehörige der Gesundheitsberufe in der staatlichen und privaten Gesundheitsversorgung zudem dazu verpflichtet, durch Schulungen, ihr „Bewusstsein für die Menschenrechte, die Würde, die Autonomie und die Bedürfnisse von Menschen mit Behinderungen (zu) schärfen" (Art. 25d). Das Recht auf gleichberechtigte Teilhabe gilt auch für die Bereiche Habilitation und Rehabilitation, insbesondere auf dem Gebiet der Gesundheit (Art. 26).

1.3.4　Barrierefreie-Informationstechnik-Verordnung 2.0

Die Barrierefreie-Informationstechnik-Verordnung (BITV 2.0) setzt seit 2011 das BGG §11 ff. sowie Art. 9 UN-BRK um, in denen die öffentlichen Stellen des Bundes zur Barrierefreiheit von Informationen auf Websites und mobilen Anwendungen verpflichtet werden. Sie wurde zuletzt am 25. Mai 2019 geändert, da es notwendig geworden war, die Vorgaben der EU-Richtlinie 2016/2102 endlich zu erfüllen. Behindertenverbände kritisieren die aktuelle Fassung vor allem deshalb, weil der Gesetzestext die Vorgaben zwar an „öffentliche Stellen" adressiert, die Bundesfachstelle für Barrierefreiheit zu diesen aber nur öffentliche Stellen des Bundes zählt sowie „die Stellen, die das Vergaberecht anzuwenden haben und dem Bund zuzurechnen sind" [20]. In der EU-Richtlinie umfasst der Begriff „öffentliche Stellen" den „Staat, die Gebietskörperschaften, die Einrichtungen des öffentlichen Rechts (…) oder Verbände, die aus einer oder mehreren solcher Körperschaften oder Einrichtungen des öffentlichen Rechts bestehen" [102]. Die Umsetzung der Barrierefreiheit müsse daher nicht nur für öffentliche Stellen des Bundes, „sondern für die gesamten Strukturen der Mitgliedsländer, also auch für die Länder und Kommunen" gelten [25].

Alle 16 Bundesländer haben eigene Gleichstellungsgesetze mit einem Passus über barrierefreie Informationstechnik erlassen. Durch die uneinheitlichen Regelungen geht die Bereitstellung barrierefreier Informationen über Informationstechnologie bundesweit nur schleppend voran. Menschen mit sog. Behinderungen werden daher praktisch immer noch von vielen Bereichen, auch von Bereichen, die das Gesundheitswesen betreffen, ausgeschlossen, denn das Internet spielt für die gleichberechtigte Teilhabe an Kommunikation eine bedeutende Rolle (Kap. 7).

Die BITV 2.0 regelt die die barrierefreie Gestaltung von Websites, Apps, Intranets, Extranets und elektronischen Verwaltungsabläufe öffentlicher Stellen. Nach § 3 Abs. 2 muss auf der Startseite eines solchen digitalen Angebotes eine jährlich aktualisierte Erklärung zur Barrierefreiheit des Angebotes in Deutscher Gebärdensprache (DGS) und in Leichter Sprache bereitgestellt werden. Die Erklärung muss Informationen zum Inhalt, Hinweise zur Navigation sowie Hinweise auf weitere im Angebot enthaltende Informationen in Deutscher Gebärdensprache oder in Leichter Sprache beinhalten. Zudem sind Angebote, Anwendungen und Dienste der Informationstechnik barrierefrei zu gestalten (§ 3 Abs. 1). Anlage 2 zu § 3 Abs. 2, Teil 2, regelt die Bereitstellung von Informationen in Leichter Sprache durch konkrete Vorgaben. Diese entsprechen weitgehend den Regeln der Leichten Sprache (Abschn. 3.2.2).

Inhaltsverzeichnis

Barrierefreie Kommunikation basiert auf dem Grundsatz, dass alle Menschen das gleiche Recht auf Teilhabe am Leben und an der Gesellschaft und damit ungehinderten Zugang zu allen gesellschaftlichen Bereichen haben. Die gesetzlichen Grundlagen dafür sind weitestgehend geschaffen (Abschn. 1.3) und implizieren die moralische Haltung unserer Gesellschaft, dass alle Menschen unabhängig von Alter, sexueller Identität, ethnischer und kultureller Zugehörigkeit, Religion, Behinderungen oder Geschlecht als gleichwertig zu betrachten sind. Dennoch werden Menschen täglich mit Vorurteilen aufgrund bestimmter Merkmale konfrontiert, diskriminiert und benachteiligt. Das heißt: Menschen werden nicht als Individuen, sondern nur als Mitglieder von bestimmten Gruppen einer sozialen Kategorie

© Springer-Verlag GmbH Deutschland, ein Teil von Springer Nature 2020   41
P. Jacobi, *Barrierefreie Kommunikation im Gesundheitswesen*,
https://doi.org/10.1007/978-3-662-61478-5_2

etikettiert und behandelt. Der sprachliche Ausdruck dieser Form von Diskriminierung wird auch als soziale Herabwürdigung bezeichnet. Darunter sind alle Äußerungen sowohl in verbaler als auch in schriftlicher Form sowie Gesten und andere körperliche Darstellungsformen, durch die sich eine Person persönlich anhand eines Merkmals herabgesetzt fühlt, zu verstehen. Dazu gehören z. B. Begriffe, die andere Menschen pauschal als Angehörige einer bestimmten Gruppe bezeichnen, wie Ausländer, Jude, Alte oder Behinderte, sowie Begriffe, die Menschen pauschal als Angehörige einer bestimmten Gruppe und gleichzeitig eindeutig abwertend bezeichnen, wie Weiber, Krüppel oder Grufti. Dazu gehören aber auch auf den ersten Blick weniger erkennbare verbale Formulierungen, wie z. B. „Sie ist Muslima, trägt aber kein Kopftuch", „Er ist Türke, spricht aber gut deutsch" oder „Sie sitzt im Rollstuhl, versteht aber alles" sowie Darstellungen (Bilder, Zeichnungen etc.), die Menschen auf ein Merkmal reduzieren, sie verunglimpfen oder Gesten und Blicke, die Vorurteile zum Ausdruck bringen.

Soziale Herabwürdigung kommt in allen gesellschaftlichen Bereichen vor, das Gesundheitswesen ist ebenfalls nicht frei davon. In der Kommunikation zwischen Patient*innen und Angehörigen von Gesundheitsberufen spiegeln sich gesellschaftliche und individuelle Vorstellungen und Vorurteile sowie die Machtstrukturen, in denen Kommunikation stattfindet. Besonders häufig fühlen sich Patient*innen aufgrund ihres Aussehens (18,5 Prozent) und ihrer sog. Behinderungen oder chronischen Krankheiten (14,1 Prozent) im Gesundheitswesen diskriminiert [7]. Die meisten Diskriminierungserfahrungen werden in medizinischen Praxen oder in der Psychotherapie gemacht (43,3 Prozent), Krankenhäuser folgen auf Platz 2 (24,9 Prozent), Kranken-, Pflege- oder Rentenversicherung auf Platz 3 (18,2 Prozent) [7]. Insgesamt 67,1 Prozent aller Diskriminierungen betreffen soziale Herabwürdigungen.

Ein häufig gebrauchtes Argument von Menschen, die sich eines diskriminierenden Sprachgebrauchs bedienen, lautet: Das ist doch gar nicht abwertend gemeint. Tatsächlich wird in der deutschen Gesellschaft teilweise kontrovers und emotional aufgeladen diskutiert, welche Wörter, Begriffe, Redewendungen und Sprachformen als politisch korrekt gelten und welche nicht. Es herrscht aber nicht nur Unsicherheit und Unwissenheit über den „richtigen" Sprachgebrauch und nichtdiskriminierende Alternativen. Die vermeintliche Sorge um Kulturgut, deutsche Traditionen und Meinungsfreiheit treibt Gegner*innen von politisch korrekter Sprache regelmäßig auf die Barrikaden. Alle Argumente gegen eine Entwicklung der deutschen Sprache hin zu mehr Inklusion werden jedoch „nur dort ins Feld geführt, wo es darum geht, abwertende Bezeichnungen und Sprachstrukturen zu vermeiden, um eine sprachliche Gleichbehandlung bislang diskriminierter Bevölkerungsgruppen herzustellen" [125].

Wer die eigene moralische Haltung überprüfen und das eigene (unbewusste) Sprachverhalten ändern will, muss zunächst einen Perspektivwechsel vornehmen. Beim Perspektivwechsel geht es darum, das eigene (sprachliche) Verhalten gegenüber anderen Menschen aus der Perspektive der Betroffenen zu betrachten – und sich zu überlegen, welche Gefühle dieses Verhalten bei einem selbst auslösen würde. Dieser Perspektivwechsel, der auch die Grundlage des Anti-Bias-Ansatzes (Abschn. 2.1) ist, kann vor allem Menschen, die sich ihrer eigenen Vorurteile nicht oder kaum bewusst sind, die diskriminierende Äußerungen also „nicht abwertend meinen", für die Realität und die Auswirkungen von sozialen Herabwürdigungen sensibilisieren. Der Sprachwissenschaftler Anatol Stefanowitsch formuliert daraus folgende goldene Sprachregel: „Stelle andere sprachlich stets so dar, wie du wollen würdest, dass man dich an ihrer Stelle darstelle" [125].

Die Reflektion des eigenen Sprachverhaltens kann dabei helfen, eigene und fremde Vorurteile zu erkennen und in der Kommunikation zu vermeiden. Neben dem Perspektivwechsel ist es dafür aber auch notwendig, Wissenslücken zu schließen: Wer sich unsicher ist, welcher Begriff bzw. welche Formulierung von den Betroffenen als neutral oder besser als wertschätzend empfunden wird, sollte sich direkt bei der jeweiligen Person oder bei Selbsthilfeorganisationen von Gruppen informieren. Zumal ein Perspektivwechsel oft nicht ausreicht, um die ganze Dimension sozialer Herabwürdigung allein aufgrund von Empathie und Fantasie zu begreifen: „Der offensichtlichste Ausweg (…) ist der, den tatsächlich Betroffenen zuzuhören, wenn sie darüber reden, was sie als diskriminierend empfinden" [125]. Die Menschen, die von sozialer Herabwürdigung am häufigsten betroffen sind, gehören in der Regel äußerst heterogenen Gruppen an. Es herrscht also auch bei Institutionen und Organisationen, die Gruppen oder Teile von Gruppen vertreten, nicht immer Einigkeit über den „richtigen" Sprachgebrauch. Dennoch sind die Betroffenen selbst zunächst die erste und wichtigste Anlaufstelle, um inklusive Alternativen für einen diskriminierenden Sprachgebrauch zu finden.

Abstrakte und konkrete Formulierungen

Die Verwendung von abstrakten und konkreten Formulierungen kann ebenfalls Aufschluss darüber geben, wie vorurteilsbewusst wir sprechen. Wie Sprachwissenschaftler*innen herausgefunden haben, bedienen wir uns besonders häufig abstrakter Formulierungen, wenn wir das negative Verhalten einer Person beschreiben, die einer fremden Gruppe angehört [145]. Für abstrakte Formulierungen verwenden wir meist Adjektive und Subjektive, die das beschriebene Verhalten verallgemeinern. Für das gleiche Verhalten verwenden wir aber bei Personen der eigenen Gruppe zur Beschreibung der gleichen Situation konkrete Formulierungen. Diese sind durch das Verwenden von Verben gekennzeichnet [145] und beschreiben eine Handlung individueller. Umgekehrt verwenden wir abstrakte Formulierungen zur Beschreibung von positivem Verhalten bei Personen der eigenen Gruppe und konkrete Formulierungen bei Personen einer Fremdgruppe.

Ein Beispiel aus der medizinischen Praxis für negatives Verhalten

Eine junge Medizinische Fachangestellte erzählt ihrem etwa gleichaltrigen Kollegen von der Beschwerde einer Patientin über die lange Wartezeit in der Praxis: „Die alte Frau hatte wieder was zu meckern." (abstrakt-verallgemeinernd: Alle alten Frauen beschweren sich). Würde die Person der eigenen Gruppe (hier: junge Menschen) angehören, könnte die konkrete Formulierung lauten: „Frau Müller hat sich über die lange Wartezeit beschwert."

Ein Beispiel aus der medizinischen Praxis für positives Verhalten

Eine Hebamme beschreibt eine Krisensituation in ihrem Krankenhaus: „Ich und meine Kollegen wussten, was zu tun ist." (abstrakt-verallgemeinernd: Ich und alle meine Kollegen sind immer kompetent). Würde sie eine ähnliche Situation in einem fremden Krankenhaus beschreiben, könnte die konkrete Formulierung lauten: „Der Assistenzarzt veranlasste die Unterbringung des Frühgeborenen in einem Brutkasten." ◄

Die Voraussetzung für Barrierefreie Kommunikation ist eine barrierefreie (Dialog)Haltung der an einer Kommunikation Beteiligten. Die Forschenden der Modellstudie der Wissenschaftsstadt Darmstadt zur barrierefreien Gesundheitsversorgung von 2019 kommen zu dem Ergebnis, dass der Abbau von „Barrieren in unseren Köpfen" wesentlich ist, um eine gleichberechtigte Teilhabe im Bereich Gesundheit zu erreichen [146]. Der Begriff Barrierefreie Kommunikation beinhaltet das anzustrebende Ziel, allen Menschen gleichermaßen Zugang zu Kommunikation zu ermöglichen. Die eigene wertschätzende Haltung gegenüber allen daran beteiligten Personen ist entscheidend, um den eigenen Sprachgebrauch vorurteilsfreier gestalten und mit anderen auf der Basis einer wertschätzenden Dialoghaltung kommunizieren zu können.

Die wertschätzende Dialoghaltung geht damit über die Anforderungen der patientenfreundlichen Gesprächsführung hinaus. Diese beinhaltet zwar ebenfalls das aktive und empathische Zuhören, Nachfragen, Aussagen wiederholen, Visualisieren, Feedback geben und Blickkontakt halten sowie den Patient*innen das Gefühl geben, dass ihre Bedürfnisse im Dialog ernst genommen werden. Eine wertschätzende Dialoghaltung fügt diesen kommunikativen Aspekten aber weitere wichtige Punkte für eine gelingende Kommunikation hinzu: Respekt, Partizipation auf der Ebene von Gleichwertigkeit, den Fokus auf Gemeinsamkeiten und Lösungen anstelle von Unterschieden und Defizit legen sowie die Verwendung einer vorurteilsbewussten Sprache.

▶ **Eine wertschätzende Dialoghaltung zeichnet sich aus durch:**
- Der anderen Person respektvoll und auf Augenhöhe begegnen.
- Genügend Zeit für ein Gespräch einplanen.
- Eine entspannte Atmosphäre für alle beteiligten Personen schaffen.
- Blickkontakt herstellen.
- Aktiv zuhören und durch Nachfragen Interesse zeigen.
- Freundliches Gesicht, ruhige Stimmlage und zugewandte Körperhaltung einnehmen.
- Gemeinsamkeiten in den Fokus rücken.
- Bei der Sache bleiben: informieren und nicht belehren.
- Formulierungen wie „anders" oder „normal" vermeiden.
- Vorurteilsbewusste Sprache verwenden: Nach inklusiven Formulierungen suchen.
- Sachverhalte beschreiben statt einer Person zuschreiben.
- Defizite konkret beschreiben, nicht verallgemeinern.
- Am konkreten Erleben des Gegenübers bleiben und andere Personen ernst nehmen.
- Persönlich bleiben: Verallgemeinerungen in 3. Person vermeiden (Beispiel: „Ich empfehle Medikament XY, weil …" statt „Man verschreibt in diesem Fall Medikament xy").

2.1 Diversity: Vorurteilsbewusste Sprache

Vorurteilsbewusste Sprache basiert auf den Anti-Bias-Ansatz, der in den 1980er-Jahren in den USA entwickelt und in den 1990er-Jahren in Südafrika für die Erwachsenenbildung weiter erforscht und entwickelt wurde – und seit Ende der 1990er-Jahre auch die Bildungskonzepte für Kinder und Erwachsene in Deutschland beeinflusst [1]. Ausgangspunkt war die Kritik an multikulturellen und antirassistischen Ansätzen in der Pädagogik und Erwachsenenbildung und die „ihnen inhärente ‚exotisierende' Sichtweise bzw. ‚Farbenblindheit'" [1]. Das englische Wort „Bias" bedeutet übersetzt „Voreingenommenheit" oder „Einseitigkeit" [1]. Die Grundidee ist, Menschen in pädagogischen Workshops durch einen Prozess zu begleiten, bei dem sie sich mit ihren persönlichen Erfahrungen mit Vorurteilen und Diskriminierung auseinandersetzen. Dadurch sollen sie auch für die eigenen, unbewussten Vorurteile gegenüber anderen sensibilisiert werden – mit dem Ziel, „eine Schieflage, die aufgrund von Vorurteilen und einseitigen Bevorteilungen entsteht, sichtbar zu machen, ins Gleichgewicht zu bringen und Diskriminierungen auf der zwischenmenschlichen, institutionellen und gesellschaftlich-kulturellen Ebene abzubauen" [1]. Seit auch in Deutschland das Thema Inklusion zunehmend Beachtung findet und sich politisch etabliert, werden solche pädagogischen Workshops vermehrt von verschiedenen Institutionen im Bildungsbereich angeboten [131].

Ein zentraler Aspekt des Anti-Bias-Prozesses ist die Auseinandersetzung mit Vorurteilen. Der Anti-Bias-Ansatz geht davon aus, dass jeder Mensch schon in der frühen Kindheit Vorurteile erlernt und mit zunehmendem Alter entwickelt [97]. Die Sozialpsychologie hat das Phänomen Vorurteile mittlerweile gut erforscht und belegt, dass diese unsere Wahrnehmung, Haltung und damit auch unser Verhalten beeinflussen [1, 97]. Jeder Mensch macht im Laufe seines Lebens Erfahrungen von Diskriminierung aufgrund von Vorurteilen und diskriminiert selbst andere. Die Intensität und Häufigkeit der jeweiligen Erfahrungen und des eigenen Verhaltens hängt von der gesellschaftlichen Position des Individuums und seiner Bezugsgruppe ab. Vorurteile können nicht wieder verlernt werden. Durch die Auseinandersetzung und den bewussten Umgang damit kann sich jedoch ein vorurteilsbewusstes Denken und Handeln entwickeln – kein vorurteilsfreies. Der Anti-Bias-Ansatz „eröffnet neue Perspektiven und Handlungsmöglichkeiten und ist eingebunden in einen fortwährenden Prozess lebenslangen Lernens" [1].

Der Anti-Bias-Ansatz verfolgt das Ziel, soziale und politische Verhältnisse so zu gestalten, dass alle Menschen gleiche Chancen auf Anerkennung und Teilhabe haben. Die umfängliche und differenzierte Auseinandersetzung mit den eigenen Vorurteilen, dem eigenen Umgang mit der individuellen Machtposition in Familie und Gesellschaft sowie mit den eigenen und den fremden Erfahrungen mit Diskriminierungsverhalten versteht sich als „erfahrungsorientierte Arbeit an der je eigenen Haltung" [111]. Die eigene Haltung zu hinterfragen, beinhaltet die Chance, alternative Handlungsweisen zu entwickeln: „Ziel könnte hier sein, sich bewusst zu machen, wie man sich tatsächlich verhält, wie dieses Verhalten von anderen wahrgenommen wird und inwieweit diese Wahrnehmung den eigenen Vorstellungen und Wünschen entspricht" [111]. Die Reflektion der eigenen Haltung und die Entwicklung einer Haltung hin zu einem bewussten Umgang, der die Vielfalt einer Gesellschaft anerkennt und Partizipation fördert, ist im Anti-Bias-Ansatz elementar.

Vorurteilsbewusste Sprache basiert auf der Erkenntnis, dass soziale Herabwürdigung und diskriminierendes Verhalten auch durch Sprache und sprachliche Handlungsmuster stattfindet. Es geht dabei nicht um eine Zensur von Sprache, sondern darum zu verstehen, dass bestimmte Worte, Formulierungsstrukturen und Redeweisen in bestimmten Zusammenhängen andere Menschen verletzen, diskriminieren und ausgrenzen. Vorurteilsbewusste Sprache will Ängste und Vorbehalte und damit Barrieren in der Kommunikation (Abschn. 1.2) abbauen. Sie ist daher gleichzeitig ein entscheidendes Mittel, um Inklusion auf sprachlicher Ebene zu realisieren.

2.1.1   Behindert sein und behindert werden: Zum Begriff Behinderung

Behinderung ist nicht gleich Behinderung. Es gibt viele verschiedene Formen von behindert sein und behindert werden und verschiedene Bezeichnungen für unterschiedliche Personengruppen. Die im deutschen Rechtssystem angewendete Begriffsbestimmung von Behinderung findet sich im Sozialgesetzbuch IX § 2. Demnach handelt es sich um „Menschen, die körperliche, seelische, geistige oder Sinnesbeeinträchtigungen haben, die sie in Wechselwirkung mit einstellungs- und umweltbedingten Barrieren an der gleichberechtigten Teilhabe an der Gesellschaft mit hoher Wahrscheinlichkeit länger als sechs Monate hindern können" [120]. Behinderungen werden in verschiedene Grade eingestuft, als schwerbehindert gilt eine Person mit einem Grad der Behinderung (GdB) von mindestens 50.

Der Begriff „Behinderte" ist im öffentlichen Bewusstsein mit hilfsbedürftigen, unselbständigen und kranken Menschen verbunden, er wird von vielen Betroffenen selbst als diskriminierend empfunden, da er Menschen mit Behinderungen auf ihre Behinderung reduziert und sie zur Zielscheibe von Vorurteilen macht. Der Begriff „behindert" wird hingegen von vielen Betroffenen als neutrale Beschreibung eines Merkmals verstanden. Wichtig ist in diesem Zusammenhang das Wort „Mensch", da allein „mit dem Begriff ‚Behinderte' das Bild einer festen Gruppe entsteht, die in Wirklichkeit vielfältig ist" [121]. Mit der UN-Behindertenrechtskonvention (UN-BRK) wurde der Begriff „Behinderte" daher durch den Begriff „Menschen mit Behinderungen" ersetzt. Zu diesen zählen Menschen, „die langfristige körperliche, seelische, geistige oder Sinnesbeeinträchtigungen haben, welche sie in Wechselwirkung mit verschiedenen Barrieren an der vollen, wirksamen und gleichberechtigten Teilhabe an der Gesellschaft hindern können" [33]. Die neue Sprachregelung erfolgte „in der Erkenntnis, dass das Verständnis von Behinderung sich ständig weiterentwickelt" [33].

Die UN-BRK hat mit ihrer Definition die gesellschaftlichen Barrieren, an der Behinderungen gemessen werden, als ursächlich benannt und in den Fokus gerückt. Diese Entwicklung hat auch die Weltgesundheitsorganisation (WHO) erreicht, die „soziale Beeinträchtigung" im Sinne einer „Beeinträchtigung der Partizipation (Teilhabe)" inzwischen ebenfalls als eine der Ursachen von Behinderungen benennt [44]. Demnach ist Behinderung vor allem ein Wertbegriff, der sich an dem misst, was von der Gesellschaft als „normal" wahrgenommen und beschrieben wird. Was als behindert gilt, hängt von den festgelegten Norm- und Wertevorstellungen ab [130]. Es ist daher nur konsequent statt von „Menschen mit Behinderungen" von „Menschen, die als behindert bezeichnet werden" zu sprechen. Da diese

Formulierung umständlich ist, wird im Sinne einer vorurteilsbewussten Sprache auch die Variante „Menschen mit sogenannter Behinderung" (Menschen mit sog. Behinderung) verwendet.

Der Begriff „geistige Behinderung" (englisch: mentally retarded) ist besonders umstritten. Zum einen, da die medizinischen und sozial-psychiatrischen Kriterien international unterschiedlich definiert werden. So wird geistige Behinderung z. B. in vielen Ländern bei einem IQ von 70/75 angesetzt, in Deutschland hingegen bei einem IQ von 55/60. Zum anderen fühlen sich Betroffene von dieser Etikettierung diskriminiert, da er mit Inkompetenz und Stigmatisierung einhergeht. Das weltweite Netzwerk betroffener Personen „People First" setzt sich seit Jahren für die Bezeichnung „people with learning difficulties", der deutsche Ableger „Mensch zuerst – Netzwerk People First Deutschland e.V." für die Bezeichnung „Menschen mit Lern-Schwierigkeiten" ein [89]. In sozialen Einrichtungen und in der Barrierefreien Kommunikation ist dieser Ausdruck inzwischen eingeführt. Wie grenzt sich nun aber „Lernschwierigkeiten" von „Lernbehinderungen", ein Überbegriff für verschiedene Entwicklungsstörungen, die nicht zwingend mit Intelligenzminderung einhergehen, ab? In der Forschung wird noch diskutiert, zumal sich der Begriff „Lernschwierigkeiten" ebenfalls an den Defiziten einer zudem stark heterogenen Zielgruppe orientiert. In der internationalen medizinischen Fachwelt wird „geistige Behinderung" zunehmend durch den Begriff „Intellectual Disabilities" ersetzt [130].

„Wir sind zuerst einmal Menschen (…)", plädiert das Netzwerk „Mensch zuerst" [90] und verweist damit auf menschenrechtliche Diskriminierungsverbote, die Personen vor Benachteiligung und Ausgrenzung aufgrund eines spezifischen Merkmals schützen sollen. Im Zusammenhang mit Barrierefreier Kommunikation ist die explizite Benennung von Menschen mit „geistiger" Behinderung allerdings nicht zu vermeiden. Da es sich hier ebenfalls um einen Wertbegriff handelt, der Personen Norm- und Wertevorstellungen zuschreibt, wird die Personengruppe analog zum Begriff „Menschen mit sog. Behinderung" im Sinne einer vorurteilsbewussten Sprache in diesem Buch mit „Menschen mit sogenannter geistiger Behinderung" (Menschen mit sog. geistiger Behinderung) bezeichnet.

▶ **Disability Mainstreaming: Behinderung vorurteilsbewusst beschreiben** Disability Mainstreaming bedeutet, die Belange von Menschen mit sog. Behinderung immer und überall mitzudenken. Auf der „Website www.Leidmedien. de" haben die Sozialhelden, ein Verein aus Medienschaffenden mit und ohne sog. Behinderung, Leitfäden, Tipps und positive Beispiele für eine nicht diskriminierende mediale Berichterstattung und vorurteilsbewusste Sprache in den Medien zusammengestellt. Neben Beiträgen zum wissenschaftlichen Diskurs und zur Perspektive verschiedener Selbsthilfeorganisationen zur Beschreibung und Darstellungen von Menschen mit sog. Behinderungen in den Medien gibt es einen Themendienst und eine Bilddatenbank. Mehr Infos unter: www.leidmedien.de.

2.1.2 Gendergerechte Sprache in der Barrierefreien Kommunikation

Kaum ein gesellschaftlicher Diskurs wird so kontrovers und emotional geführt, wie die Frage, ob und in welcher Form das Geschlecht in der deutschen Sprache abgebildet wird. Mittlerweile gibt es verschiedene orthografische Ausdrucksmittel, wie Unterstrich (Gender-Gap) oder Asterisk (Gender*Stern), die auf weitere Geschlechtsidentitäten verweisen, oder geschlechtsneutrale Lösungen (z. B. Lehrkräfte statt Lehrer), die helfen, Texte geschlechtergerechter zu formulieren. Neben Publikationen verschiedener Gruppen und Einzelpersonen mit Ratschlägen zu einem nicht diskriminierenden Sprachgebrauch, gibt es seit 2017 auch Empfehlungen der Dudenredaktion zum richtigen Gendern [126]. Eine einheitliche Lösung zur Sprachregelung ist allerdings nicht in Sicht: Der Rat für deutsche Rechtschreibung erkennt zwar das Anliegen von Frauen und Personen, die sich keiner Geschlechtsnorm zugehörig fühlen, „auf angemessene sprachliche Bezeichnung (…) in der geschriebenen Sprache" an, will sich aber noch nicht auf eine Empfehlung festlegen [98].

Weit verbreitet ist daher der Versuch, Texte, die im generischen Maskulinum geschrieben sind, durch eine dem Text vorangestellte Erklärung wie „Personenbezeichnungen im Text sind als geschlechtsneutral zu verstehen" gendergerecht zu machen. Das Problem, Texte leicht lesbar und gendergerecht zu schreiben, wird damit allerding umgangen, denn das generische Maskulinum ist nicht gendergerecht. Die Sozial- und Sprachwissenschaft hat längst den Nachweis erbracht, dass „das Genus direkte Auswirkungen auf die Vorstellung von Sexus hat, und zwar konkret auf die Wahrnehmung" [80]. Das Bundesgleichstellungsgesetz (BGleiG) ist die rechtliche Grundlage, auf der beispielsweise das Bundesministerium für Familie, Senioren, Frauen und Jugend (BMFSFJ) seine Mitarbeitenden dazu verpflichtet, „alle Texte geschlechtergerecht zu formulieren". Hinweise in nicht gegenderten Texten wie „Frauen und andere Geschlechter sind mitgemeint" ignorieren hingegen das Recht von Frauen auf Gleichstellung und schreiben ihnen gleichzeitig vor, wie sie einen Text zu verstehen haben.

Barrierefreie Kommunikation basiert auf der Erkenntnis, dass Sprache diskriminieren kann und Vorurteile Barrieren in der sprachlichen Verständigung sind.

Die Grundlage der barrierefreien Kommunikation ist daher eine wertschätzende Haltung zwischen Personen, die miteinander kommunizieren. Eine gendergerechte Schreibweise sollte daher in den leicht verständlichen Sprachvarianten Leichte Sprache und Einfache Sprache eigentlich selbstverständlich sein. Gendern beinhaltet jedoch die Verwendung von Sonderzeichen und Typografie (Unterstrich, Querstrich, Sternchen), die in diesen Sprachvarianten ausdrücklich nicht verwendet werden (Abschn. 3.2.2). Pluralformen (z. B. Lehrkräfte) und neutrale Formulierungen (z. B. Mitarbeitende) gelten teilweise als schwer verständlich und können daher in Übersetzungen ebenfalls kaum genutzt werden. Das Regelwerk für Leichte Sprache (Abschn. 3.2) sieht keine gendergerechte Sprachregelung vor, im Gegenteil, es gilt der Grundsatz „Verständlichkeit geht vor Gendern". Tatsächlich scheint der Widerspruch zwischen der Gestaltung möglichst leicht verständlicher Texte und den Möglichkeiten gendergerechter Sprachregelungen unlösbar. Neue Erkenntnisse aus der Sprach- und Sozialwissenschaft (Abschn. 3.4) zeigen jedoch, dass die gesellschaftliche Entwicklung zu einem vorurteilsbewussteren Sprachgebrauch auch bei den Zielgruppen ankommt – und dieser leichter verständlich ist als bisher angenommen. Das Netzwerk Leichte Sprache sucht derzeit nach Lösungen, wie das Regelwerk für Leichte Sprache dieser Entwicklung angepasst werden kann.

Der Deutsche Blinden- und Sehbehindertenverband e.V. spricht sich in seinen Empfehlungen zur gendergerechten Wortwahl ebenfalls gegen Sonderzeichen und Typographie wie Gender*Stern aus, da diese von einer Assistenz, einer Vorlese-Software und in der Brailleschrift (noch) nicht leicht verständlich wiedergegeben werden können [33]. Ein einem Text vorangestellter Satz, dass Personenbezeichnungen als geschlechtsneutral zu verstehen sind, reicht dem DBSV aber nicht. Damit deutlich wird, wie ein Text von einer Assistenz oder einem Screenreader vorgelesen werden soll, sollen Personenbezeichnungen ausformuliert werden.

Dennoch sind gendergerechte Schreibweisen immer häufiger in Texten, gerade auch von Ämtern und Behörden zu finden. Der Gender*Stern scheint im Moment die häufigste Wahl zu sein, denn seine inklusive Bedeutung ist mittlerweile fester Bestandteil von Schreibweisen, mit denen sich viele diskriminierte Personen und Gruppen identifizieren können. Eine einheitliche Variante ist in jedem Fall wünschenswert, da sich mit der Lese-Erfahrung auch die Lesegewohnheiten ändern – und eine gendergerechte Sprache in Zukunft vielleicht als selbstverständlich betrachtet werden wird.

▶ **Trans* Menschen** Trans* ist ein Oberbegriff, der verschiedene Menschen bezeichnet, die sich nicht bzw. nicht nur mit dem ihnen bei der Geburt zugewiesenen Geschlecht identifizieren. Dazu zählen z. B. auch Menschen, die geschlechtsangleichende Behandlungen anstreben. Trans* sind beispielsweise „Mann-zu-Frau"-Transsexuelle oder „Frau-zu-Mann"-Transsexuelle, aber auch Menschen, die sich geschlechtlich nicht verorten (lassen) möchten. Das Sternchen in der Bezeichnung soll Raum für verschiedene Identitäten lassen, wie beispielsweise transsexuell, Transmann, Transfrau, transident oder Transgender.

Quelle: Antidiskriminierungsstelle des Bundes 2020

2.2 Kooperative Kommunikation mit Fachstellen und Begleitpersonen

Die gesundheitliche Versorgung von Patient*innen ist in der Regel ein Prozess, der mehrere verschiedene Kommunikationssituationen beinhaltet. Es kann sich dabei, je nach individueller Situation, um einzelne oder fortlaufende Beratungsgespräche, Untersuchungen, Behandlungen, Aufenthalte im Krankenhaus oder sich wiederholende therapeutische Maßnahmen, aber auch kommunikative Prozesse mit Krankenkassen, Verbänden und Gesundheitsbehörden handeln. Vor allem für Patient*innen mit geringen deutschen Sprachkenntnissen, Menschen mit sog. geistiger Behinderung sowie Menschen mit Behinderung im Bereich Sehen, Hören oder Sprechen können die Prozesse einer Behandlung und/oder Therapie sowie der Kontakt mit vielen verschiedenen Angehörigen von Gesundheitsberufen verwirrend und beängstigend sein. Es gibt verschiedene Personengruppen, sogenannte Begleitpersonen, die diesen Patient*innen bei gesundheitlichen Maßnahmen unterstützend zur Seite stehen. Zu diesem Personenkreis gehören: Mitarbeitende aus ambulanten und stationären Einrichtungen, Angehörige, Assistenzpersonen, Personen aus der rechtlichen Betreuung, dolmetschende und übersetzende Personen sowie sogenannte Sprach- und Integrationsmittler*innen.

Begleitpersonen sind mit unterschiedlichen Aufgaben und aus verschiedenen Interessen an den Kommunikationssituationen zwischen Angehörigen von Gesundheitsberufen und Patient*innen beteiligt. Für eine gelingende Kommunikation zwischen behandelnder und behandelter Person ist die Kooperation mit einer Begleitperson von besonderer Bedeutung. Zum einen sind Angehörige von Gesundheitsberufen bei der Behandlung oft auf Informationen und die Unterstützung von Begleitpersonen angewiesen, um Beschwerden verstehen, Krankheiten diagnostizieren und behandeln zu können, „denn ihre Erfahrung in der Interpretation von Symptomen und ihre intime Kenntnis von Gewohnheiten, Vorlieben und Abneigungen des Patienten sind (...) als wichtige Entscheidungshilfen stets ernst zu nehmen" [115]. In bestimmten Fällen müssen sie mit Hilfe von Begleitpersonen auch wichtige medizinische Entscheidungen treffen. Vor allem Menschen mit geringen deutschen Sprachkenntnissen und Menschen mit sog. geistiger Behinderung und/ oder multiplen Körperbehinderungen sind nicht immer selbst in der Lage, umfassend Auskunft über ihr Befinden zu geben [94]. Zum anderen fühlen sich Patient*innen in Situationen, die mit Ängsten und Schmerzen einhergehen, wie z. B. apparative Untersuchungen oder Operationen, in Begleitung einer Vertrauensperson sicherer. Durch eine Begleitperson können Ängste und Schmerzen besser verarbeitet und Komplikationen vermieden werden, was die Compliance und Adhärenz fördert. Eine wichtige Voraussetzung, damit das gelingt, ist, dass die kommunikative Kooperation zwischen Angehörigen von Gesundheitsberufen und Begleitperson auf Wunsch des Patienten erfolgt.

In der Barrierefreien Kommunikation ist die kooperative Kommunikation mit Begleitpersonen ein wichtiger Teilaspekt, denn eine gelingende kooperative Kommunikation hilft dabei, vorhandene Kommunikationsbarrieren abzusenken. Dabei darf aber niemals das Recht auf Selbstbestimmung von Patient*innen beschnitten werden. Das Recht auf Selbstbestimmung gilt auch dann, „wenn eine Behinderung zu einer Einschränkung der Autonomiefähigkeit führt", Patient*innen also nur teilweise in der Lage sind, „ihre Lebenssituation zu erfassen, daraus Entscheidungen abzuleiten, die in Übereinstimmung mit ihren Werten und Überzeugungen stehen, und ihren diesbezüglichen Willen auszudrücken".

Eine häufige Diskriminierungsform, der Menschen mit sog. Behinderungen, aber auch Menschen mit geringen deutschen Sprachkenntnissen ausgesetzt sind, ist die soziale Herabwürdigung durch das „Übersehen" ihrer Person in Gesprächen zwischen Angehörigen von Gesundheitsberufen und Begleitpersonen [118]. Die Autonomie und Selbstbestimmung dieser Patient*innen zu respektieren, bedeutet, dass diese nach den Regeln der wertschätzenden Dialoghaltung in die Kommunikation einbezogen werden. Die Kommunikation sollte also immer zwischen Fachkräften und der zu behandelnden oder zu beratenden Person stattfinden – und durch eine Drittperson nur begleitet bzw. unterstützt werden. Die behandelnde und/oder beratende Person sollte im Gespräch:

- ermitteln, welche Teilfähigkeiten bei Patient*innen vorhanden sind und wie diese in der Kommunikation genutzt werden können,
- diese Teilfähigkeiten ohne Druck und empathisch im Gespräch unterstützen,
- Kommunikationsbarrieren erkennen und die nötigen Hilfsmittel anbieten bzw. anwenden,
- die Begleitperson auf Wunsch von Patient*innen zur Unterstützung der Kommunikation bei Fragen oder zur Übersetzung einbeziehen,
- ausreichend Zeit einplanen,

- sich bewusst sein, dass die Kommunikation durch Empathie der Begleitperson sowie durch eigene Vorurteile und Wünsche geprägt sein kann.

Begleitpersonen haben die Aufgabe, Patient*innen mit besonderen Kommunikationsbedarfen zu unterstützen. In vielen Fällen sind sie auch im häuslichen Umfeld für deren Versorgung und/oder Pflege zuständig. Je nachdem, in welcher Beziehung sie zu den Patient*innen stehen, vertreten Begleitpersonen aber auch ihre eigenen Interessen, die sich nicht unbedingt mit dem Willen der von ihnen begleiteten Person decken. Hinzu kommt, dass Begleitpersonen oft gar nicht in der Lage sind, verlässliche Auskünfte zu geben: In vielen Fällen kennen sie die Bedarfe von Patient*innen nicht, weil sie diese nicht kontinuierlich im häuslichen Umfeld begleiten oder weil sie trotz einer engen Beziehung zu diesen aufgrund der besonderen Kommunikationsbedarfe selbst Kommunikationsprobleme mit diesen Personen haben. Es darf auch nicht vergessen werden, dass ihre Beobachtungen häufig allein auf subjektiven Einschätzungen beruhen. Wie Untersuchungen zeigen, kommt es bei der Befragung von Begleitpersonen zum Gesundheitszustand von Patient*innen leicht zu Missverständnissen, denn Fremdbeobachtungen können persönlichen Fehleinschätzungen unterliegen, da sie oft nicht auf objektiven Untersuchungsergebnissen basieren [94]. Angehörige von Gesundheitsberufen stehen daher vor der schwierigen Aufgabe, die jeweiligen Wünsche und Bedürfnisse von Patient*innen und ihren Begleitpersonen auseinander zu halten und gleichzeitig den Informationsgehalt von beteiligten Dritten richtig einzuschätzen. Die kooperative Kommunikation mit Begleitpersonen sollte daher immer von den Methoden und Hilfsmitteln der Barrierefreien Kommunikation, die für die direkte Kommunikation zwischen behandelnder und behandelten Person nötig sind, begleitet werden, damit Patient*innen selbstbestimmt an der Kommunikation teilhaben können. Dazu kann auch gehören, dass Angehörige von Gesundheitsberufen bei Bedarf ein Gespräch mit Patient*innen ohne ihre Begleitperson führen.

> **Datenschutz und ärztliche Schweigepflicht** Datenschutz und ärztliche Schweigepflicht gelten auch gegenüber Familienangehörigen (einschließlich Ehepartner*in) und Assistenzpersonen von Menschen, die aufgrund geringer deutscher Sprachkenntnisse oder kognitiver und/oder körperlichen Einschränkungen nicht oder kaum selbst Auskunft über ihre Belange geben können. Menschen mit einer rechtlichen Betreuung bleiben ebenfalls handlungs- und geschäftsfähig. Sie können in der Regel weiterhin selbst Verträge abschließen oder in medizinische Maßnahmen einwilligen oder diese ablehnen. Patient*innen können Angehörige von Gesundheitsberufen von der Schweige-

pflicht entbinden oder im Rahmen einer Vorsorgevollmacht oder Betreuungsverfügung regeln, für welche Personen die Schweigepflicht nicht gilt.

Die Erteilung von Auskünften an andere Fachstellen, Angehörige oder Assistenzpersonen stellt ohne das Einverständnis von Patient*innen eine Verletzung der Schweigepflicht dar, wenn kein sonstiger Rechtfertigungsgrund vorliegt. Patient*innen können ihren Willen zur Entbindung von der Schweigepflicht ausdrücklich oder konkludent dadurch deutlich machen, dass sie ihre Einwilligung geben oder in der Anwesenheit von Mitarbeitenden von Fachstellen, Angehörigen, Begleit- und Assistenzpersonen mit Angehörigen von Gesundheitsberufen über ihre Krankheit sprechen.

So lange Patient*innen über ihre Diagnose (noch) nicht aufgeklärt sind, dürfen Mitarbeitende von Fachstellen, Angehörige, Begleit- und Assistenzpersonen keine Informationen zur Diagnose erhalten, da dies dem informationellen Selbstbestimmungsrecht von Patient*innen widerspricht. Wenn diese hingegen erklären, dass sie selbst keine Aufklärung erhalten möchten, Mitarbeitende von Fachstellen, Angehörige, Begleit- oder Assistenzpersonen aber informiert werden sollen, dürfen diese aufgeklärt werden.

2.2.1 Ambulante und stationäre Fachstellen

Menschen mit geringer Gesundheitskompetenz haben oft Schwierigkeiten bei der effektiven Nutzung bestehender Versorgungs- und Unterstützungsangebote. Um diesen Patient*innen den barrierefreien Zugang zu den für sie erforderlichen und passenden Angeboten zu eröffnen, sollten Angehörige von Gesundheitsberufen die unterstützenden Versorgungsstrukturen von behandelten Personen kennen und nutzen. Dazu gehören gesundheitliche, sozial-psychologische und familiäre Unterstützungssysteme, wie medizinische und/oder therapeutische Fachstellen, Beratungsstellen, Wohn- und Betreuungseinrichtungen, Selbsthilfeorganisationen und Angehörige: „Die Erfassung von regionalen Unterstützungsressourcen, die Kontaktaufnahme und -pflege mit regionalen Anbietern und somit der Aufbau effizienter Kooperationsstrukturen bilden einen wichtigen Baustein bei der Schaffung von Rahmenbedingungen für die (...) Patientenberatung von Menschen mit geringer Gesundheitskompetenz" [112].

Menschen mit chronischen Krankheiten und/oder sog. Behinderungen haben oft vielfältige medizinische Bedarfe und werden deshalb in der Regel von verschiedenen Angehörigen von Gesundheitsprofessionen aus unterschiedlichen Fachrichtungen behandelt. Sie müssen häufig zwischen medizinischen Einrichtungen wechseln, was oft zur gleichzeitigen oder sequentiellen Behandlung durch verschiedene Personen führt. Der häufige Wechsel von Zuständigkeiten führt immer wieder zu Kommunikationsproblemen, weshalb die kooperative Kommunikation zwischen den verschiedenen beteiligten Gesundheitsprofessionen sowie zwischen den verschiedenen Berufsgruppen und den Patient*innen selbst notwendig ist, um eine partizipative gesundheitliche Versorgung der behandelnden Person zu gewährleisten: „Es muss für die gegenseitige Information und Koordination aller involvierten Ärzte, Pflegenden und Therapeuten gesorgt werden, sofern der Patient damit einverstanden ist" [118].

In diese kooperative Kommunikation sind bei Bedarf auch Angehörige der Sozialarbeit, Heil- und Sonderpädagogik einzubeziehen. Sie sind oft für die ambulante und/oder stationäre Versorgung von Menschen mit sog. Behinderungen zuständig, begleiten diese auch im häuslichen Umfeld häufig über viele Jahre und stehen Patient*innen als kompetente und vertraute Begleitpersonen im Gesundheitssystem zur Verfügung. Die kooperative Zusammenarbeit zwischen Angehörigen verschiedener Berufsgruppen muss immer unter Wahrung der Autonomie und Selbstbestimmung der Patient*innen erfolgen. Damit die Kommunikation zwischen allen Beteiligten gelingen kann, sollte diese stets nach den Regeln der wertschätzenden Dialoghaltung und unter Einbezug aller nötigen Methoden und Hilfsmittel der Barrierefreien Kommunikation stattfinden.

2.2.1.1 Medizinische Behandlungszentren für Erwachsene mit geistiger Behinderung oder schweren Mehrfachbehinderungen (MZEB)

Im Juli 2015 wurde mit § 119c, Fünftes Sozialgesetzbuch, die gesetzlichen Grundlage für Medizinische Behandlungszentren für Erwachsene mit geistiger Behinderung oder schweren Mehrfachbehinderungen (MZEB) geschaffen und damit eine Lücke in der ambulanten medizinischen Versorgung von Menschen mit sog. Behinderungen geschlossen. Bis dahin wurden Erwachsene mit sog. geistiger Behinderung oder schweren Mehrfachbehinderungen von der gesundheitlichen Versorgung durch spezialisierte Gesundheitsprofessionen weitgehend ausgeschlossen, denn eine qualifizierte ambulante Versorgung in sozialpädiatrischen Zentren ist nur bis zum 18. Lebensjahr möglich. Danach wurden sie „auf eine Regelversorgung mit oft nachweisbar deutlicher Verschlechterung ihres Gesundheitszustandes verwiesen" [34]. Mittlerweile gibt es in Deutschland 38 solcher Behandlungszentren für Erwachsene, „die wegen der Art, Schwere oder Komplexität ihrer Behinderung durch zugelassene Vertragsärzte nicht ausreichend behandelt werden können" [34].

In einem MZEB arbeiten interdisziplinäre Teams aus verschiedenen Berufsgruppen zusammen, dazu gehören die Fachdisziplinen Medizin, Psychologie, Pflege, Therapie und Sozialdienst. Durch die multiprofessionelle Zusammenarbeit können Fehlversorgungen und Komplikationen frühzeitig erkannt oder vermieden und die gesundheitliche Versorgung flexibel auf Änderungen des Gesundheitszustands angepasst werden.

2.2.2 Angehörige

Zum Personenkreis der Angehörigen werden in der Regel die Mitglieder aus dem engsten Kreis der Familie von Patient*innen gezählt, also Eheleute, Eltern, Großeltern, Geschwister und Kinder. Der Familienbegriff hat in den letzten 20 Jahren aufgrund von umfangreichen Veränderungen in der Struktur und Funktion einer Familie allerdings eine enorme gesellschaftliche Entwicklung erfahren. Immer mehr Menschen leben allein, in nicht ehelichen Gemeinschaften, in sogenannten Patchwork- oder Regenbogenfamilien. Im Jahr 2001 wurde für gleichgeschlechtliche Paare die sogenannte eingetragene Lebenspartnerschaft gesetzlich verankert, 2017 wurde diese rechtlich durch die bürgerliche Ehe für gleichgeschlechtliche Paare abgelöst. Paare können ihre eingetragene Lebenspartnerschaft auch rückwirkend in eine Ehe umwandeln lassen und besitzen damit die gleichen Rechte und Pflichten wie nicht gleichgeschlechtliche Ehepaare. Ebenfalls 2017 wurden mit dem Urteil des Bundesverfassungsgerichts zur sogenannten Dritten Option auch die Rechte für Trans*Personen gestärkt: Sie dürfen seither bei der Personenbezeichnung entweder den Geschlechtseintrag offen lassen oder eine dritte Bezeichnung außer männlich und weiblich wählen [87]. Die Definition der Ehe schließt ein, dass Personen jeden Geschlechts einander heiraten dürfen [87]. Zum Personenkreis der Angehörigen von Patient*innen gehören heute deshalb auch nicht eheliche (Lebens)Partner*innen jeden Geschlechts, Co-Eltern (früher Stiefeltern), Co-Geschwister und Co-Großeltern sowie enge Freunde. Um der neuen Vielfalt sprachlich besser gerecht zu werden, wird der Begriff „Angehörige" in den Medien immer öfter auch durch „Menschen mit Familienaufgaben" ersetzt.

Die Schweigepflicht der Angehörigen von Gesundheitsberufen gilt gegenüber allen Angehörigen, auch gegenüber Eheleuten. In der Praxis müssen sie aber häufig mit den Angehörigen ihrer Patient*innen kommunizieren, besonders dann, wenn Patient*innen in ihrer Autonomiefähigkeit eingeschränkt sind und/oder Angehörige pflegebedürftige Personen versorgen. Dabei kann es insbesondere durch folgende Kommunikationsbarrieren zu Verständnisproblemen kommen:

Fach- und Fachsprachbarrieren Angehörige sind in der Regel medizinische Laien, es mangelt ihnen häufig an Fachwissen und Kenntnissen über medizinische Fachsprache.

Kulturbarriere Angehörige aus einer Kultur, die sich erheblich von der deutschen Kultur unterscheidet, sind oft nicht oder nicht ausreichend mit dem deutschen Gesundheitssystem vertraut.

Sozialbarrieren
- Asymmetrie der Beziehung: Angehörige von Patient*innen leiden häufig mit diesen und machen sich Sorgen. Sie sind in der Regel auf die Informationen und Hilfe der Angehörigen von Gesundheitsberufen angewiesen. Gespräche zwischen den behandelnden Personen und Angehörigen finden im Machtbereich der behandelnden Person statt, also in der ärztlichen Praxis oder im Krankenhaus.
- Konkurrenz der Beziehung: Pflegende Angehörige übernehmen eine große Verantwortung für Patient*innen und stehen dadurch häufig unter starker seelischer und körperlicher Belastung. Sie können auch ein übersteigertes Verantwortungsgefühl haben, was zu einer gesteigerten Verletzbarkeit führt und sie anfällig für Kränkungen durch „konkurrierende" Angehörige von Gesundheitsberufen macht [118].
- Perspektivendivergenz: Angehörige von Gesundheitsberufen nehmen die Angehörigen von Patient*innen oft „als ‚Mitläufer', der sich passiv verhält oder seine Ängste querulatorisch umsetzt," wahr und nicht als kooperative Begleitpersonen [54].
- Vorurteile: Vorurteile von behandelnden Personen gegenüber Angehörigen, die nicht dem traditionellen Familienbild entsprechen, können die Kommunikation ebenso erschweren wie Vorurteile auf beiden Seiten gegenüber Geschlecht, Herkunft oder Hautfarbe.
- Zeitmangel: Für Gespräche mit Angehörigen sehen die Vergütungsregeln kaum Zeit vor. Im stationären Bereich finden Gespräche mit Angehörigen aufgrund von Zeitmangel auf Seiten der Angehörigen von Gesundheitsberufen sogar häufig nur als sogenannte Flurgespräche statt. Eine Kommunikationsform, die kaum Raum lässt für den Austausch verständlicher Informationen und Angehörige häufig „mehr verstört als stabilisiert" [54].

Die Kommunikationsbarrieren im Austausch zwischen Angehörigen von Gesundheitsberufen und Angehörigen von Patient*innen sind häufig die Grundlage für Missverständnisse, Fehldeutungen und Dissonanzen zulasten aller Beteiligten.

Die Qualität der gesundheitlichen Versorgung wird aber in hohem Maße mitbestimmt von der Qualität der Kommunikation zwischen allen Beteiligten: den Patient*innen, Gesundheitsprofessionen, Pflegekräften und Angehörigen. Die Kommunikation mit Angehörigen sollte daher stets im Sinne der wertschätzenden Dialoghaltung und bei Bedarf unter Einbezug weiterer Methoden und Hilfsmittel der Barrierefreien Kommunikation erfolgen.

2.2.3 Persönliche Assistenz

Menschen mit sog. Behinderungen haben ein Recht auf Assistenz, wenn sie ohne fremde Hilfe nicht oder nur eingeschränkt am Leben der Gesellschaft und am Berufs- und Familienleben teilhaben können. Die sogenannte persönliche Assistenz ist die bedarfsdeckende individuelle persönliche Unterstützung oder Hilfeleistung durch eine oder mehrere Personen, die für diese Aufgabe geeignet sind. In der Regel ist dafür keine spezielle Ausbildung nötig, medizinische und/oder pflegerische Kenntnisse sind von Vorteil, wichtiger sind aber Flexibilität und Interesse. Häufig arbeiten auch sogenannte Freiwillige (Freiwilliges Soziales Jahr, Bundesfreiwilligendienst) als Assistenzpersonen.

Menschen mit sog. Behinderungen suchen und organisieren ihre persönliche Assistenz selbst. Sie führen Bewerbungsgespräche, stellen geeignete Personen ein und regeln die Bezahlung. Sie sind damit Arbeitgeber*in für ihre jeweilige Assistenzperson (Arbeitgebermodell) oder können einen Dienstleister, z. B. einen Pflegedienst, mit der Assistenz beauftragen (Dienstleistungsmodell).

2.2.4 Rechtliche Betreuung

Volljährige Mensch, die aufgrund einer psychischen Krankheit oder einer körperlichen, geistigen oder seelischen Behinderung ihre rechtlichen Angelegenheiten ganz oder teilweise nicht besorgen können, haben das Recht auf eine rechtliche Betreuung. Aufgabe der rechtlichen Betreuung ist es, das Selbstbestimmungsrecht dieser Menschen zu sichern. Rechtliche Betreuer*innen beraten und unterstützen die rechtlich betreute Person bei rechtlichen Entscheidungen und vertreten diese bei Bedarf vor dem Gesetz. Die rechtliche Hilfestellung orientiert sich immer am konkreten Bedarf der rechtlich betreuten Person (Aufgabenkreise). Zu den Aufgabenkreisen gehören u. a. Vertretung vor Behörden/Einrichtungen und Gerichten, Vermögenssorge (Regelung finanzieller Angelegenheiten) und Gesundheitssorge/Heilbehandlungsbelange. Die rechtlich bestimmten Aufgabenbereiche von Betreuer*innen sind im „Betreuerausweis" eingetragen. Menschen mit einer rechtlichen Betreuung bleiben handlungs- und geschäftsfähig. Sie können in der Regel weiterhin selbst Verträge abschließen oder in medizinische Maßnahmen einwilligen oder diese ablehnen. Im Rahmen des Aufgabenkreises Gesundheitssorge/Heilbehandlungsbelange klären rechtliche Betreuer*innen mit den von ihnen betreuten Personen Angelegenheiten zu den Themen:

- Krankenversicherung der betreuten Person
- Wahl der ärztlichen Versorgung und Personen
- Regelungen bei einer Krankenhauseinweisung
- Einleitung und Zustimmung zu therapeutischen Maßnahmen
- Einwilligung in Untersuchungen, Operationen und Heilmaßnahmen
- Einwilligung bei der Verabreichung von Medikamenten
- Organisation von ambulanter Pflege zu Hause

▶ **Assistenzen vs. Betreuung**   Der Begriff „Assistenz" hat sich mittlerweile als neutrale Form zu dem teilweise negativ besetzten Begriff „Betreuer" etabliert. Während dem Terminus „Betreuer" die Unterstützung von Menschen mit sog. Behinderungen im Sinne von Fremdbestimmung und Bevormundung anhaftet, betont „Assistenz" die Selbstbestimmung von Menschen mit sog. Behinderungen. Zudem grenzt er die beiden Bereiche „Assistenz" und „rechtliche Betreuung" klar gegeneinander ab. Darüber hinaus handelt es sich bei „Assistenz" um einen gendersensiblen Begriff, der in der medizinischen Praxis allerdings noch häufig mit den Bezeichnungen für medizinische Assistenzberufe wie Medizinische Fachassistenz (MDA), Röntgenassistenz oder Laborassistenz verwechselt wird.

2.2.5   Dolmetschende und übersetzende Personen

Zu den Begleitpersonen von Patient*innen können auch Personen für Dolmetscher- und Übersetzungsleistungen gehören (Kap. 3 und 4). Zu diesem Personenkreis gehören:

Personen, die Lautsprache in Gebärdensprache dolmetschen   Gehörlose Menschen müssen in allen öffentlichen Lebensbereichen Sprachbarrieren überwinden, da sie die gesprochene Sprache (Lautsprache) nicht oder nicht ausreichend wahrnehmen können und hörende Menschen in der Regel nicht über Gebärdensprachkenntnisse verfügen. Schriftsprache ist oft kein ausreichender Ersatz, da die Lesefähigkeiten von gehörlosen Menschen aufgrund ihrer Behinderung eingeschränkt sein können. Die Deutsche Gebärdensprache ist in der Regel die Muttersprache (Erstsprache) von gehörlosen Menschen in Deutschland. Je nach Herkunft von gehörlosen Patient*innen kann aber auch eine andere Gebärdensprache die Erstsprache sein.

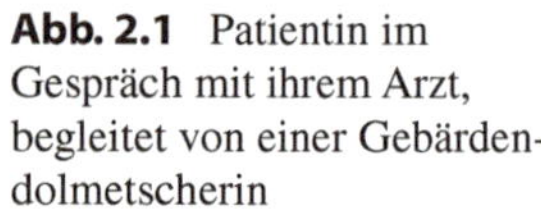

Abb. 2.1 Patientin im Gespräch mit ihrem Arzt, begleitet von einer Gebärdendolmetscherin

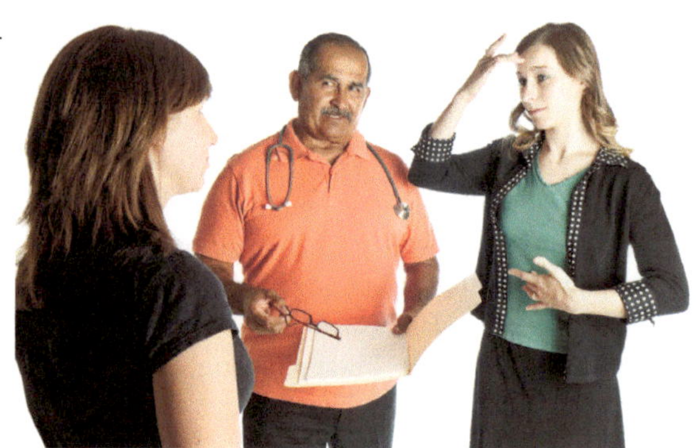

Gebärdensprachdolmetscher*innen dolmetschen zwischen einer nationalen Lautsprache und einer nationalen Gebärdensprache oder zwischen zwei nationalen Gebärdensprachen (Abb. 2.1). Jedes europäische Land verfügt über ein eigenes Qualifizierungs- und Registrierungssystem für Personen, die Gebärdensprache dolmetschen. Für internationale Veranstaltungen wurde eine Hilfssprache entwickelt, die auch als International Sign (IS) oder Gestuno bezeichnet wird (Abschn. 4.1.1). Gebärdensprachdolmetscher*innen können auch gemeinsam mit Dolmetscher*innen für Lautsprache übersetzen (gemischte Teams).

Personen, die eine Lautsprache in eine andere Lautsprache dolmetschen Menschen mit Migrationshintergrund und geringen deutschen Sprachkenntnissen sind häufig mit Sprach- und Fachsprachbarrieren konfrontiert und benötigen dann eine Begleitperson, die die deutsche Lautsprache in die jeweilige Familiensprache übersetzt, z. B. deutsch/arabisch oder deutsch/hochchinesisch. Dolmetschen ist die mündliche Übertragung von gesprochenen Worten oder schriftlichen Dokumenten von einer Ausgangssprache in eine Zielsprache.

Dolmetscher*innen haben in der Regel ein Studium an einer Universität oder Fachhochschule absolviert und die Techniken für die zeitgleiche bzw. zeitversetzte Übertragung von Reden, Gesprächen und Verhandlungen gelernt. Sie beherrschen mehrere Sprachen, kennen sich in mehreren Fachgebieten aus und bereiten sich gezielt auf die Inhalte ihrer Einsätze vor.

Personen, die deutsche Lautsprache in Leichte Sprache übersetzen Menschen mit sog. geistiger Behinderung, Menschen mit sog. Behinderungen im Bereich Sehen und Hören, Menschen mit geringen deutschen Sprachkenntnissen und Menschen mit geringer Literalität müssen in der Kommunikation mit Angehörigen von Gesundheitsberufen ebenfalls in der Regel Sprach- und Fachsprachbarrieren überwinden. Übersetzer*innen für Leichte Sprache, mit einer Zusatzqualifikation für die lautsprachliche Übersetzungsform „Leicht sprechen" (nicht zu verwechseln mit Einfacher Sprache!) übersetzen die deutsche Standardsprache mündlich in Leichte Sprache.

Übersetzer*innen für Leichte Sprache erwerben ihre Übersetzungskenntnisse durch Fort- und Weiterbildung. In der Regel erlenen sie dabei die Fähigkeit zur schriftsprachlichen Übersetzung in Leichte Sprache sowie Grundkenntnisse zum lautsprachlichen übersetzen. Übersetzer*innen für „Leicht sprechen" haben sich auf die lautsprachliche Übersetzung Leichter Sprache spezialisiert.

> **Dolmetschen via Internet** Dolmetscherleistungen können auch via Internet erfolgen: Sogenannte Ferndolmetschdienste können entweder geplant oder spontan über das Internet live zu einem Gespräch zugeschaltet werden. Dies gilt für Untertitel, Gebärdensprache und Fremdsprachen. Auf der Plattform www. hörkomm.de, ein vom Bundesministerium für Arbeit und Soziales gefördertes Projekt der DIAS GmbH für „Barrierefrei hören und kommunizieren in der Arbeitswelt" gibt es eine Übersicht zu Dolmetscherdiensten – auch für Telefonate.
> Übersetzer*innen für Leicht sprechen sind auf dieser Plattform (noch) nicht zu finden. Die Vermittlung findet in der Regel über das Netzwerk Leichte Sprache e.V. statt (siehe Adressen Anhang).

2.2.6 Sprach- und Integrationsmittler*innen (SprInt)

Der Expertenbeirat des Nationalen Aktionsplans Gesundheitskompetenz fordert, dass sich die Gesundheitsprofessionen der kulturellen Vielfalt der deutschen Gesellschaft bewusst sein und sie Strategien entwickeln sollen, „damit die Sprache für Migranten, Zugewanderte und Flüchtlinge keine Barriere bildet" [109] und Fachkräfte „besser mit unterschiedlichen kulturellen Prägungen (…) umgehen (…) können" [109]. In der Praxis ist diese Aufgabe ohne die fachliche Unterstützung von sogenannten Sprach- und Integrationsmittler*innen für Fachkräfte aber kaum zu bewältigen, da es neben Sprach- und Fachsprachbarrieren häufig auch kulturelle Barrieren zu überwinden gilt.

Sprach- und Integrationsmittler*innen übernehmen lautsprachliche Dolmetscherleistungen und vermitteln in der Kommunikation soziokulturelles Wissen (z. B. kulturspezifische Regeln, Umgang mit Krankheit, Geschlechterrollen, Tabus und Scham). Dabei helfen sie den Beteiligten auch beim Erkennen von Missverständnissen und empfehlen angemessene Interventionen [92]. Ihre Aufgabe ist es, kulturelle Verständigungsbarrieren abzubauen und dadurch eine gelingende Kommunikation zwischen Menschen mit Migrationshintergrund und Fachkräften im Bildungs-, Sozial- und Gesundheitswesen zu ermöglichen (Abb. 2.2) 2009 bildeten verschiedene Qualifizierungsträger unter der Leitung des Bundesministeriums für Arbeit und Soziales (BMAS) eine Bundesarbeitsgruppe, um gemeinsam aus verschiedenen Qualifizierungsmaßnahmen das einheitliche Berufsbild „Sprach- und Integrationsmittler/in (SprInt)" zu etablieren.

Sprach- und Integrationsmittler*innen beherrschen die deutsche Sprache, mindestens eine weitere Sprache und verfügen über fundierte Kenntnisse der sozialen und kulturellen Systeme der jeweiligen Kulturen, die sie vertreten. Sie verfügen neben Fachwissen über das Bildungs-, Sozial- und Gesundheitswesen auch über medizinische, psychosoziale und rechtliche Kenntnisse. SprInt unterliegen der Schweigepflicht und sind dem Datenschutz verpflichtet. Ihre Dienste können über einen SprInt-Vermittlungsservice der jeweiligen Region auf Honorarbasis oder in Festanstellung in Anspruch genommen werden (siehe Hilfreiche Adressen).

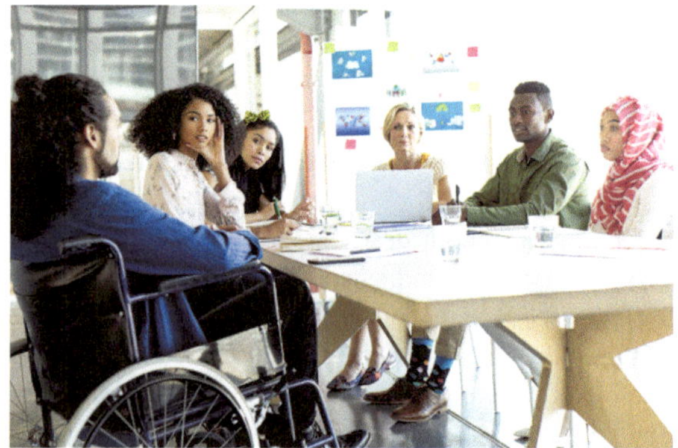

Abb. 2.2 Sprach- und Integrationsmittler*innen im Gespräch mit Patient und Angehörigen

Leicht verständliche Sprache

Inhaltsverzeichnis

3.1 Leichte Sprache vs. Einfache Sprache

Leicht verständliche Sprache hat viele Bezeichnungen: Leichte Sprache (regelbasiert) oder leichte Sprache (nicht regelbasiert), Einfache Sprache oder einfache Sprache, klare Sprache, faire Sprache, bürgerfreundliche oder bürgernahe Verwaltungssprache, Easy Read oder Easy to read. Die verschiedenen Begriffe stehen für

© Springer-Verlag GmbH Deutschland, ein Teil von Springer Nature 2020   63
P. Jacobi, *Barrierefreie Kommunikation im Gesundheitswesen*,
https://doi.org/10.1007/978-3-662-61478-5_3

verschiedene Sprachvarianten, die mit teilweise unterschiedlichen Zielvorstellungen und Regeln die deutsche Sprache leichter verständlich machen. Da leicht verständliche Sprache und damit einhergehende Forderungen und Regeln in der Wissenschaft (Abschn. 3.4), aber auch innerhalb der Gruppen und Netzwerke, denen sie entstammen, durchaus kontrovers diskutiert werden, herrscht häufig Verwirrung, was unter welchem Begriff zu verstehen ist. Im öffentlichen Sprachgebrauch und in den Medien werden Begriffe oft auch absichtlich oder unabsichtlich falsch verwendet. Dann wird z. B. „Leichte Sprache" als „leichte Sprache" bezeichnet, weil die Person die Regeln Leichter Sprache ablehnt und eine ungeregelte Sprachvariante bevorzugt, oder weil sie den Fachbegriff und die Regeln der Leichten Sprache gar nicht kennt. Trotz mancher Unterschiede, alle Sprachvarianten haben ein Ziel: Sie wollen die deutsche Sprache leicht(er) verständlich machen, damit möglichst alle Menschen Zugang zu Informationen und damit zu gleichberechtigter Teilhabe am gesellschaftlichen Leben haben.

Während die Leichte Sprache mit und für Menschen mit sog. geistiger Behinderung entwickelt wurde, richtet sich die Sprachvariante Einfache Sprache an Menschen mit niedrigem deutschen Sprach- und Leseniveau, dazu gehören beispielsweise Menschen mit Migrationshintergrund, Menschen auf der Flucht, Menschen mit geringer Literalität (funktionaler Analphabetismus) und (ältere) Menschen mit Einschränkungen im Bereich Sehen und/oder Hören. Spätestens seit der Veröffentlichung des Regelwerks „Leichte Sprache. Ein Ratgeber" durch das Bundesministerium für Arbeit und Soziales in Zusammenarbeit mit dem Netzwerk Leichte Sprache 2014 [23] ist der Begriff Leichte Sprache als Fachbegriff für eine definierte Sprachvariante der deutschen Sprache eingeführt. Mit der Rezeption der Einfachen Sprache in den Duden „Leichte Sprache" von 2016 [17] gilt das auch für die Sprachvariante Einfache Sprache. Beide Sprachvarianten ermöglichen einen barrierefreieren Informationszugang. Seit Inkrafttreten der UN-BRK 2009 finden beide Sprachvarianten in Deutschland zunehmend Anwendung. Verschiedene gesetzliche Regelungen (Abschn. 1.3) unterstützen diese Entwicklung vor allem auf Bundesebene. Im Gesundheitswesen werden Leichte Sprache und Einfache Sprache bisher aber noch selten verwendet. Die beiden Sprachvarianten sind Fachkräften häufig noch unbekannt – oder sie stehen ihnen skeptisch gegenüber. Eine Studie von 2016 zum Einsatz von Leichter Sprache in deutschen Krankenhäusern ergab, dass von 100 befragten Kommunikationsbeauftragen der Kliniken nur vier angaben, Leichte Sprache in der klinischen Praxis zu verwenden [59]. 56 der befragten Personen kannten den Begriff nicht, viele zeigten allerdings „(teilweise sehr großes) Interesse an der Thematik" [59]. Die Kommunikationsbeauftragten, die schon von Leichter Sprache gehört hatten, gaben als Gründe dafür an, diese nicht zu verwenden, dass sie entweder keinen Bedarf dafür bei Patient*innen erkennen oder die Erstellung von Material in Leichter Sprache als „unnötige Zusatzbelastung" [59] ansehen. Verwendet wird Leichte Sprache bisher lediglich in zwei Krankenhäusern, dem Katholischen Marienkrankenhaus GmbH Hamburg, das eine Aufnahmebroschüre in Leichter Sprache für Menschen mit sog. Behinderung bereithält, und das Universitätsklinikum Jena, das allen Patient*innen eine Broschüre für das Fachgebiet der Radiologie in Leichter Sprache zur Verfügung stellt. Der Impuls zur Arbeit mit Leichter Sprache kam in beiden Fällen nicht aus den Krankenhäusern selbst, sondern von externer Seite: Im Uniklinikum Jena initiierte ein Lehrer der Berufsbildenden Schule SBBS das Projekt, im Marienkrankenhaus Hamburg waren die Barrierescouts der Patienten-Initiative e.V. die treibende Kraft [59]. Beide Angebote erfreuen sich indessen großer Nachfrage bei Patient*innen.

Die Vorbehalte vor allem gegenüber der Leichten Sprache beziehen sich besonders auf Probleme bei der Übersetzung. Um Fachsprache verständlicher zu machen, muss bei der Übersetzung in Leichte Sprache eine Auswahl über die zu vermittelnden Informationen getroffen werden, was Leichter Sprache den Vorwurf einträgt, manipulativ zu sein [124]. Auch andere sprachliche Methoden der Barrierefreien Kommunikation haben das Problem inhaltlicher Selektion und müssen Ausgangstexte so „übersetzen", dass sie für die entsprechende Zielgruppe verständlich sind. Bei Brailleschrift können „Informationen nahezu vollständig äquivalent in ein anderes Medium übertragen werden, die Umsetzung von Bildinformationen für den Sehenden bedarf allerdings der Modifikation in Sprache" [12]. Bei der Live-Untertitelung (Respeaking) von visuellen Kommunikationsangeboten werden Inhalte von Übersetzer*innen gekürzt und umformuliert. Auch bei der Audiodeskription für Menschen mit Sehbehinderung findet eine inhaltliche Auswahl statt, denn nicht alle visuellen Informationen können verbalisiert werden [12]. In diesen Bereichen gibt es jedoch qualifizierte Übersetzer*innen, die auf Basis langjähriger Erkenntnisse arbeiten. „Für den Bereich ‚Leichte Sprache' fehlt eine vergleichbare flächendeckende Professionalisierung bisher" [12]. Zudem existieren bislang keine gesicherte rechtliche Grundlage für Übersetzungen (Abschn. 3.4) und kaum wissenschaftlich fundierte Nachweise über eine erfolgreiche Anwendung und ihre Wirksamkeit (Abschn. 3.4). Zudem sind Texte in Leichter Sprache in der Regel nicht justiziabel, so ist beispielsweise der Beipackzettel für Arzneimittel zwar eine häufig genutzte und wichtige Informationsquelle in der Gesundheitsversorgung. Die umfangreichen Texte in kleiner Schrift sind jedoch dem Haftungsrecht pharmazeutischer Unternehmen geschuldet, was eine Übersetzung in Leichte Sprache erschwert.

Die wichtigste Informationsquelle für Patient*innen zu Gesundheitsinformationen sind Angehörige medizinischer Berufe, die in Hausarzt- und Facharztpraxen tätig sind. Mehr als 40 Prozent der Patient*innen haben allerdings Schwierigkeiten, Erklärungen dieser Berufsgruppen zu verstehen [109]. Das betrifft nicht nur die direkte Kommunikation zwischen behandelnden und behandelten Personen, auch Infomaterialien in Praxen, Kliniken, Apotheken, Beipackzettel von Arzneimitteln, Aufklärungsbögen und sozialrechtliche Informationen von Krankenkassen und Versicherungen sind in der Regel schwer verständlich. Für Menschen mit geringer Gesundheitskompetenz liegen die Kommunikationsbarrieren noch höher (Abschn. 1.1.1). Die Bundesarbeitsgemeinschaft Ärzte für Menschen mit geistiger oder mehrfacher Behinderung (BAG) forderte daher bereits im Jahr 2007 die Verwendung von Leichter Sprache zur Verbesserung der Gesundheitsversorgung von Menschen mit sog. Behinderungen [48]. Leichte Sprache soll den Zugang zum Medizinsystem erleichtern und Probleme in der Kommunikation zwischen behandelnden und behandelten Personen verhindern. Zudem soll sie Menschen mit sog. Behinderungen zu mehr Selbständigkeit im Umgang mit gesundheitlichen Maßnahmen befähigen, die in der Regel von deren Assistenzen (Abschn. 2.2) koordiniert werden. Denn: Patient*innen geraten „leicht in eine passive Rolle, die nicht gut für die Mitarbeit bei der Krankheitsbekämpfung ist und [ihnen] zusätzlich das Gefühl vermittelt, ausgeliefert zu sein" [146].

Im Nationalen Aktionsplan zur Förderung der Gesundheitskompetenz 2018 wird ebenfalls gefordert, Gesundheitsinformationen nutzerfreundlich zu gestalten, „etwa indem sie in Einfacher Sprache verfasst werden" [109]. Dazu gehören eine nutzerfreundliche Aufbereitung von Informationen sowie eine laienverständliche Sprache und Textstruktur. Zu den Empfehlungen des Expertenbeirats gehört auch, „potenzielle Nutzer" (und auch Selbsthilfeinitiativen) von Anfang an in die Erstellung und Gestaltung von Informationen systematisch ein(zu)beziehen (…)[109], um diese an individuelle Bedürfnisse und verschiedene Zielgruppen anzupassen. „Besonders Menschen mit geringer Gesundheitskompetenz könnten so beim Umgang mit gesundheitsbezogenen Informationen unterstützt werden [109]". Es ist allerdings nicht unproblematisch, dass der Nationale Aktionsplan Einfache Sprache statt Leichter Sprache empfiehlt, denn beide Sprachvarianten teilen zwar das Ziel, Informationen leichter verständlich zu machen, das Netzwerk Leichte Sprache verweist aber zu Recht darauf, dass die Einfache Sprache für viele Menschen mit sog. geistiger Behinderung immer noch zu schwer ist und sie deshalb von der erwünschten Partizipation ausschließt. Die Zielgruppen in die Erstellung und Gestaltung von leicht verständlichen Texten einzubeziehen ist z. B. in der Einfachen Sprache lediglich eine Kann-Regel, während die Partizipation der Zielgruppen bei der Gestaltung und Entwicklung in der Leichten Sprache verbindlich ist.

In der gesellschaftlichen und wissenschaftlichen Debatte über die allgemeine Verwendung von Einfacher Sprache und Leichter Sprache wird noch diskutiert, welche Sprachvariante für welche Zielgruppen geeignet ist (Abschn. 3.4). So zeigen erste Ergebnisse von Studien, dass Menschen mit sog. geistiger Behinderungen Texte in Leichter Sprache zwar besser verstehen, „Senioren damit aber unterfordert sind" [66]. Leichte Sprache ist zwar für alle Menschen leicht verständlich, sie wird aber von vielen Menschen, die nicht zu den Zielgruppen gehören (und teilweise selbst von diesen), aufgrund ihrer strengen formalen Struktur und der inhaltlichen Kürzungen häufiger als die Einfache Sprache abgelehnt. Zudem müssen Übersetzungen in Einfache Sprache nicht zwingend von zertifizierten Übersetzer*innen vorgenommen werden, da Einfache Sprache bisher kein feststehendes Regelwerk und kein Gütesiegel hat. Übersetzungen in Einfache Sprache sind daher in der Regel günstiger als Übersetzungen in Leichte Sprache. Als „Leichte Sprache light" genießt Einfache Sprache zurzeit gesellschaftlich zwar noch die größere Akzeptanz, ihrem Ziel, möglichst vielen Menschen einen barrierefreien Zugang zu Informationen zu verschaffen, sind durch teilweise unseriöse Übersetzungen, die eher der Etikettierung von Partizipation dienen, jedoch Grenzen gesetzt. Es ist daher notwendig, die beiden Sprachvarianten differenziert zu betrachten und entsprechend ihren Möglichkeiten zu verwenden.

3.1.1 Historische Entwicklung der Leichten Sprache

Die deutschsprachigen Ansätze für leicht verständliche Sprachvarianten liegen in der US-amerikanischen Empowerment-Bewegung. Die Behindertenselbsthilfegruppe People First gründet sich 1974 in den USA, 1996 entwickelt sie die Idee der Leichten Sprache (englisch: Easy Read). Leichte Sprache hat also „eine ‚partizipative Entstehungsgeschichte' und ist intendiert als ein Mittel der Zugänglichmachung von Kommunikation und Information für Menschen, die schon mit dem Lesen und Verstehen alltäglicher Texte Schwierigkeiten haben" [12]. 1998 entwirft die International League of Societies for Persons with Mental Handicap (ILSMH) die „Europäischen Richtlinien für die Erstellung von leicht lesbaren Informationen" [12]. In Deutschland ist die Selbsthilfeorganisation People First seit 2001 durch die „Initiative Mensch Zuerst – Netzwerk People First Deutschland e. V." vertreten. Sie entwickelt das erste deutsche Konzept zur Leichten Sprache basierend auf der Leitidee von Inklusion: Alle Menschen sollen gleichen Zugang zur Sprache haben. Mit Leichter Sprache können alle partizipieren, daher wird zunächst keine Unterscheidung in bestimmte Zielgruppen vorgenommen.

In Deutschland gründet sich 2006 das „Netzwerk Leichte Sprache" (www.leichte-sprache.org), um die Entwicklung und Verbreitung von Leichter Sprache im deutschen Sprachraum voranzutreiben. Mittlerweile sind im Netzwerk Leichte Sprache 30 Verbände und Einzelpersonen mit und ohne sog. geistige Behinderung aus Deutschland, Österreich, Südtirol, der Schweiz und Luxemburg vertreten. 2009 tritt die UN-Behindertenrechtskonvention (UN-BRK) auch in Deutschland in Kraft (Abschn. 1.3.3). Seither hat die Leichte Sprache eine gesetzliche Grundlage. Im selben Jahr erstellt die internationale Organisation Inclusion Europe im Rahmen des Projektes „Pathways – Wege zur Erwachsenenbildung für Menschen mit Lernschwierigkeiten" ein Regelwerk zu Leichten Sprache. Später folgt ein Gütesiegel. Das Netzwerk Leichte Sprache arbeitet ebenfalls an einem verbindlichen Regelwerk für Leichte Sprache und gibt später ein eigenes Gütesiegel heraus. Die Regeln werden gemeinsam von Menschen mit und ohne sog. geistige Behinderung auf Grundlage der Kommunikationserfahrungen von Menschen mit sog. geistiger Behinderung erstellt. Deren partizipative Teilhabe ist ein wesentlicher Aspekt der Leichten Sprache, weshalb die Regeln der Leichten Sprache die Mitarbeit von Menschen mit sog. geistiger Behinderung als sogenannte Prüferinnen und Prüfer bei Übersetzungen verpflichtend vorsieht. Das Regelwerk basiert auf der Überzeugung: „Leichte Sprache verstehen alle besser" [23].

2011 tritt die Barrierefreie-Informationstechnik-Verordnung (BITV 2.0) in Kraft (Abschn. 1.3.4). Sie verpflichtet öffentliche Stellen des Bundes zur Anwendung von Leichter Sprache im Internet und bei mobilen Anwendungen. Die gesetzlichen Grundlagen sowie die gesellschaftliche Debatte zur Inklusion führen zu einem Aufschwung bei der Verbreitung von Texten in Leichter Sprache. 2014 veröffentlicht das Bundesministerium für Arbeit und Soziales in Zusammenarbeit mit dem Netzwerk Leichte Sprache ein offizielles Regelwerk für Leichte Sprache [23] (Abschn. 3.2.2). Damit ist Leichte Sprache als definierte Sprachvariante und Fachbegriff eingeführt.

3.1.2 Historische Entwicklung der Einfachen Sprache

Die Wurzeln der Einfachen Sprache liegen ebenfalls in der US-amerikanischen Empowerment-Bewegung. Die Einfache Sprache als definierte Sprachvariante entwickelt sich jedoch erst 1999, als die International Federation of Library Associations and Institutions (IFLA), ein internationaler Verband der bibliothekarischen Vereine und Institutionen, „Richtlinien für Easy-Reader-Material" herausgeben. Im Gegensatz zur Leichten Sprache, die eine leicht verständliche Sprachvariante für alle Menschen fordert, identifiziert das Easy-Read-Konzept zwei Zielgruppen: Menschen mit einer sog. geistigen Behinderung, die immer auf Easy-Reader-Material angewiesen sind, und Menschen mit begrenztem Sprach- oder Lesevermögen, die Easy-Reader-Material nur für einen begrenzten Zeitraum brauchen. Das Konzept geht davon aus, dass die zweite Personengruppe im Gegensatz zur ersten Personengruppe mithilfe des Easy-Reader-Materials ihre Lesefähigkeiten verbessern kann [141].

Mit Inkrafttreten der UN-BRK 2009 verbreitet sich die Leichte Sprache zunehmend im deutschen Sprachraum. In Deutschland entwickeln sich parallel aber auch weitere Sprachvarianten für verschiedene Zielgruppen. Die „Faire Sprache" legt beispielsweise den Schwerpunkt auf politisch korrekte und gendergerechte Sprache, die „bürgerfreundliche Verwaltungssprache" bemüht sich um eine leicht verständliche Amtssprache, die sogenannte klare Sprache versucht durch das Vereinfachen von Fach- und Insidersprache die Kommunikation von Unternehmen zu verbessern, indem sie z. B. Geschäftsberichte leichter lesbar macht. Diesen Sprachvarianten gemein ist, dass sie zwar Zielgruppen definieren, die sie mit einer Sprachvariante erreichen wollen, es sich bei den definierten Zielgruppen in der Regel aber um äußerst heterogene Gruppen handelt. Die Zielgruppe der „bürgerfreundlichen Verwaltungssprache" sind beispielsweise Bürger*innen in Deutschland, zu denen auch Menschen mit sog. geistiger Behinderungen, Menschen mit geringen deutschen Sprachkenntnissen oder geringer Literalität, also die Zielgruppen der Leichten Sprache und der Einfachen Sprache gehören. Die Grundidee dieser Sprachvarianten ist im Vergleich zur Leichten Sprache eine „differenzierte Inklusion": Es sollen möglichst viele Menschen durch die Unterscheidung in verschiedene Zielgruppen erreicht werden.

Die Einfache Sprache orientiert sich zunehmend am Gemeinsamen Europäischen Referenzrahmen für Sprache (GER), der die Lesefähigkeiten von Personen in unterschiedliche Niveaus einteilt. Die Lesefähigkeit der Zielgruppen der Einfachen Sprache entspricht dem Niveau A2/B1. Im Vergleich: Das Leseniveau der Leichten Sprache entspricht Niveau A1. Mit der Veröffentlichung des Duden für Leichte Sprache 2016, in dem auch die Einfache Sprache als offizielle Sprachvariante auf eine erste wissenschaftliche Basis gestellt wird, gilt Einfache Sprache auch ohne offizielles Regelwerk als definierte Sprachvariante und ist als Fachbegriff eingeführt.

Verbessert leicht verständliche Sprache die Sprachfähigkeiten?

Viele Befürworter*innen der Leichten Sprache und der Einfachen Sprache schreiben beiden Sprachvarianten eine sprachfördernde Wirkung zu. Es wird angenommen, dass einige Zielgruppen Texte dieser Sprachvarianten nur übergangsweise benötigen, „bis die Sprachfähigkeiten so ausgereift sind, dass auch Texte in Standardsprache problemlos gelesen werden können" [108]. Sprachwissenschaftler*innen beschreiben die Sprachvarianten als „Durchgangsstadium zum direkten Zugriff auf standardsprachliche Texte" und gehen davon aus, dass „viele Mitglieder dieser Adressatengruppe zu einem späteren Zeitpunkt genügend Kenntnisse erwerben, um die standardsprachlichen Ausgangstexte direkt zu rezipieren" [86]. Texte in Leichter Sprache und Einfacher Sprache werden daher auch in Alphabetisierungskursen und in Schulen verwendet, um die Lesekompetenz zu fördern und Erwachsene mit geringer Literalität sowie leseschwache Schüler*innen an Schriftsprache und Literatur heranzuführen. Bislang gibt es noch zu wenig empirische Studien, die die angenommene sprachfördernde Wirkung bestätigen (Abschn. 3.4). Erste Ergebnisse deuten darauf hin, dass die Wirksamkeit der jeweiligen Sprachvariante noch differenzierter für die jeweilige Zielgruppe untersucht werden muss. Für die Zielgruppen „Menschen mit geringer Literalität" und „Menschen mit geringen deutschen Sprachkenntnissen" (Abschn. 3.2.1 und 3.3) scheint zumindest Leichte Sprache keine lesefördernde Wirkung zu haben, da „Spracherwerb nur funktioniere, wenn die SuS (Schülerinnen und Schüler) die deutsche Sprache korrekt erlernen" [108]. Die Regeln der Leichten Sprache entsprechen aber in Teilen nicht den grammatikalischen Regeln und wirken sich daher „eher erschwerend" auf den Spracherwerb aus [108].

3.2 Leichte Sprache: Zielgruppen und Regeln

„Menschen im Rollstuhl sind Treppen im Weg. Mir ist schwere Sprache im Weg. Ich brauche Leichte Sprache!", erklärte Josef Ströbl, Gründer von People First Deutschland e. V. [45] und erklärte damit anschaulich die sogenannte Standardsprache zur Barriere in der Kommunikation. Leichte Sprache findet seit Inkrafttreten der UN-BRK 2009 in Deutschland zunehmend öffentliche Verwendung. Das Konzept Leichte Sprache ist jedoch mit einem hohen Anspruch verbunden: Es soll Texte unabhängig von Textform, Lebens- und Kommunikationsbereich in eine für alle Menschen leicht verständliche Sprache übersetzen [108]. Damit soll allen Menschen der Zugang auch zu komplexen Inhalten erleichtert werden. Obwohl Leichte Sprache mit und für Menschen mit sog. geistiger Behinderungen entwickelt wurde, erscheint sie aus dieser Sicht „als Universallösung für alle Verständlichkeitsprobleme" [108]. Der öffentlich zugängliche Regelkatalog zur Leichten Sprache verspricht, dass die Verwendung von Leichter Sprache Menschen mit sog. Behinderungen dabei hilft, „gut informiert und selbständig am gesellschaftlichen Leben teilzuhaben" [23].

Nach dem Prinzip des kleinsten gemeinsamen Nenners adressiert das Regelwerk weitere Zielgruppen. Doch nicht nur das Übersetzen von Standard- oder Fachsprache in Leichte Sprache ist komplexer als die 30 Sprachregeln des Regelwerks suggerieren. Das mangelhafte theoretische Fundament, fehlende Ausbildungsstandards für Übersetzer*innen und Prüfer*innen sowie eine geringe Anzahl von empirischen Belegen zur Wirksamkeit der Regeln führen immer wieder dazu, dass es Texte in Leichter Sprache gibt, „deren Funktion und Ziel völlig unklar bleibt" [12]. Tatsächlich adressieren die meisten Texte in Leichter Sprache bislang die Zielgruppe Menschen mit sog. geistiger Behinderung und werden in den Bereichen stationäres Wohnen und im Berufsleben (Werkstätten für Menschen mit sog. Behinderungen) verwendet. Das Forschungsprojekt „Leichte Sprache im Arbeitsleben" (LeiSA) an der Universität Leipzig 2019 hat gezeigt, dass die in Werkstätten am häufigsten verwendeten Textsorten – Anwesenheitslisten (92,1 %), Entgeltordnungen (87,9 %) und Gesetzestexte (86,8 %) – eher arbeitsorganisatorische Funktionen erfüllen, während Texte zur Beschreibung von Arbeitsprozessen – Erklärungen zur Arbeitssicherheit (54,3 %), Arbeitsanleitungen (55,5 %) und Unterweisungsmaterialien (61,5 %) – weniger verbreitet sind [9]. Dennoch kamen knapp 90 Prozent der beteiligten Akteur*innen, die Menschen mit sog. geistiger Behinderung beschäftigen, zu dem Ergebnis, dass die Beschäftigten durch die Verwendung von Leichter Sprache im Arbeitsleben selbständiger werden [9]. Das macht deutlich, dass Leichte Sprache „ein sehr großes Potenzial zur Verbesserung gesellschaftlicher Teilhabe" besitzt, denn mehr „Selbstständigkeit eröffnet gleichsam neue Teilhabechancen und ein damit verbundenes Mehr an Selbstbestimmung" [9]. Die Bewertung des Konzepts der Leichten Sprache und seines Regelwerks im Allgemeinen durch die Zielgruppe selbst fiel ebenfalls positiv aus, auch wenn die praktische Umsetzung der einzelnen Regeln unterschiedlich bewertet wurde. Eine Studie, die den Einsatz von Leichter Sprache in der Caritas Wien untersuchte, bestätigt, dass Leichte Sprache gesellschaftlich relevantes Wissen an die Zielgruppe vermittelt und sich dadurch „ganz deutliche Effekte auf die Zufriedenheit der KlientInnen mit dem wahrgenommenen Ausmaß an Selbstbestimmung in verschiedenen Lebensbereichen (zeigen)" [75]. Dass Leichte Sprache zum besseren Verständnis von Texten beiträgt, ist mittlerweile unstrittig: „Die Adressaten Leichter Sprache sind wie bei anderen Methoden und Hilfsmitteln von Barrierefreier Kommunikation (bspw. Gebärdensprache, Braille-Schrift, Audiodeskription) auf diese Form der Informationsaufbereitung angewiesen" [108] (Abb. 3.1).

Diese Meinungen gibt es:

Arzt-Briefe sind oft schwer zu verstehen.

Beratungs-Stellen fehlen:

An wen kann ich mich bei Fragen zur Medizin wenden?

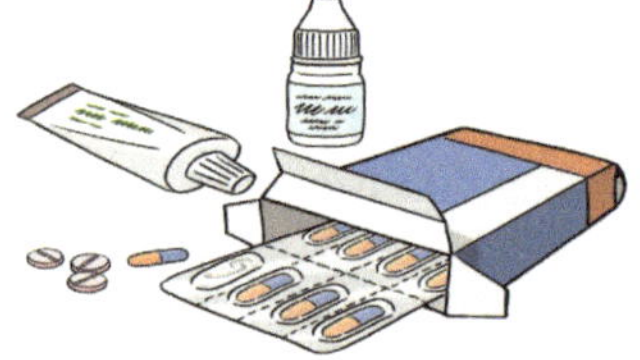

Einverständnis-Erklärungen beim Arzt oder im Krankenhaus sind schwer zu verstehen.

Einverständnis-Erklärungen muss man vor einer Untersuchung oder Behandlung unterschreiben.

Anmelde-Zettel bei der Ärztin und im Krankenhaus sind oft schwierig.

Packungs-Beilagen von Medikamenten sind schwer zu verstehen.

Es gibt noch zu wenig Leichte Sprache:

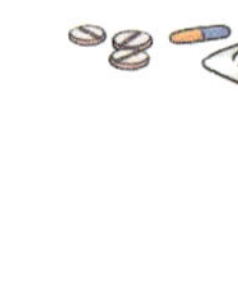

- in den Apotheken
- bei den Kranken-Kassen
- bei Pflege-Diensten
- in der Psycho-Therapie

Abb. 3.1 Auszug aus dem Protokoll der Arbeitsgruppe Medizin, Netzwerk Leichte Sprache e.V, Netzwerktreffen Augsburg 2019. Text in Leichter Sprache (Text: Nadine Lindner. Prüfung: Melanie Florschütz, Frank Ulrich. Bilder: © Lebenshilfe Bremen)

Psycho-Therapie bedeutet:

Bei manchen Menschen ist die Seele krank.

In der Psycho-Therapie kann man über seine
Probleme reden.

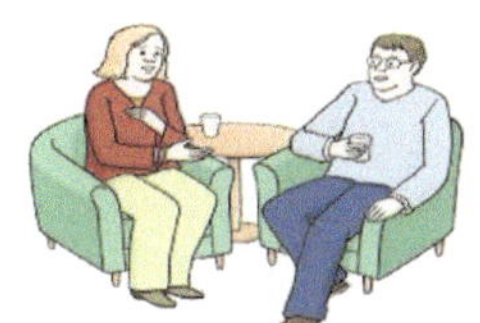

Die Arbeits-Gruppe schlägt vor:

Wir brauchen das Wichtigste in Leichter
Sprache!

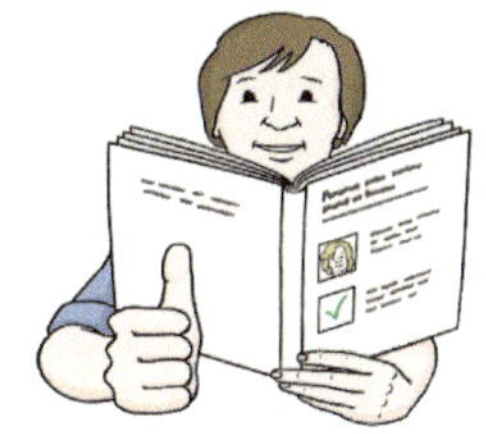

Zum Beispiel:

- Wie muss ich das Medikament nehmen?
- Welche Neben-Wirkungen kann das
  Medikament haben?

Abb. 3.1 (Fortsetzung)

3.2.1 Die Zielgruppen der Leichten Sprache

Laut Regelkatalog der Leichten Sprache gehören zu den Zielgruppen Leichter Sprache [23]:

- Menschen mit Lern-Schwierigkeiten,
- Menschen, deren Muttersprache nicht Deutsch ist,
- Menschen, die nicht so gut lesen können,
- ältere Menschen.

Das Regelwerk ist in Leichter Sprache verfasst. Die recht vage Definition der Zielgruppen im Regelwerk offenbart daher bereits die schwierige Aufgabe, vor der Übersetzer*innen Leichter Sprache häufig stehen: komplexe Sachverhalte in einer möglichst für alle leicht verständlichen Sprache zu formulieren. Dennoch wird deutlich, dass die genannten Zielgruppen nicht nur große Teile der deutschen Bevölkerung, sondern auch äußerst heterogene Gruppen umfassen. Mit dem Begriff „Menschen mit Lern-Schwierigkeiten" bezeichnen Selbsthilfeorganisationen in der Regel Menschen mit sog. geistiger Behinderung (Abschn. 2.1.1). Zu dieser Personengruppe gehören etwa 21 Prozent der 7,6 Millionen Menschen mit Schwerbehinderung (zerebrale Störungen, geistige und/oder seelische Behinderungsarten) [139]. Der im Regelwerk verwendete Begriff „Menschen, deren Muttersprache nicht Deutsch ist" bezeichnet eine nicht näher benannte Zahl von Menschen mit sog. Migrationshintergrund, wovon über 17 Million in Deutschland leben (Abschn. 1.1.1). Der Begriff „Menschen, deren Muttersprache nicht Deutsch ist" ist problematisch, da er den Betroffenen als eine Zielgruppe der Leichten Sprache gleichzeitig geringe deutsche Sprachkenntnisse zuschreibt – und diese Personengruppe damit diskriminiert. Die im Regelwerk als „Menschen, die nicht so gut lesen können" benannte Zielgruppe umfasst vor allem die 6,2 Millionen Menschen in Deutschland mit geringer Literalität, d. h. Menschen mit geringen Lese- und Schreibfähigkeiten, auch funktionaler Analphabetismus genannt [122]. Zu dieser Zielgruppe gehören aber auch Menschen mit geringer Literalität aufgrund sog. Behinderungen im Bereich Sehen und Hören. Gehörlose Menschen kommunizieren in der Regel in Gebärdensprache, vor allem prälinguale gehörlose Menschen müssen Schriftsprache ohne die Funktion der Lautsprache erlernen, was entsprechende Folgen für ihre Lese- und Schreibfähigkeiten hat: „Aufgrund einer zumeist fehlgeleiteten frühkindlichen Spracherziehung ist die (Schrift)sprachkompetenz vieler prälingual gehörloser Menschen auf ein geringes Maß begrenzt" [103]. Das Forschungszentrum für Leichte Sprache der Universität Hildesheim kommt zu dem Ergebniss, dass „die Anforderungen, die prälingual Hörgeschädigte an leicht verständliche Texte haben, besonders hoch (sind)" [103]. Die Zielgruppe „ältere Menschen" ist besonders unzureichend definiert, da hier weder ein bestimmtes Alter noch damit einhergehende Einschränkungen in der Literalität benannt werden. Gemeint sind damit vor allem Menschen, die aufgrund ihres Alters unter (chronischen) Erkrankungen leiden, die mit kognitiven Einschränkungen und/oder Seh- und Hörbehinderungen einhergehen.

Zu den Zielgruppen Leichter Sprache gehören demnach:

- Menschen mit sog. geistiger Behinderung
- Menschen mit sog. Behinderungen im Bereich Sehen und Hören
- Menschen mit geringen deutschen Sprachkenntnissen
- Menschen mit geringer Literalität

▶ **Sprachniveau der Leichten Sprache** Das Konzept der Leichten Sprache orientiert sich nicht an den Sprachniveaus des Gemeinsamen Europäischen Referenzrahmen für Sprache (GER), sondern an den Bedarfen und Kommunikationserfahrungen von Menschen mit sog. geistiger Behinderung. Zum besseren Verständnis für Laien und zur differenzierten Betrachtung der Leichten Sprache als Baustein in einem Gesamtkonzept barrierefreier Kommunikation hilft die Beschreibung des in der Leichten Sprache verwendeten Niveaus A1 gleichwohl, die Bedarfe der Adressaten besser zu verstehen.

A1 – Anfänger: „Kann vertraute, alltägliche Ausdrücke und ganz einfache Sätze verstehen und verwenden, die auf die Befriedigung konkreter Bedürfnisse zielen. Kann sich und andere vorstellen und anderen Leuten Fragen zu ihrer Person stellen – z. B. wo sie wohnen, was für Leute sie kennen oder was für Dinge sie haben – und kann auf Fragen dieser Art Antwort geben. Kann sich auf einfache Art verständigen, wenn die Gesprächspartnerinnen oder Gesprächspartner langsam und deutlich sprechen und bereit sind zu helfen" [55].

3.2.2 Die Regeln der Leichten Sprache

Das Regelwerk der Leichten Sprache besteht aus 30 Regeln zur Verwendung von Wörtern, Zahlen und Zeichen, Sätzen und Texten sowie 19 Regeln zur grafischen Gestaltung und zur Verwendung von Bildern. Es gibt Regeln, an die müssen sich die Übersetzer*innen von Leichter Sprache halten und es gibt Soll- und Kann-Regeln. Die wesentlichen Regeln lauten: Texte bestehen aus kurzen Aussagesätzen ohne Nebensätze mit maximal 10 Wörtern, ein Satz sollte möglichst in einer Zeile stehen können. Der Konjunktiv soll vermieden, der Genitiv durch Dativ ersetzt werden, es werden möglichst keine Negationen verwendet und lange oder zusammengesetzte Wörter durch Bindestriche getrennt. Fremd- und Fachwörter werden entweder durch leicht verständliche Begriffe ersetzt und/oder erklärt. Die formal streng gegliederten Texte werden durch spezielle Bilder und Illustrationen ergänzt, eine Reihe von typografischen Mitteln, wie leicht lesbare Schriftarten und Schriftgrößen, Fettdruck und farbliche Markierungen sorgen zudem für eine bessere Lesbarkeit und ein einfaches Schrift- und Erscheinungsbild der Texte.

Was einfach klingt, ist nicht leicht: In speziellen Schulungen lernen Übersetzer*innen für Leichte Sprache nicht nur das Regelwerk und wie sie komplexe Sachverhalte in leicht verständlichen Worten erklären, sondern auch die gesetzlichen Grundlagen sowie das nötige Verständnis für die Bedarfe der verschiedenen Zielgruppen. Die Erstellung von Texten in Leichter Sprache kann daher „auch zu Recht als fachlich anspruchsvolle didaktische Aufgabe" bezeichnet werden [119]. Es gibt unterschiedliche Institutionen und Träger, die solche Schulungen anbieten und entsprechend unterschiedliche Zertifikate. Die Qualität der Texte unterscheidet sich teilweise stark voneinander, was zum einen an den Regeln, die teilweise eher Empfehlungen gleichen und viel Spielraum für Interpretationen bieten, liegt. Zum anderen hängt die Qualität der Übersetzungen von der Qualität der Ausbildung von Übersetzer*innen ab: Da es keine sprachlichen Zugangsvoraussetzungen für Schulungen in Leichter Sprache gibt, sind die Sprachkompetenzen der Übersetzer*innen selbst kein Kriterium für die spätere berufliche Übersetzungstätigkeit. Viele Übersetzer*innen haben keine sprachwissenschaftliche oder journalistische Ausbildung und/oder Erfahrung, was die Qualität der Übersetzungen stark beeinflusst. Das Netzwerk Leichte Sprache, dem die Mehrheit der 168 Büros für Leichte Sprache in 7 deutschsprachigen Ländern angeschlossen sind, ist sich dieser Probleme bewusst. Die Überprüfung und Weiterentwicklung der Regeln auf der Basis neuer Erkenntnisse aus der Sprachwissenschaft sowie die Professionalisierung der Übersetzer*innen und Prüfer*innen kommt aufgrund mangelnder finanzieller Ressourcen jedoch nur langsam voran: Die dafür verantwortlichen Arbeitsgruppen im Netzwerk Leichte Sprache sind in der Regel ehrenamtlich tätig.

3.2.3 Übersetzung und Prüfung von Texten in Leichter Sprache

Bei der Übersetzung eines Textes von Standard- oder Fachsprache in Leichte Sprache wenden Übersetzer*innen die Regeln der Leichten Sprache an. Die größte Herausforderung dabei ist, die Texte sowohl medial und sprachlich als auch inhaltlich so zu modifizieren, dass sie „der jeweiligen kommunikativen Aufgabe und der Situation angemessen sind"[108]. Übersetzer*innen müssen also immer auch inhaltlich selektieren, ohne dass wesentliche Informationen verloren gehen. Sie müssen sich dabei die Frage stellen: Was sollen Leser*innen des Textes nach dem Lesen wissen? „Die Kunst liegt darin, das Wesentliche der Informationen heraus zu holen. Auf dieser Ebene wird nicht schlicht Inhalt von schwerer in „Leichte Sprache" übersetzt, sondern im gelungenen Fall dessen Kern samt dem „Charakter" des Absenders vermittelt. Gelungene Informationen weisen über die rein technische Umsetzung in leicht verständliche Sprache hinaus und stellen sich nicht zwischen Absender und Empfänger. Sie geben den Empfängerinnen und Empfängern ein Bild davon, wer diese Information „abgeschickt" hat und zu welchem Zweck" [51]. Tatsächlich kann Leichte Sprache inhaltliche Komplexität nicht immer allein durch sprachliche Einfachheit auflösen oder Fachsprache ersetzen. Übersetzungen haben ihre Grenzen, sie können ihrer partizipativen Aufgabe, Informationen leicht verständlich zu vermitteln, Barrieren zu senken und Menschen den Zugang auch zu komplexen Themen zu verschaffen, aber erfüllen, indem sie als Teil eines Gesamtkonzepts von barrierefreier Kommunikation gezielt ihre Anwendung finden.

Ein Text in Leichter Sprache muss von sogenannten Prüferinnen und Prüfern für Leichte Sprache auf seine Verständlichkeit geprüft werden. In der Regel müssen Texte von mindestens zwei bis vier Prüfer*innen mit Lern-Schwierigkeiten (Prüfgruppe) begutachtet werden [23]. Damit soll nicht nur die partizipative Teilhabe, sondern auch die Qualität der Texte gewährleistet werden. Bislang übernehmen diese Aufgaben Prüfgruppen, die in der Regel von den Büros für Leichte Sprache organisiert werden. Ab 2020 werden Menschen mit sog. geistiger Behinderung aber auch in einem Pilotprojekt der Caritas Augsburg Betriebsträger gGmbH und des Netzwerks Leichte Sprache, gefördert durch das Bundesministerium für Arbeit und Soziales, in Augsburg und Berlin zur sogenannten Büro-Praktikerin bzw. zum Büro-Praktiker Leichte Sprache weitergebildet. Teil dieser Weiterbildung ist die Prüftätigkeit von Leichte-Sprache-Texten. Übersetzungen in Leichte Sprache erhalten nur dann ein Gütesiegel des Netzwerks Leichte Sprache, wenn die Übersetzung durch eine Prüfgruppe genehmigt wurde (Abb. 3.2).

Wir wollen gute Leichte Sprache machen.

Dazu gehört immer:

- Die Übersetzer müssen nach den Regeln schreiben.
- Die Prüfer müssen immer prüfen.

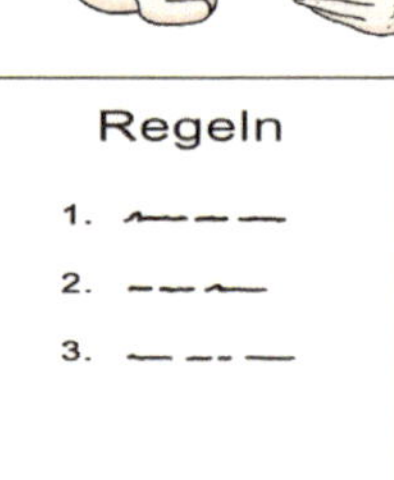

Die Regeln sind schon gut.
Aber Sprache verändert sich.
Und das müssen wir beachten.
Es können neue Regeln dazu kommen.
Alte Regeln dürfen nicht zu fest sein.

Zum Beispiel müssen wir schauen:

Was macht die Sprach-Forschung?
Wir müssen mehr mit der Forschung
zusammenarbeiten.

Die Forschung muss wissen,
was das Netzwerk macht.

Und wissen, was die Prüf-Gruppen sagen!

Bisher arbeitet die Forschung zu wenig mit Prüf-Gruppen.

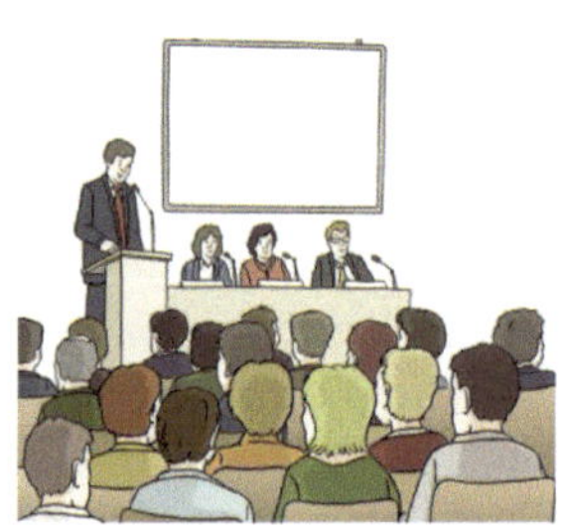

Abb. 3.2 Auszug aus dem Protokoll der Arbeitsgruppe Qualität, Netzwerk Leichte Sprache e.V., Netzwerktreffen Augsburg 2019. Text in Leichter Sprache (Text: Verena Reinhard und Katrin Thielking. Prüfung: Jutta Göttfried und Gabi Pohl. Bilder: © Lebenshilfe Bremen)

Wichtig ist immer:

Die Prüfer und Prüferinnen müssen den Text verstehen.
Es müssen immer mindestens 2 Personen prüfen.
Die Personen müssen unterschiedliche Lern-Schwierigkeiten
haben.

Das heißt: Eine Person versteht vielleicht etwas
mehr, die andere Person versteht weniger.
Die Prüfer sollen sich nicht in andere Menschen
mit Lern-Schwierigkeiten hinein-denken!
Sie sollen die Regeln nicht prüfen.
Dafür sind die Übersetzer zuständig!

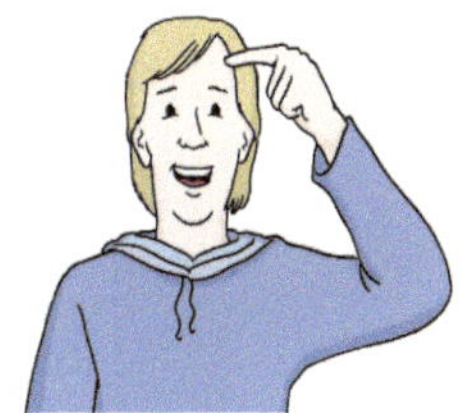

Abb. 3.2   (Fortsetzung)

Abb. 3.3 Übersetzung in Leichte Sprache

Gesundheit ist für alle Menschen wichtig.
Jeder kann etwas für seine Gesundheit tun.
In Deutschland helfen auch Behörden dabei.

Eine Behörde heißt:
Bundes-Zentrale für gesundheitliche Aufklärung.
Das kurze Wort dafür ist: **BZgA**.
Die **BZgA** informiert Menschen zum Thema Gesundheit.
Zum Beispiel über:
- Welche Risiken gibt es?
- Wie kann ich mich schützen?
- Wie kann ich gesund leben?

Die **BZgA** hat auch Angebote zum Thema **Prävention**.
Prävention ist ein anderes Wort für **Vorsorge**.
Vorsorge bedeutet: Ich achte auf meine Gesundheit.
Die Informationen der BZgA helfen Ihnen dabei.

3.2.3.1 Beispiel für eine Übersetzung

Ausgangstext in Standardsprache: Gesundheit ist ein wesentlicher Faktor für ein erfülltes Leben. Jeder kann selbst etwas dazu beitragen, um die eigene Gesundheit zu erhalten: Die Informationsangebote der BZgA über gesundheitliche Risiken, über Möglichkeiten zu einer gesunden Lebensführung sowie über die präventiven Angebote des Gesundheitssystems helfen den Bürgerinnen und Bürgern, Verantwortung für ihre Gesundheit zu übernehmen und das Gesundheitssystem sachgerecht zu nutzen [28] (Abb. 3.3).

3.2.4 Der Einsatz von Bildern in Leichter Sprache

Texte in Leichter Sprache werden durch Bilder oder Illustrationen ergänzt. Die Bilder sollen helfen, den Text zu verstehen und müssen daher zum Text passen. Sie müssen „scharf und klar" sein und möglichst links vom jeweiligen Textblock eingesetzt werden [28]. Das Büro für Leichte Sprache der Lebenshilfe Bremen besitzt einen eigenen Bilderkatalog für Wörter und Begriffe, der speziell für die Bedarfe der Zielgruppen erstellt wurde und stetig weiterentwickelt wird. Das Bildmaterial der Lebenshilfe Bremen steht jedoch immer wieder in der Kritik: Die „naiv gezeichnete Bebilderung" wird „als primitiv oder kindlich" von der Öffentlichkeit, aber auch von den Zielgruppen selbst häufig abgelehnt. Die Forschungsstelle Leichte Sprache (Abschn. 3.4) benutzt daher zur Bebilderung Fotografien [108]. Mittlerweile bieten freiberufliche Illustrator*innen weniger formale Illustrationen für Leichte Sprache an oder erstellen diese auf Wunsch. Es gibt auch die Möglichkeit, die Bebilderung an bereits bestehende Logos und Erscheinungsbilder von Personen, Institutionen oder Unternehmen anzupassen. Der Bebilderung sind dabei aber Grenzen gesetzt: Sie müssen den Regeln der Leichten Sprache entsprechen und erhalten nur ein Gütesiegel durch das Netzwerk Leichte Sprache, wenn sie von einer Prüfgruppe als verständlich beurteilt wurden (Abb. 3.4).

Gesundheit ist für alle Menschen wichtig.
Jeder kann etwas für seine Gesundheit tun.
In Deutschland helfen auch Behörden dabei.

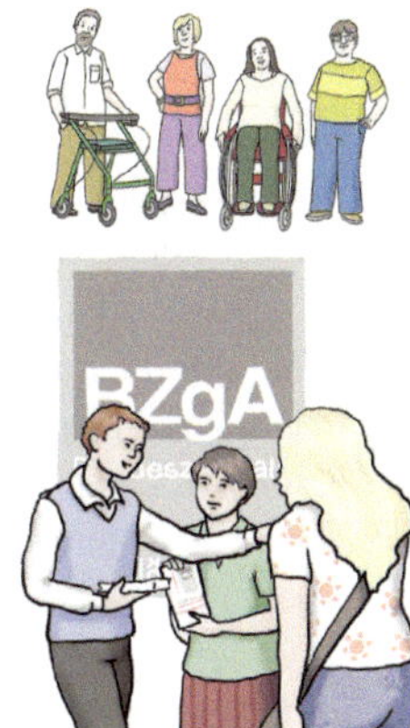

Eine Behörde heißt:
Bundes-Zentralefür gesundheitliche Aufklärung.
Das kurze Wort dafür ist: **BZgA**.
Die **BZgA** informiert Menschen zum Thema Gesundheit.
Zum Beispiel über:
- Welche Risiken gibt es?
- Wie kann ich mich schützen?
- Wie kann ich gesund leben?

Die **BZgA** hat auch Angebote zum Thema **Prävention**.
Prävention ist ein anderes Wort für **Vorsorge**.
Vorsorge bedeutet: Ich achte auf meine Gesundheit.
Die Informationen der BZgA helfen Ihnen dabei.

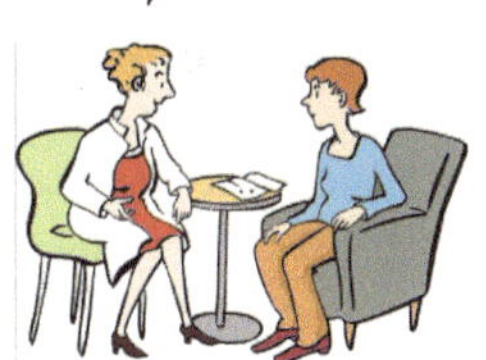

Abb. 3.4 Übersetzung in Leichte Sprache mit Bildern

3.2.5 Leichte Sprache sprechen

Die meisten Kommunikationsangebote in Leichter Sprache erfolgen in schriftlicher Form. Das heißt: Der Schwerpunkt der Übersetzungen liegt auf der Übersetzung von Texten in Standard- und Fachsprache in Leichte-Sprache-Texte. Häufig werden auch Gespräche und andere Formen von lautsprachlicher Kommunikation protokolliert und in Leichte-Sprache-Texte übersetzt, um z. B. Inhalte von Arbeitsgruppen, Vorträge oder Diskussionen in Standard- oder Fachsprache den Zielgruppen Leichter Sprache zugänglich zu machen.

▶ **Die Rote Karte: Bitte leichte sprechen!** Die „Rote Karte" ist ein Hilfsmittel, dass bei Gesprächen mit mehreren Personen, bei Vorträgen und Reden oder bei Veranstaltungen mit vielen Teilnehmenden eingesetzt wird, um auf den Bedarf an Leichter Sprache aufmerksam zu machen, Die Teilnehmenden erhalten alle zu Beginn eine Rote Karte, die sie bei Bedarf spontan hochhalten, um die aktuell sprechende Person darauf aufmerksam zu machen, dass ihre Sprache gerade schwer verständlich ist. Auf der Roten Karte steht in der Regel: „Halt! Leichte Sprache." Damit wird in Kurzform mitgeteilt: „Stopp, ich kann gerade nicht mehr folgen und möchte gerne eine Erklärung in Leichter Sprache." Die Rote Karte wird vor allem dann eingesetzt, wenn keine Person für eine Übersetzung in Leichter Sprache zur Verfügung steht. Dann ist es die Aufgabe der sprechenden Person, ihre Worte in einer leichter verständlichen Weise zu wiederholen und/oder schwer verständliche Inhalte näher zu erklären.

Die Verwendung der Roten Karte sollte für Teilnehmende mit Beeinträchtigungen im Bereich Sehen zusätzlich verbalisiert werden. Eine moderierende Person ruft z. B. „Halt! Leichte Sprache" oder „Stopp! Bitte leicht sprechen!", damit alle Teilnehmenden den Einsatz der Roten Karte sofort nachvollziehen können.

Rote Karten werden in der Regel mit dem eigens dafür entworfenen Bild des Netzwerkes Leichte Sprache „Halt! Leichte Sprache" gestaltet. Es gibt aber auch andere Bilder zur Gestaltung von Roten Karten. Bei der Verwendung des Bildes „Halt! Leichte Sprache" muss die Rote Karte einen Hinweis auf das Copyright „Mensch zuerst – Netzwerk People First Deutschland e. V." enthalten (Abb. 3.5 und 3.6).

Abb. 3.5 „Halt! Leichte Sprache", © Mensch zuerst – Netzwerk People First Deutschland e. V.

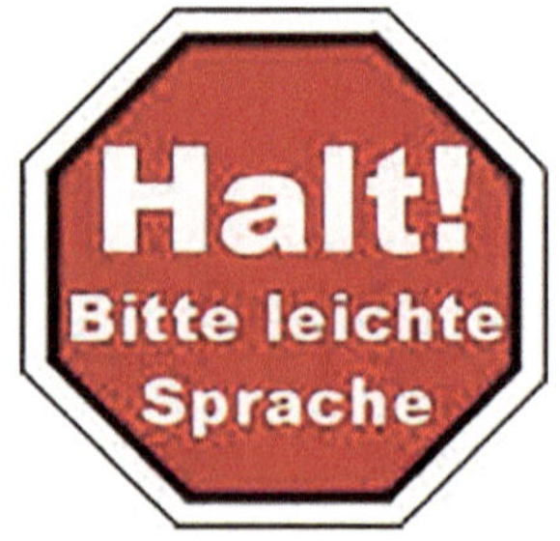

Abb. 3.6 Rote Karte mit
Bitte um Leichte Sprache
für Veranstaltungen, ©
Netzwerk Leichte Sprache
e.V.

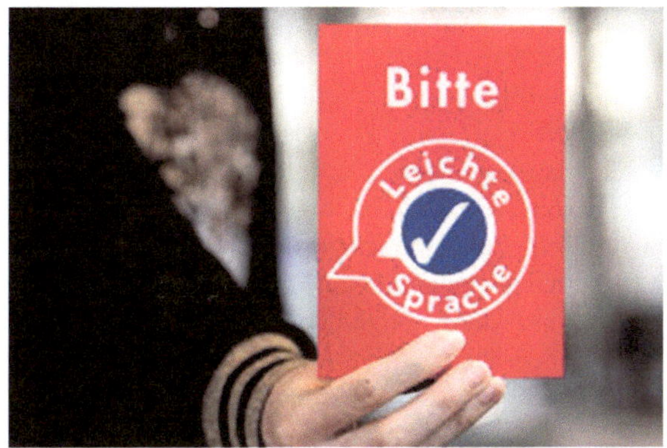

Das Netzwerk Leichte Sprache realisiert Leichte Sprache in schriftlicher und mündlicher Form und bildet Übersetzer*innen im sogenannten Leicht sprechen aus. Die Forschungsstelle Leichte Sprache lehnt den mündlichen Gebrauch Leichter Sprache ab, da „bei mündlicher Kommunikation keine vergleichbaren Rahmenbedingungen herrschen, da die Kommunikationspartner aufeinander reagieren und Gesten nutzen können, um sich zu verständigen" [108]. Dennoch empfiehlt auch die Forschungsstelle eine Schulung in verständlicher mündlicher Kommunikation.

Übersetzer*innen für Leichte Sprache lernen in der Regel während ihrer Ausbildung neben der schriftsprachlichen Übersetzung von Standard- und Fachsprache auch Leicht sprechen. Diese lautsprachliche Form von Leichter Sprache hat nichts mit den oft unbeholfenen Versuchen zu tun, sich durch rudimentäres Deutsch („Du nehmen Tabletten drei Mal") mit Menschen mit geringen deutschen Sprachkenntnissen oder Menschen mit sog. geistiger Behinderung zu verständigen. Es geht vielmehr darum, durch eine wertschätzende Dialoghaltung Kommunikationsbarrieren im Gespräch abzusenken und Diskriminierungen zu vermeiden. Neben den allgemeinen Regeln müssen dabei folgende weitere Regeln des Regelwerks der Leichten Sprache beachtet werden:

- Langsam und deutlich sprechen.
- Die Worte richtig betonen.
- Sprechpausen einlegen.
- Zeit für Verständnisfragen einplanen.
- Menschen mit sog. geistiger Behinderung in die Kommunikation einbinden.
- Teilnehmende mit Sie ansprechen und nur auf Wunsch duzen.

Leicht sprechen ist eine anspruchsvolle Aufgabe, die viel Übung und Erfahrung benötigt. In der Ausbildung der Übersetzer*innen für Leichte Sprache erwerben diese in der Regel allerdings nur Grundkenntnisse. Übersetzer*innen für „Leicht sprechen" haben sich durch Weiterbildungen auf die lautsprachliche Übersetzung Leichter Sprache spezialisiert.

▶ **Barrierefrei telefonieren**   Beim Telefonieren ist die Kommunikation auf die Lautsprache reduziert. Für Menschen mit sog. geistiger Behinderung, Menschen mit geringen Deutschkenntnissen, Menschen mit geringer Literalität sowie Gehörlose und Blinde ist das Medium Telefon daher häufig eine Barriere. Angehörige von Gesundheitsberufen, insbesondere Fachkräfte, die häufig mit Patient*innen telefonieren, z. B. zur Terminplanung oder Klärung von Verwaltungsangelegenheiten, sollten sich dieser Barriere bewusst sein. Menschen mit sog. geistiger Behinderung, Menschen mit geringen Deutschkenntnissen, Menschen mit geringer Literalität verstehen Angehörige von Gesundheitsberufen besser, wenn diese am Telefon „Leicht sprechen". Spezielle Schulungen helfen dabei, die dafür nötigen Kompetenz zu erwerben.

Für Gehörlose und schwerhörige Menschen gibt es die Tess-Relay-Dienste, ein bundesweiter Telefon-Vermittlungsdienst für hörgeschädigte Menschen (Kap. 4). Dieser Dienst bietet Dolmetscherleistungen am Telefon in Gebärdensprache (TeSign) und in Schriftsprache (TeScript) an. Gehörlose brauchen lediglich einen Computer, ein Smartphone oder Tablet und einen Internetzugang, hörende Kunden und angerufene Hörende werden über die Tess-Relay-Dienste auf ihrem Telefonanschluss erreicht.

Menschen mit sog. Behinderungen nutzen auch Mobilfunkgeräte. Die Datenbank der Global Accessibility Reporting Initiative (GARI) hat die speziellen Programme und Mobilgeräte mit verschiedenen Möglichkeiten für unterschiedliche Kommunikationsbedarfe zusammengestellt. So erleichtert z. B. eine Spracherkennungssoftware sehgeschädigten und blinden Menschen das Telefonieren durch gesprochenen Anweisungen, Apps lesen Nachrichten vor und wandeln die gesprochenen Antworten in Text um (siehe auch Digitale Barrierefreiheit (Kap. 7). Mehr Infos unter: www.mobileaccessibility.info.

3.3 Einfache Sprache: Zielgruppen und Regeln

Einfache Sprache wurde bislang nicht öffentlich kodifiziert. Im Gegensatz zur Leichten Sprache, die „als statisches System recht umfassen reguliert ist", handelt es sich bei dieser Sprachvariante um ein eher dynamisches System [17]. In der Sprachwissenschaft liegen bislang nur einige wenige Modelle zur Einfachen Sprache vor, die sich um eine Abgrenzung zur Leichten Sprache bemühen. In diesen Modellen wird deutlich, dass sich die Einfache Sprache ebenso wie Leichte Sprache zur besseren Lesbarkeit und Verständlichkeit zwar ebenfalls sprachlicher Reduktionen bedient, die Intensität inhaltlicher Reduktionen aber geringer und die sprachliche Variabilität größer ist als in der Leichten Sprache. In (Tab. 3.1) werden die formalen Unterschiede zusammenfassend erläutert.

Tab. 3.1 Leichte Sprache vs. Einfache Sprache

Leichte Sprache	Einfache Sprache
durch Richtlinien geregelt	weniger strikt geregelt
v. a. für Leute mit Lernschwierigkeiten nützlich	auch für andere Leser nützlich (ältere Menschen, Menschen mit geringen Deutschkenntnissen, Lernende einer Fremdsprache usw.)
kurze Hauptsätze, weitgehender Verzicht auf Nebensätze	längere Sätze; auch Nebensätze
Verwendung bekannter Wörter, Erklärung schwieriger Wörter	Verwendung auch schwieriger Begriffe
klares und großes Schriftbild	
ein neuer Absatz nach jedem Satzzeichen	nicht unbedingt ein neuer Absatz nach jedem Satzzeichen
übersichtliche Optik von Bild und Schrift	keine strenge Regulierung der Optik von Bild und Schrift
	Erscheinungsbild von Schrift und Bild weniger streng geregelt

Quelle: Magris/Ross 2015:12 in [17]

Der Vergleich zeigt, dass sich Einfache Sprache an den Regeln der Leichten Sprache lediglich orientiert. Da ein offizielles Regelwerk bislang fehlt, erfolgt die Erstellung und Übersetzung von Texten in Einfacher Sprache eher intuitiv. Die Qualität der Übersetzung ist in der Regel abhängig von den Zielvorstellungen des Auftraggebenden sowie der Sprach- und Sozialkompetenz des Übersetzenden. Angelehnt an die Regeln der Leichten Sprache werden für Übersetzungen in Einfache Sprache häufig jeweils zunächst Leitlinien erstellt, in denen die auftraggebende Institution ihre Zielgruppe(n), Zielvorstellungen und den sprachlichen Rahmen definieren, indem Einfache Sprache gestaltet werden soll. Dennoch ist Einfache Sprache keine Lightversion von Leichter Sprache, sondern ein weiterer wichtiger Baustein im Gesamtkonzept der barrierefreien Kommunikation. Wie die Leichte Sprache reduziert sie Barrieren in der Kommunikation und erleichtert Menschen den Zugang zu Informationen und Sprache. Sie baut zudem eine Brücke für die Menschen, die Leichte Sprache ablehnen, z. B. weil sie sich von ihr unterfordert fühlen oder Einfache Sprache viel mehr ihren Lesegewohnheiten entspricht.

Obwohl es weder ein offizielles Regelwerk zur Einfachen Sprache gibt noch speziell ausgebildete Übersetzer*innen, werden immer mehr Texte in Einfache Sprache übersetzt. Es erscheinen nicht nur mehr Texte, sondern auch mehr Textsorten als in Leichter Sprache, gerade weil sie weniger streng reguliert ist. Ob Wahlprogramme, Zeitungen, Broschüren, Elternbriefe oder Belletristik, die größere formale und sprachliche Variabilität der Einfachen Sprache erleichtert den Transfer von standardsprachlichen Texten und Textsorten in eine leicht verständliche Sprachvariante. Zudem adressiert sie mehr Zielgruppen als die Leichte Sprache. Damit ist

Einfache Sprache ein wichtiges Instrument für mehr Partizipation und Selbstbestimmung. Viele Institutionen und soziale Träger entscheiden sich für diese Sprachvariante, weil Leichte Sprache nur für öffentliche Stellen des Bundes gesetzlich verpflichtend ist und Übersetzungen in Einfache Sprache kostengünstiger sind. Sie wissen entweder nicht oder übersehen, dass Einfache Sprache aber viele Menschen mit sog. geistiger Behinderung sowie Menschen mit sog. Behinderungen im Bereich Sehen und Hören ausschließt. Ohne die Einbindung in ein Gesamtkonzept barrierefreier Kommunikation besteht daher immer das Risiko, dass Einfache Sprache lediglich die Funktion eines Aushängeschilds für Inklusion zukommt.

3.3.1 Die Zielgruppen der Einfachen Sprache

Die Einfache Sprache orientiert sich am Gemeinsamen Europäischen Referenzrahmen für Sprache (GER), der die Lesefähigkeiten von Personen in unterschiedliche Niveaus einteilt [55]. In diesem werden die Sprachkenntnisse für Niveau A2 und B1 wie folgt beschrieben:

A2 – Grundlegende Kenntnisse: „Kann Sätze und häufig gebrauchte Ausdrücke verstehen, die mit Bereichen von ganz unmittelbarer Bedeutung zusammenhängen (z. B. Informationen zur Person und zur Familie, Einkaufen, Arbeit, nähere Umgebung). Kann sich in einfachen, routinemäßigen Situationen verständigen, in denen es um einen einfachen und direkten Austausch von Informationen über vertraute und geläufige Dinge geht. Kann mit einfachen Mitteln die eigene Herkunft und Ausbildung, die direkte Umgebung und Dinge im Zusammenhang mit unmittelbaren Bedürfnissen beschreiben" [55].

B1 – Fortgeschrittene Sprachverwendung: „Kann die Hauptpunkte verstehen, wenn klare Standardsprache verwendet wird und wenn es um vertraute Dinge aus Arbeit, Schule, Freizeit usw. geht. Kann die meisten Situationen bewältigen, denen man auf Reisen im Sprachgebiet begegnet. Kann sich einfach und zusammenhängend über vertraute Themen und persönliche Interessengebiete äußern. Kann über Erfahrungen und Ereignisse berichten, Träume, Hoffnungen und Ziele beschreiben und zu Plänen und Ansichten kurze Begründungen oder Erklärungen geben" [55].

Zu den Zielgruppen Einfachen Sprache gehören demnach:

- Menschen mit geringen deutschen Sprachkenntnissen
- Menschen mit geringer Literalität
- Menschen mit Lese- und Rechtschreibschwäche oder Legasthenie
- Menschen mit sog. Behinderungen im Bereich Sehen und Hören
- Menschen mit geringer Bildung
- Fachfremde Leser*innen

3.3.1.1 Beispiel für eine Übersetzung in Einfache Sprache

Der Ausgangstext in Standardsprache lautet: Gesundheit ist ein wesentlicher Faktor für ein erfülltes Leben. Jeder kann selbst etwas dazu beitragen, um die eigene Gesundheit zu erhalten: Die Informationsangebote der BZgA über gesundheitliche Risiken, über Möglichkeiten zu einer gesunden Lebensführung sowie über die präventiven Angebote des Gesundheitssystems helfen den Bürgerinnen und Bürgern, Verantwortung für ihre Gesundheit zu übernehmen und das Gesundheitssystem sachgerecht zu nutzen [28].

Übersetzung in Einfache Sprache: Gesundheit ist wichtig für ein gutes und schönes Leben. Jeder kann selbst etwas für seine Gesundheit tun. Die Bundeszentrale für gesundheitliche Aufklärung hilft den Menschen dabei.

Die Bundeszentrale für gesundheitliche Aufklärung ist eine große Behörde in Deutschland. Sie heißt auch BZgA. Die BZgA informiert die Menschen über gesundheitliche Risiken.

Die BZgA informiert auch über die Möglichkeiten zu einer gesunden Lebensführung. Gesunde Lebensführung heißt: Ich achte darauf, dass ich gesund lebe. Die BZgA hilft den Menschen dabei mit präventiven Angeboten. Präventive Angebote sind Angebote zur Gesundheitsvorsorge. Damit kann jeder mehr Verantwortung für seine Gesundheit übernehmen und das Gesundheitssystem gut nutzen.

▶   **capito**   Capito ist ein Social-Franchise-Netzwerk, das unter dem Dach der Non-Profit-Organisation atempo im Jahr 2000 in Österreich gegründet würde. Mittlerweile bietet capito Leistungen zur barrierefreien Kommunikation an 20 Standorten in Österreich, Deutschland und in der Schweiz an. Capito übersetzt in das capitoeigene Format „Leicht Lesen" (LL), das sich am GER orientiert und Texte je nach Zielgruppe in die Sprachstufen A1, A2 und B1 übersetzt. Die Sprachstufen definiert capito wie folgt:

B1 entspricht der Umgangssprache und enthält Detailinformation.

A2 ist leicht verständlich und dient dem niederschwelligen Wissensaufbau.

A1 ist kurz und einfach und enthält nur die Kerninformation.

Damit lassen sich capito-Übersetzungen nicht pauschal den Begriffen Leichte Sprache oder Einfache Sprache zuordnen.

Capito-Übersetzungen werden durch Vertreter*innen der Zielgruppen überprüft und erhalten ein capito-Prüfsiegel.

3.4 Qualitätsmerkmal Gütesiegel

Die Qualität von Texten in Leichter Sprache und Einfacher Sprache ist sehr unterschiedlich. In manchen Fällen werden die Prinzipien und Regeln der beiden Sprachvarianten sogar so stark missachtet, dass sie keinen Anspruch mehr auf bessere Verständlichkeit erheben können – und nur noch der Etikettierung für Inklusion dienen. Komplizierte Formulierungen, Fachwörter, zu lange Sätze oder zu kleine Schrift, die Mängel solcher Texte sind vielfältig. Um die Qualität zu sichern, haben verschiedene (Selbsthilfe-)Gruppen und Institutionen Güte- oder Prüfsiegel für Leichte Sprache und Einfache Sprache entwickelt. Immer häufiger werden Texte, die unter dem Label Leichte Sprache und Einfache Sprache publiziert werden, aber auch mit Logos und Siegeln gekennzeichnet, die den „offiziellen" Gütesiegeln nachempfunden sind und eine entsprechende Qualität suggerieren. Im Folgenden werden die Gütesiegel, die Texte mit Expertise kennzeichnen, näher erläutert.

Eines der ersten und bekanntesten Gütesiegel für leichtes Lesen wurde von der internationalen Selbsthilfe-Gruppe Inclusion Europe entwickelt. Das Logo kann kostenfrei von jedem verwendet werden, der sich bei der Erstellung oder Übersetzung eines Textes an die europäischen Regeln (www.leicht-lesbar.eu) für leicht lesbare Informationen hält. Mindestens eine Person mit sog. geistiger Behinderung muss das Dokument gelesen haben, um es zu prüfen [61]. Das Problem ist, Inclusion Europe kontrolliert die Einhaltung ihrer Richtlinien nicht, sondern behält sich lediglich das Recht vor, die Erlaubnis zur Verwendung des Logos zu entziehen, „wenn die eingereichten Publikationen ernsthafte Zweifel begründen, dass die europäischen Regeln nicht befolgt wurden" [61] (Abb. 3.7).

Abb. 3.7 Gütesiegel Inclusion Europe (europäisches Easy-to-read-Logo)

„Wir beobachten immer häufiger, dass als leicht gekennzeichnete Texte nicht den Regeln für Leichte Sprache entsprechen und so von der Zielgruppe, Menschen mit Lernschwierigkeiten, nicht verstanden werden können", erklärt das Netzwerk Leichte Sprache [30]. Deshalb hat das Netzwerk Leichte Sprache ein eigenes Gütesiegel für Leichte Sprache entwickelt (Abschn. 3.2.2). Texte mit diesem Logo kennzeichnen Texte, die dem Regelwerk des Netzwerkes für Leichte Sprache folgen und von einer entsprechenden Prüfgruppe begutachtet wurden. Das Gütesiegel darf nur von dafür berechtigten Übersetzer*innen verwendet werden (Abb. 3.8).

Die Forschungsstelle Leichte Sprache vergibt seit 2014 Prüfsiegel für Leichte Sprache und Einfache Sprache sowie je ein eigenes Logo für Leichte Sprache und Einfache Sprache. Für die Prüfsiegel werden Texte in der jeweiligen Sprachvariante von der Forschungsstelle Leichte Sprache wissenschaftlich geprüft. Die Siegel dürfen von allen genutzt werden, die Texte in Leichter und Einfacher Sprache produzieren und dabei dem Regelset der Forschungsstelle Leichte Sprache folgen. Eine Überprüfung der Texte durch die Zielgruppen ist nicht vorgesehen (Abb. 3.9 und 3.10).

Abb. 3.8 Gütesiegel Netzwerk Leichte Sprache

Abb. 3.9 Prüfsiegel Forschungsstelle Leichte Sprache für Leichte Sprache

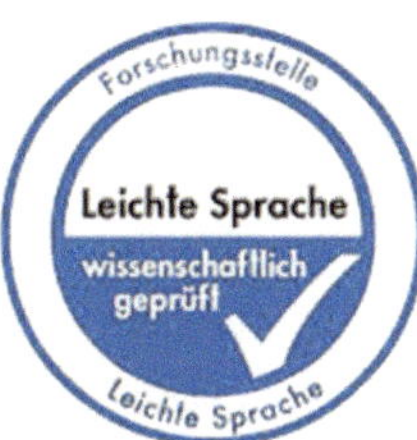

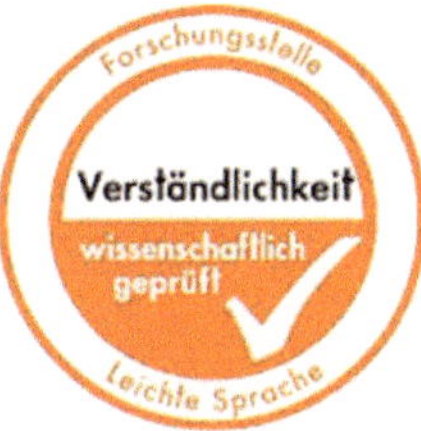

Im Gegensatz zu den Prüfsiegeln „Leichte Sprache wissenschaftlich geprüft" und „Einfache Sprache wissenschaftlich geprüft" ist für die Verwendung der Logos der Forschungsstelle Leichte Sprache keine Prüfung durch die Forschungsstelle notwendig. Mit diesen kostenfreien Logos will die Forschungsstelle neben der Qualitätssicherung auch einen „Beitrag zur Öffnung und zugleich Professionalisierung der übersetzerischen Praxis leisten und die öffentliche Sichtbarkeit von Leichte- und Einfache-Sprache-Texten erhöhen" [134] (Abb. 3.11 und 3.12).

Abb. 3.10 Prüfsiegel Forschungsstelle Leichte Sprache für Einfache Sprache

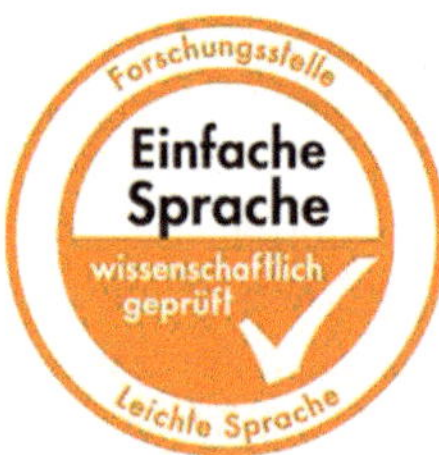

Abb. 3.11 Logo der Forschungsstelle Leichte Sprache für Leichte Sprache

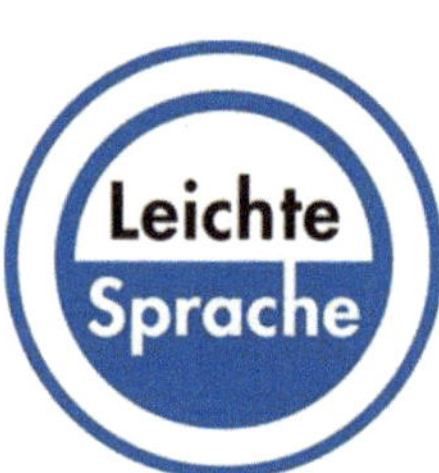

Abb. 3.12 Logo der Forschungsstelle Leichte Sprache für Einfache Sprache

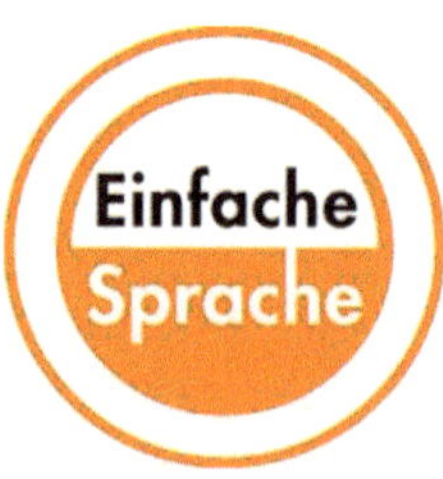

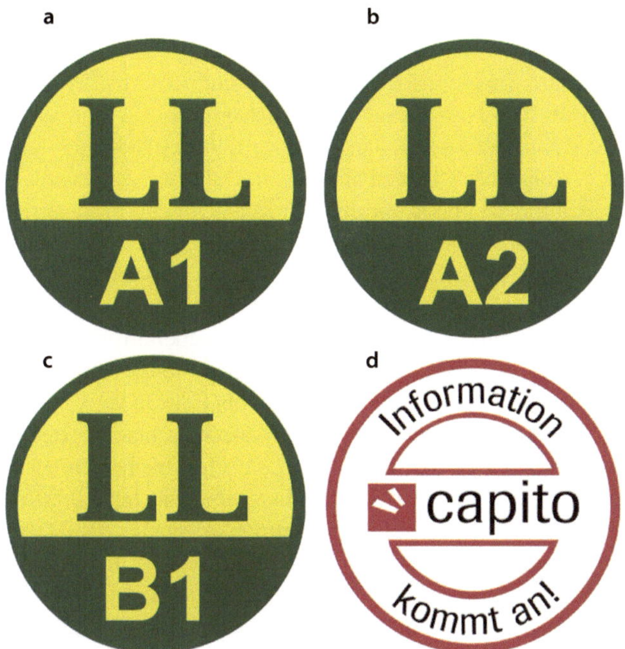

Abb. 3.13   (**a**) Gütesiegel capito, Leicht Lesen A1. (**b**) Gütesiegel capito, Leicht Lesen A2. (**c**) Gütesiegel capito, Leicht Lesen B1. (**d**) Gütezeichen für Texte von capito

Capito übersetzt Texte in Standard- und Fachsprache in das capitoeigene Format „Leicht Lesen" (LL), das sich am GER orientiert und Texte je nach Zielgruppe in die Sprachstufen A1, A2 und B1 übersetzt. Die Ausbildung der Übersetzer*innen ist anspruchsvoll und umfangreich, die Qualität wird zudem durch die Prüfung der Texte durch die jeweilige Zielgruppe gesichert. Das Prüfsiegel ist rechtlich geschützt und wird nur von capito selbst vergeben (Abb. 3.13a-d).

3.5   Rechtssicherheit: Leichte Sprache justiziabel?

Bei Texten, die Informationen zur Gesundheit und/oder Medizin beinhalten, handelt es sich in der Regel um Texte in einer Fachsprache. Die Aufgabe von Übersetzer*innen Leichter Sprache liegt darin, den schwer verständlichen Ausgangstext in einen leicht verständlichen Text zu übersetzen. Dafür werden komplexe Informationsstrukturen aufgelöst und in einzelne Aussagen zerlegt. Fachwörter müssen zusätzlich erklärt und schwer verständliche Sachverhalte näher erläutert werden. Durch die typografischen Vorgaben (Schriftgröße, Zeilenabstand, Überschriften etc.) sowie die Ergänzung durch Abbildungen sind Leichte-Sprache-Texte in der Regel deutlich länger als die Ausgangstexte. Das wiederum erschwert das Leseverständnis der Zielgruppen. Daher müssen Übersetzer*innen die hohe Informationsdichte der Ausgangstexte durch eine Auswahl über die zu vermittelnden Informationen reduzieren. Sie müssen also die Kernaussagen eines Textes identifizieren und andere Informationen weglassen, was Leichter Sprache den Vorwurf einträgt, manipulativ zu sein [124]. Die Entscheidung über die Inhalte erfolgen zwar in Absprache mit den jeweiligen Autor*innen der Ausgangstexte. Dennoch stehen Übersetzer*innen vor dem Problem: „Das Weglassen von Informationen, die den Adressat_innen des Ausgangstexts ganz selbstverständlich zur Verfügung stehen, stellt (…) einen Eingriff in die Informationsrechte der Zieltextleserschaft dar" [84]. Neben dem Dilemma „Lesbarkeit vs. Informationsrecht" führt die Auswahl von Inhalten bei Rechtstexten außerdem dazu, dass diese nicht mehr justiziabel sind. Eine Eigenschaft von vielen Rechtstexten in Leichter Sprache: „Sie können nicht dazu benutzt werden, Ansprüche vor einem Gericht durchzusetzen. Leichte-Sprache-Texte sind selbst keine Rechtstexte. Sie informieren nur über Rechtstexte" [84].

Vorbehalte gegenüber der Leichten Sprache werden häufig damit begründet, dass die Texte in Leichter Sprache nicht justiziabel, also einer richterlichen Entscheidung oder einer Gerichtsbarkeit unterworfen sind. Hier muss jedoch unterschieden werden, ob es sich bei einem Ausgangstext tatsächlich um einen Rechtstext oder um einen Text, der rechtliche Inhalte lediglich beschreibt oder auf Gesetze verweist, handelt. Es muss daher vor einer Übersetzung geklärt werden, ob der Ausgangstext über Gesetze informiert oder mit den Inhalten im Ausgangstext ein Rechtsanspruch verbunden ist. Im Zweifelsfall muss diese Frage durch Rechtsexpert*innen geprüft werden.

Eine Möglichkeit, das Problem „Rechtssicherheit" zumindest teilweise zu lösen ist, Informationen mit barrierefreien Methoden und Hilfsmitteln zusätzlich zu den Ausgangstexten anzubieten und damit Menschen mit besonderen Kommunikationsbedarfen zugänglich zu machen. Damit können in der Regel Haftungsausschlüsse verbunden und Rechtssicherheit geschaffen werden.

Ein Beispiel dafür sind die Packungsbeilagen von Medikamenten. Diese unterliegen strikten rechtlichen nationalen und internationalen Vorgaben, sie müssen von den Aufsichtsbehörden genehmigt werden, bevor sie veröffentlicht werden. Gleichzeitig gibt es eine gesetzliche Verpflichtung für Packungsbeilagen zu guter Verständlichkeit und zum Gebrauch von einfacher Sprache (plain linguage, simple language) basierend auf der EU-Richtlinie (§63(2), EC 2001/83) und der Lesbarkeitsrichtlinie (EC 2009, S. 7–10) [110]. Packungsbeilagen von Medikamenten, sogenannte Beipackzettel, gelten bei vielen Menschen als schwer verständlich. Bemängelt werden vor allem die Verständlichkeit, Lesbarkeit und die Fülle der Informationen [52]. Bei einer Studie des wissenschaftlichen Instituts der AOK von 2003 gaben 28 Prozent der Befragten an, ihre Medikamente aufgrund des Beipackzettels abgesetzt zu haben, ein Drittel fühlte sich aufgrund der Informationen im Beipackzettel verunsichert [110]. Rund 30 Prozent der über 60-Jährigen, der Gruppe mit den häufigsten Arzneimittelverschreibungen in Deutschland, stuften Packungsbeilagen als unverständlich oder sehr unverständlich ein [110]. Die europäische Lesbarkeitsrichtlinie gibt vor, wie Beipackzettel verständlich für die beiden Zielgruppen „Patienten und Verbraucher" formuliert werden sollen, in einigen Punkten stimmen die Vorgaben mit den Regeln der Leichten Sprache überein. So müssen z. B. seit 2005 alle Packungsbeilagen durch die beiden (äußerst heterogenen) Zielgruppen geprüft werden. Dennoch bleiben Barrieren bestehen: Um den gesetzlichen Vorgaben gerecht zu werden, beinhalten Beipackzettel immer schwer verständliche Fremd- und Fachwörter, komplizierte Satzkonstruktionen, Abkürzungen und Sonderzeichen.

Arzneimittelhersteller sind seit 2005 gesetzlich dazu verpflichtet, ihre Packungsbeilagen in Formaten verfügbar zu machen, die für blinde und sehbehinderte Personen geeignet sind [110]. Der Verband Forschender Arzneimittelhersteller e. V. hat daher gemeinsam mit dem Deutschen Blinden- und Sehbehindertenverband (DBSV) 2010 einen Patienten-Info-Service (Rote Liste®) für das Internet entwickelt, der blinden Menschen Beipackzettel für Medikamente barrierefrei zur Verfügung stellt. Die Gebrauchsinformationen werden in vier Formaten angeboten: Normaldruck; Großdruck speziell für Sehbehinderte; als Website, die elektronisch vorgelesen werden kann und als navigierbares Hörbuch im DAISY-Format. Unter dem Link „Rechtliche Hinweise" findet sich der Haftungsausschluss: Eine Gewähr für Richtigkeit und Vollständigkeit der Informationen wird nicht übernommen [107]. Der Anbieter erläutert auch die rechtlichen Grenzen der barrierefreien Angebote: „Diese automatisch erzeugten Hörfassungen entsprechen dem gegenwärtigen Stand der Technik und bieten daher leider keine Gewähr für die Richtigkeit der vorgelesenen Texte. Die Schriftfassung der jeweiligen Gebrauchsinformation wird durch die Hörfassung daher nicht ersetzt" [107]. Der Onlinedienst wird von Patient*innen häufig genutzt, von den Pharmaherstellern beteiligten sich bis 2014 allerdings nur 21 von 350 in Deutschland ansässigen Unternehmen mit 934 Packungsbeilagen von rund 35.000 Arzneimitteln (Quelle BHV) [35]. Der Grund für die geringe Beteiligung der Pharmaverbände an dem barrierefreien Angebot sind nicht rechtliche Bedenken, sondern, „dass Pflege und Aktualisierung der Packungsbeilagen auf der Plattform sehr aufwendig seien – und überdies teuer" [35]. Die Pharmaverbände bieten stattdessen eine zentrale Hotline an, die Patient*innen bei Fragen zum jeweiligen Hersteller eines Medikaments durchstellt. Dieses Angebot wird den Kommunikationsbedarfen von blinden und sehbehinderten Menschen nicht gerecht, denn sie sind dadurch gezwungen, persönliche Fragen mit fremden und wechselnden Ansprechpartner*innen zu besprechen, die ihnen zudem nur zu eingeschränkten Zeiten zur Verfügung stehen [39]. Der Gesamtzugang zur Packungsbeilage bleibt ihnen dadurch weiterhin verwehrt, die Folgen können sein, dass Betroffene zu spät oder unvollständig über Risiken und Nebenwirkungen informiert werden [39].

Auch die SCHOLZ Datenbank hat unter der Website www.beipackzettel.de einen Online-Dienst eingerichtet, um „Arzneimittelinformationen für Patienten noch übersichtlicher und verständlicher darzustellen" [113]. Dieses Angebot ermöglicht allen Patient*innen den Zugriff auf elektronische Patienteninformationen der SCHOLZ Datenbank „in transparenter und laienverständlicher Art" [113]. Im Vergleich zu Original-Beipackzettel sind die auf der Plattform abrufbaren Beipackzettel zwar übersichtlicher gestaltet (z. B. kein 3-spaltiges Format, größere Schrift, Überschriften in Frageform) und besonders wichtige Angaben werden am Textanfang in einer farbig markierten Hinweisbox angezeigt. Die Texte entsprechen aber weder den Regeln der Leichten Sprache noch der Einfachen Sprache. Zu jedem angezeigten Medikament gibt es einen Hinweis zum Haftungsausschluss: „Bei Fragen zu den angezeigten Informationen der SCHOLZ Datenbank, insbesondere Anwendungsgebieten, Risiken, Gegenanzeigen, Neben- und Wechselwirkungen etc. (nachfolgend zusammen „Ergebnisse" und/oder „Risiken"), lesen Sie bitte zusätzlich die Packungsbeilage und fragen Sie Ihren Arzt oder Apotheker. Sollten keine Ergebnisse angezeigt werden, bedeutet dies nicht, dass keine Risiken existieren" [113]. Ob das Webangebot der SCHOLZ Datenbank, das ein übersichtlicheres Textformat als herkömmliche Beipackzettel, aber keine weiteren barrierefreien Methoden und Hilfsmittel anbietet, tatsächlich für eine bessere Verständlichkeit und damit zur Förderung der Gesundheitskompetenz von Patient*innen beiträgt, darf bezweifelt werden. Menschen mit besonderen Kommunikationsbedarfen werden von diesem Angebot in jedem Fall ausgeschlossen.

Das Bereitstellen einer Online-Datenbank, die auch in Leichter Sprache, Einfacher Sprache, in Gebärdensprache und Brailleschrift zugänglich ist und zudem die technischen Möglichkeiten der Digitalen Barrierefreiheit nutzt, um Barrierefreie Kommunikation für alle zu ermöglichen, ist oft weniger eine Frage der Rechtssicherheit als der wertschätzenden Haltung gegenüber Menschen, die auf diese Angebote angewiesen sind und ein Recht darauf haben. Bei der Überprüfung der Rechtssicherheit von Kommunikationsangeboten in Leichter Sprache sollte daher stets bedacht werden, ob und inwieweit die mangelnde Rechtssicherheit barrierefreie Angebote einschränkt. Wenn Kommunikationsangebote in Leichter Sprache aufgrund von mangelnder Rechtssicherheit nicht verwendet werden können, kommen z. B. je nach Kommunikationsbedarf der Zielgruppen alternative und/oder ergänzende Methoden und Hilfsmittel der Barrierefreien Kommunikation in Betracht.

3.6 Studienlage und wissenschaftlicher Diskurs

Das Recht auf eine gleichberechtigte Teilhabe an öffentlicher Kommunikation sowie der große Bedarf an barrierefreien Kommunikationsangeboten zur Verbesserung der Gesundheitskompetenz treibt die Veröffentlichung von Texten in Leichter Sprache und Einfacher Sprache voran. Wie in diesem Kapitel dargelegt, ist „die Umsetzung der Idee Leichter Sprache derzeit tatsächlich häufig mangelhaft" [108]. Einer der Gründe dafür ist, dass es trotz der Relevanz von leicht verständlichen Sprachvarianten im aktuellen sozialpolitischen Diskurs um Barrierefreiheit an einer theoretischen Fundierung und empirischen Überprüfung der Ansätze für leicht verständliche Sprachvarianten mangelt. In einem Vortrag zum aktuellen Forschungsstand fasste Anja Seidel von der Universität Leipzig die Situation 2016 zusammen: „Die Forschung zur Leichten Sprache für Menschen mit Lernschwierigkeiten steckt noch in den Kinderschuhen" [117]. Das Netzwerk Leichte Sprache fordert deshalb:

„Wir wissen noch nicht genug über Leichte Sprache.
Wenn wir mehr über Leichte Sprache wissen,
dann können wir Leichte Sprache besser machen.
Darum ist Forschung über Leichte Sprache wichtig" [93].

Verschiedene Universitäten bemühen sich, „Leichte Sprache" aus verschiedenen Perspektiven zu erforschen, es mangelt bislang aber an der dafür notwendigen interdisziplinären Zusammenarbeit von Wissenschaftler*innen aus den Bereichen Sprach-, Sozial- und Kommunikationswissenschaft und einer finanziellen Förderung, die Erkenntnisgewinne beschleunigen würde. Da es sich bei „Leichter Sprache" um ein noch recht junges Phänomen handelt, an dessen Erforschung und Gestaltung verschiedene Disziplinen und Akteur*innen beteiligt sind, können im Folgenden nur die wichtigsten Impulse vorgestellt werden.

Seit 2014 besitzt die Universität Hildesheim eine eigene „Forschungsstelle Leichte Sprache" am Fachbereich Sprach- und Informationswissenschaften. Die Forschungsstelle widmet sich der Erforschung und Normierung des Sprachsystems der Leichten Sprache sowie der empirischen Erprobung der gewonnenen Erkenntnisse. Die theoretisch gewonnenen Erkenntnisse werden in Praxisprojekten erprobt. „Besonderes Augenmerk legen wir auf Textsorten, die bisher noch kaum einer Übersetzung in Leichte Sprache zugeführt wurden: Administrative und juristische Texte" [134]. 2016 veröffentlichte die Forschungsstelle ein Handbuch zur Leichten Sprache, in dem das Sprachsystem Leichte Sprache wissenschaftlich beschrieben wird. Seit 2018 bietet die Universität auch einen Studiengang „Expert/innen für Barrierefreie Kommunikation" an.

Die Forschungsstelle Leichte Sprache richtet sich bei der Übersetzung von Texten an prälingual gehörlosen Menschen und nicht an Menschen mit sog. geistiger Behinderung aus. Die Forscher*innen argumentieren, dass die Anforderungen, die prälingual hörgeschädigte Menschen an leicht verständliche Texte haben, besonders hoch sind, zudem sind gehörlose Menschen „eine relativ kleine, homogene und gut erforschte Gruppe, die nicht geistig behindert und damit voll geschäftsfähig ist" [103]. Die Forschungsstelle betont zwar, dass die Übertragung der Kommunikationsbedarfe von gehörlosen Menschen auf andere Zielgruppen ohne wissenschaftliche Prüfung stattfindet, sie geht aber davon aus, dass bis „zum Vorliegen widersprechender Studien (…) Texte, die für diese Gruppe modifiziert werden, zugleich von allen anderen Zielgruppen von Leichter Sprache verstanden und akzeptiert werden können" [103].

Die sprachwissenschaftliche Erforschung und Eingrenzung der Leichten Sprache unterliegt der Kritik. So warnte die Behindertenpädagogin Gudrun Kellermann 2013 vor der Gefahr, „dass die Wissenschaft das Feld der Leichten Sprache für sich besetzt und vorgeben möchte, wie Leichte Sprache auszusehen hat" [72]. Im Sinne der Inklusion fordert sie, die Partizipation der Zielgruppe als Mit-Forschende, statt sie zu Forschungsobjekten zu degradieren [72]. Sascha Plangger (Disability Studies) stimmt diesem Ansatz zu: „Die Kenntnisse der sprachlichen Bedürfnisse der Adressaten, ihr Vorwissen, ihre Lese- und Kommunikationssituationen müssen einbezogen werden"[96]. Die Diskussion darüber, ob und inwieweit Menschen mit sog. geistiger Behinderung an der Erforschung und Gestaltung Leichter Sprache beteiligt werden können und müssen, spiegelt das Spannungsverhältnis wider, in dem Leichte Sprache durch die Reduzierung von komplexen Inhalten steht: Den Möglichkeiten, der Zielgruppe durch leicht verständliche Sprache Informationen zugänglich zu machen und damit ihre Teilhabe am gesellschaftlichen Leben zu verbessern, stehen die Grenzen der Leichten Sprache durch Kompromisse und Einschränkungen von Inhalten gegenüber. Der Sprachwissenschaftler Anatol Stefanowitsch führt dazu aus, dass unnötige sprachliche Komplexität zwar zu vermeiden sei, aber Sprache nicht leichtfertig einfacher gestaltet werden darf, als es kommunizierte Inhalte erfordern: „Wir leben in einer komplexen Welt, die komplexes Denken und Handeln erfordert" [125]. Er plädiert dafür, die sprachliche Teilhabe von Menschen mit besonderen Kommunikationsbedarfen zu ermöglichen, weil „gesellschaftliche Prozesse fast ausschließlich über Sprache konstituiert und aufrechterhalten werden". Komplexes Vokabular und komplexe Grammatik seien jedoch kein Selbstzweck und kein verzierendes Beiwerk: „Sie dienen dazu, komplexe Sachverhalte möglichst präzise und unzweideutig zu beschreiben" [125].

Er verweist außerdem darauf, dass sprachliche Äußerungen im Alltag unbewusst auf der Basis von Annahmen über Vorkenntnisse und sprachliche Fähigkeiten des Gegenübers gestaltet werden. „Ein angemessener sprachlicher Umgang mit Menschen, die wegen kognitiver oder sensorischer Einschränkungen besondere Schwierigkeiten mit (bestimmten Registern von) Sprache haben, wäre nur eine konsequente Fortführung – allerdings eine, die für viele Mitglieder der Sprachgemeinschaft aufgrund fehlender Erfahrung nicht unbewusst und automatisch geschieht, sondern bewusst erlernt und eingesetzt werden muss" [125]. Die theoretische Annahme, dass Leichte Sprache alle Menschen erreichen kann, stellt auch Walburga Fröhlich, Sozialarbeiterin und Geschäftsführerin von atempo, das auch den Übersetzungsdienst capito betreibt, in Frage, da „Menschen durch Texte nicht nur informiert, sondern auch als Person angesprochen werden" und Texte dann lesen, wenn sie mit „ihren Vorerfahrungen, ihren Fähigkeiten und ihren Sprachkompetenzen eine Andockstelle zum Text vorfinden" [51]. Für Fröhlich liegt der Schlüssel zur Teilhabe in einer zielgruppengerechten Sprache, die auf dem Sprachvermögen sowie den Vorerfahrungen und dem Vorwissen der jeweiligen Zielgruppe aufbaut und nicht nur Menschen mit besonderen Kommunikationsbedarfen aufgrund einer sog. Behinderung in den Blick nimmt: „Wenn wir möglichst vielen Bürgerinnen und Bürgern politische Teilhabe auf verschiedenen Ebenen ermöglichen wollen, dann kommen wir nicht aus mit einer „Leichten Sprache" und einer „Schweren Sprache". Selbst die Einführung einer weiteren, „Einfachen Sprache" als Mittelding zwischen „leicht" und „schwer" wird uns noch nicht helfen" [51].

Einzelne Hochschulen führen inzwischen interdisziplinäre sprach- und sozialwissenschaftliche Forschungsprojekte durch, an denen Menschen mit kognitiven Einschränkungen sowie Hör- und Sehbehinderungen als sogenannte Co-Forscher*innen beteiligt sind. Das vorrangige Ziel dieser Projekte ist, dass Leben der Betroffenen durch das leichtere Verstehen von für sie im Alltag und Beruf relevanter Texte zu verbessern. So arbeiteten beispielsweise an der Universität Leipzig Wissenschaftler*innen und Menschen mit sog. geistiger Behinderung gemeinsam am Projekt „Leichte Sprache im Arbeitsleben" (LeiSA) [135]. Das sozialwissenschaftliche Teilprojekt untersuchte, inwiefern der gezielte Einsatz von Leichter Sprache die beruflichen Teilhabechancen von Menschen mit sog. geistiger Behinderung verbessert. Eine wichtige Erkenntnis der Forschenden ist, dass Leichte Sprache „Menschen mit Lernschwierigkeiten besser informiert (…) und somit deren Selbstständigkeit im Arbeitskontext gefördert wird". Die Ergebnisse des Projekts sind inzwischen weitestgehend veröffentlicht, die Sprachwissenschaftlerin Bettina M. Bock hat aus den Ergebnissen des sprachwissenschaftlichen Teilprojekts von LeiSA den Ratgeber „‚Leichte Sprache' – kein Regelwerk" mit Empfehlungen abgeleitet, wie Texte in Leichter Sprache noch verständlicher formuliert werden können [14]. Die wichtigsten Ergebnisse werden in diesem Ratgeber auch in „Leichter Sprache" formuliert.

Ein Ergebnis der LeiSA-Studie in Leichter Sprache
Es ist schwierig, verständlich zu schreiben.
Was für den einen Menschen verständlich ist,
ist für einen anderen Menschen vielleicht schwer verständlich.
Wir sagen deshalb: Verständlichkeit ist relativ.
Man muss immer fragen: verständlich für wen?
Quelle: [14] ◄

Die Erforschung von Leichter Sprache findet in verschiedenen Forschungsfeldern statt. So hat etwa die Hochschule Osnabrück 2011 ein „Büro für Leichte Sprache" eingerichtet, in dem zehn Menschen mit sog. geistiger Behinderung in Zusammenarbeit mit Studierenden und Lehrenden Texte in Leichte Sprache übersetzen [13]. Das Forschungsinstitut Technologie und Behinderung (FTB) der Evangelischen Stiftung Volmarstein geht seit 2013 im „Kompetenz-Zentrum Leichte Sprache" u. a. der Frage nach, wie Kommunikation in einer Stadt organisiert werden kann, damit die Menschen alle Informationen in Leichter Sprache erhalten können. Die Wissenschaftler*innen der Johannes-Gutenberg-Universität Mainz vergleichen am Fachbereich Translations-, Sprach- und Kulturwissenschaft Leichte Sprache und Einfache Sprache miteinander, indem sie das Leseverhalten von Probanden mittels Eyetracker aufzeichnen: „Die bei Weitem kürzeste durchschnittliche Lesezeit verbuchte die Leichte Sprache, während die Texte in Einfacher Sprache und das Original praktisch gleichauf lagen" [56]. Eine zusammenfassende Übersicht über die bislang erforschten Felder steht derzeit noch aus und es herrscht Unklarheit, ob und wie Leichte Sprache ihre Vermittlungsaufgabe erfüllen kann. Die Sprachwissenschaftlerinnen Ursula Bredel und Christiane Maaß kommen im „Duden Leichte Sprache" 2016 zu dem Ergebnis: „Die Forschung hat bei der theoretischen und empirischen Fundierung nicht nur der Leichten, sondern auch der Einfachen Sprache noch ganz erhebliche Arbeit vor sich" [17].

PartKommPlus: Gesundheitsbildung für Menschen mit sog. geistiger Behinderung
Der Forschungsverbund für gesunde Kommunen PartKommPlus erforscht und entwickelt seit 2017 Integrierte kommunale Strategien (IKS) der Gesundheitsförderung, die Menschen von Geburt an ein gesundes Leben ermöglichen sollen. Das Projekt, an dem acht deutsche Hochschulen und wissenschaftliche Institute beteiligt sind, untersucht, wie kommunale Akteur*innen verschiedener Fach- und Politikbereiche (z. B. Gesundheit, Bildung, Soziales, Stadtentwicklung) gemeinsam mit verschiedenen insbesondere vulnerablen Zielgruppen daran beteiligt werden können, lebensphasenübergreifende Gesundheitsstrategien, sogenannte Präventionsketten, zu entwickeln. Präventionsketten sorgen dafür, dass sich unabhängig von der jeweiligen sozialen Lage, die Voraussetzungen für ein möglichst langes und gesundes Leben für alle Menschen der Kommune verbessern [49].
Im Teilprojekt GESUND! steht Gesundheitsbildung für und mit Menschen mit sog. geistiger Behinderung im Mittelpunkt. Gemeinsam mit Beschäftigen einer Werkstatt für Menschen mit sog. Behinderung wurden ein Gesundheitskurs, zwei Forschungsprojekte in der Werkstatt und eine Studie in der Kommune realisiert. Auf Grundlage der dabei gewonnen Erkenntnisse entwickeln die Forschenden verschiedene Seminare zu Gesundheitsthemen. Nach einer Qualifizierung können die mitforschenden Menschen mit sog. geistiger Behinderung die Seminare zur Förderung von Gesundheit als (Co-)Referent*innen selbstständig durchführen. Dafür werden auch Materialien in leicht verständlicher Sprache erarbeitet und

visualisierende Methoden, z. B. aus dem Bereich Foto- und Videografie, eingesetzt. Erste Ergebnisse zeigen, dass gerade für Menschen mit sog. geistiger Behinderung „ein bewusster und sensibler Umgang mit Sprache besonders bedeutsam (ist)" [50]. Die „Leichte Sprache" kann dabei hilfreich sein, „sie ist aber nicht das einzige Mittel", betonen die Forschenden [50]. Rückversicherungsschleifen, wie die Teach-back-Methode, bei denen die Aussagen der anderen Person mit eigenen Worten wiedergegeben werden, unterstützen ebenfalls die Kommunikation: „Falsch verstandene Informationen können so korrigiert und eine verständliche Kommunikation kann aufgebaut werden" [50].

Eine weitere wichtige Erkenntnis betrifft den Perspektivwechsel der Forschenden ohne sog. Behinderung: „Für akademisch Forschende ist die verständliche Sprache unter Umständen eine Herausforderung. Sie können sich nicht hinter einer Fachsprache verstecken. Sie müssen selbst die fachwissenschaftlichen Inhalte durchdrungen und verstanden haben. Erst dann ist es möglich, eine klare und deutliche Sprache in einfachen und kurzen Sätzen zu finden" [49].

PartKommPlus ist ein Projekt des Netzwerks Partizipative Gesundheitsforschung (PartNet), einer Vereinigung von Wissenschaftler*innen und Praktiker*innen, die sich mit der Weiterentwicklung und Anwendung partizipativer Forschungsmethoden auf dem Gebiet der Gesundheit befasst. Die Mitglieder von PartNet haben inzwischen über 100 Publikationen hervorgebracht. PartNet ist Ansprechpartner für die International Collaboration for Participatory Health Research (ICPHR) im deutschsprachigen Raum.

Weitere Informationen: www.partnet-gesundheit.de und http://partkommplus.de.

Das Schwerpunktheft der Zeitschrift „Prävention und Gesundheitsförderung" (Heft 8, Nr. 3, 2013) bietet einen Überblick über Partizipative Gesundheitsforschung in Deutschland.

3.7 Beispiele für Leichte Sprache aus der Praxis

Das Angebot an Texten in Leichter Sprache und Einfacher Sprache wächst täglich. Die Qualität ist dabei höchst unterschiedlich, eine Übersicht über vorhandene Angebote für bestimmte Themenfelder gibt es bislang nicht. Das Bundesministerium für Gesundheit (BmfG) sowie die Bundeszentrale für gesundheitliche Aufklärung (BZgA) bieten auf ihren Internetseiten jeweils eine Erklärungsseite über die Navigationsstruktur der Internetseite in Leichter Sprache an. In der Medienübersicht finden sich keine Materialien in Leichter Sprache, auch die Inhalte der Websites sind nicht in Leichter Sprache oder in Gebärdensprache verfügbar. Das Deutsche Netzwerk Gesundheitskompetenz bietet auf seiner Website https://dngk.de „Gesundheitsinformationen in leichter Sprache" an. Die Bundesvertretung der Medizinstudierenden in Deutschland e.V. hat unter dem Stichwort „Projekte" Broschüren in Leichter Sprache zum Thema Gesundheit und Medizin zusammengestellt: www.bvmd.de. Das Netzwerk Leichte Sprache stellt auf Nachfrage eine Liste über Materialien (Bücherliste) zur Verfügung. Wer Infomaterialien zum Thema Gesundheit in Leichter Sprache sucht, muss sich in der Regel also direkt an die Institutionen, Behörden, Versicherungen, Verbände oder Selbsthilfeorganisationen des jeweiligen Fachgebietes oder Themenbereiches wenden, im Internet suchen oder das gewünschte Material erstellen bzw. übersetzen lassen. Je nach Hersteller sind Informationsmaterialien in Leichter Sprache auch kostenlos erhältlich und können online bestellt werden. Bei der Auswahl gilt es, auf die Qualität der Leichten Sprache zu achten (Abschn. 3.3.2). Neue Kommunikationsmaterialen sollten immer von zertifizierten Übersetzer*innen für Leichte Sprache erstellt werden, auch wenn es sich um Texte in Einfacher Sprache handelt (siehe Hilfreiche Adressen).

Im Folgenden wird die beschriebene Vielfalt der Leichten Sprache und der Einfachen Sprache sowie ihre Relevanz für Barrierefreie Kommunikation anhand von einigen praktischen Beispielen anschaulich gemacht. Dabei wird deutlich, dass Texte in Leichter Sprache häufig in ein Konzept für Barrierefreie Kommunikation eingebunden werden, um ihre partizipative Funktion erfüllen zu können.

Das Projekt GESUND! der Katholischen Hochschule für Sozialwesen Berlin (KHSB) (Abschn. 3.5) widmet sich speziell der Gesundheitsförderung von Menschen mit sog. geistiger Behinderung. In diesem Projekt wurden lernbehinderte Beschäftigte einer Berliner Werkstatt zu sogenannten Gesundheitsforschern ausgebildet mit dem Ziel, die Gesundheitsförderung von Menschen mit sog. geistiger Behinderung so zu gestalten, dass sie selbstbestimmt darauf Einfluss nehmen können. Es wurden verschiedene Themenfelder wie Bewegung, Ernährung, Umgang mit Krisensituationen, Stress und Stellenwert der eigenen Gesundheit ermittelt, Methoden, Übungen und Materialien entwickelt und erprobt. Die Transferbroschüre zum Gesundheitskurs vermittelt theoretische Überlegungen und Beschreibung ausgewählter Lerneinheiten in Standardsprache und in Leichter Sprache (Abb. 3.14). Die

Lerneinheit D

Einfach gesagt …

Das Herz

Das Herz ist sehr wichtig für den Körper.

Die Personen im Kurs lernen diese Dinge:

Wie groß ist das Herz?

Wo ist das Herz?

Welche Funktion hat das Herz für den Körper?

Was ist der Blut-Kreislauf?

Wir sprechen über das Thema Herz und

über die eigenen Erfahrungen.

Viele Menschen in Deutschland haben

Blut-Hochdruck oder andere Herz-Krankheiten.

Das Herz ist auch ein Zeichen für die Liebe.

In vielen Sprich-Wörtern oder Geschichten

geht es um das Herz und die Gefühle.

Zum Beispiel: Es wird mir warm ums Herz.

Das bedeutet, dass ich gute Gefühle habe.

Mir ist bange ums Herz. Das bedeutet,

dass ich ängstlich bin.

Vielleicht kennen Sie auch das Märchen

„Das kalte Herz"?

Abb. 3.14 Beispielseite aus der Lerneinheit „Das Herz", Broschüre „Gesundheitsförderung mit Menschen mit Lernschwierigkeiten". Leichter lernen mit dem Projekt GESUND! [29], © Verband der Ersatzkassen e.V./Jörg Hafemeister

Die Personen im Kurs können über
diese Redewendungen sprechen.
Sie können so auch über ihr
seelisches Wohl-Befinden reden.

Wir stärken das Herz mit Bewegung,
gesundem Essen und Entspannung.
Diese Dinge sind allgemein sehr wichtig
für die Gesundheit des Menschen.

Abb. 3.14 (Fortsetzung)

Transferbroschüre ist innerhalb des GESUND!-Projektes des Forschungsverbunds PartKommPlus entstanden und wurde mit Unterstützung des Verbandes der Ersatzkassen e.V. erstellt. Sie richtet sich an Werkstätten für Menschen mit sog. Behinderung, die Inhalte können aber auch auf andere Bereiche der Arbeit mit Menschen mit sog. geistiger Behinderung übertragen werden. Die vollständige Ansicht der Broschüre ist zu sehen unter: www.gesunde-lebenswelten.com/gesund-vor-ort/ menschen-mit-behinderung-und-angehoerige/gesund-37/

Die Deutsche Hauptstelle für Suchtfragen e.V. (DHS) bietet verschiedene Materialien zum Thema Sucht auch in Leichter Sprache an. Der Textauszug in (Abb. 3.15) stammt aus einer Broschüre über die Risiken des Rauchens und wurde von der Übersetzerin Christiane Völz vom AWO Büro für Leichte Sprache in Berlin erstellt. Der Text wurde von einer Prüfgruppe geprüft, die Broschüre aber nicht durch ein Gütesiegel des Netzwerkes Leichte Sprache gekennzeichnet, da die Herausgeber eine Stigmatisierung vermeiden wollten: Die Texte sollen alle Interessierten erreichen und richten sich nicht ausschließlich an Menschen mit sog. geistiger Behinderung. Die Texte in der Broschüre stehen beispielhaft für die Regeln der Leichten Sprache, auf eine Bebilderung einzelner Absätze durch Illustrationen des Netzwerkes für Leichte Sprache wurde zugunsten von anschaulichen Fotografien, die über dem Gesamtext einer Seite platziert sind, verzichtet. Vollständige Ansicht der Broschüre unter: www.dhs.de/fileadmin/user_upload/pdf/Broschueren/Rauchen_ist_riskant.pdf

Die 94 Seiten umfassende Broschüre „Lungen · krebs – was nun? Eine Broschüre in leichter Sprache" informiert Patient*innen über Symptome, Ursachen, Diagnostik und Behandlung von Lungenkrebs. Die Broschüre erklärt den Leser*innen zunächst die Handhabung der Broschüre, erklärt dann anhand eines anschaulichen Patientenbeispiels die komplexe Materie und beinhaltet ein Wörterbuch, in dem alle schwer verständlichen Begriffe zum Thema erläutert werden. Der Leichte-Sprache-Text wurde von Sabrina Betz erstellt und ist mit dem Prüfsiegel von Inclusion Europe gekennzeichnet. Die Broschüre ist erhältlich unter: www. krebsinformationsdienst.de/service/iblatt/lungenkrebs-leichte-sprache.pdf?m= 1573033516& (Abb. 3.16).

Die Rechtsanwältin und Leiterin des Betreuungsvereins für behinderte Menschen von Leben mit Behinderung Hamburg Elternverein e.V. Kerrin Stumpf hat ein Beratungskonzept zur Erstellung von Vollmachten für Menschen mit sog. geistiger Behinderung entwickelt. Es entstand in der praktischen Arbeit des Bereuungsvereins unter Mitwirkung eines Notars, um die Zielgruppe bei der aktiven Wahrnehmung ihrer Rechte zu stärken [128]. Das Beratungskonzept bindet Angehörige und Freunde ein und unterstützt den gemeinsamen Entwicklungsprozess einer Vollmacht. Dieser Kommunikationsprozess basiert auf der Erkenntnis, dass Menschen Sprache als unterschiedlich schwer oder leicht verstehen. In der Bera-

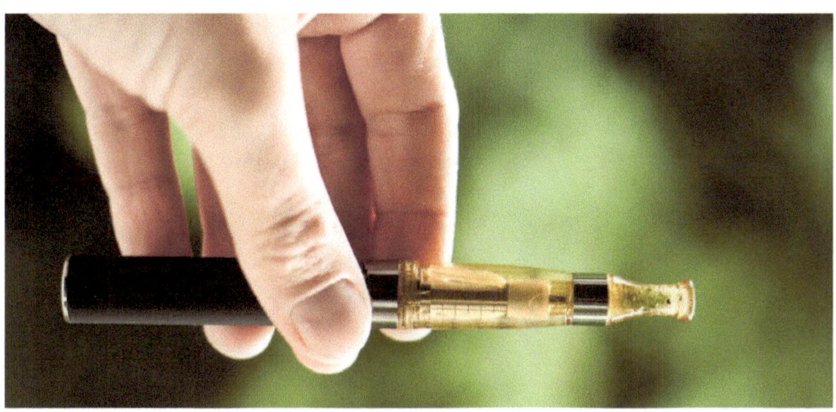

Nikotin macht abhängig

Im Tabak ist Nikotin.

Beim Rauchen kommt das Nikotin in den Körper.

Über das Blut kommt Nikotin in das Gehirn.

Das Herz schlägt schneller.

Der Blutdruck steigt.

Viele Leute fühlen sich dann wach und munter.

Aber Nikotin ist ein Gift.

Das Nikotin macht süchtig.

Die meisten Raucher sind davon abhängig.

Sie können nicht mehr mit dem Rauchen aufhören.

Sie brauchen das Nikotin.

6

Abb. 3.15 Beispielseite aus der Broschüre „Rauchen ist riskant. Heft in Leichter Sprache".
© Deutsche Hauptstelle für Suchtfragen e.V. (DHS)

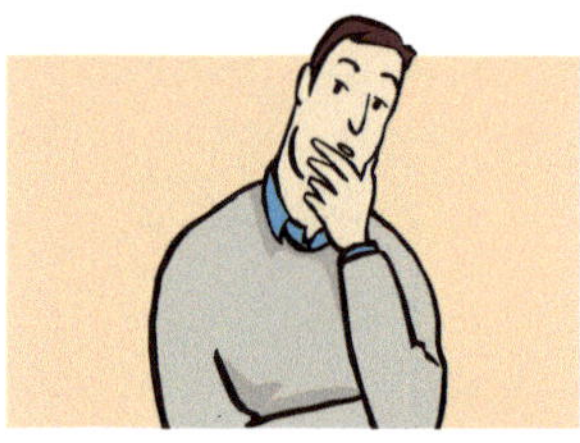

Herr Meier hat Angst vor Krebs.
Herr Meier hat viele Fragen:

- Was ist Lungen•krebs?
- Was passiert mit mir?
- Muss ich sterben?
- Was hilft mir?

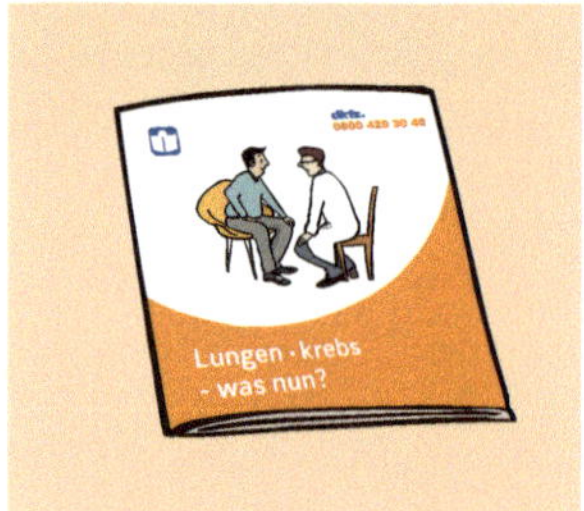

Herr Meier braucht Hilfe.
Herr Meier möchte sich über Lungen•krebs informieren.

In diesem Heft steht viel über Lungen•krebs.
Herr Meier kann sich in diesem Heft informieren.

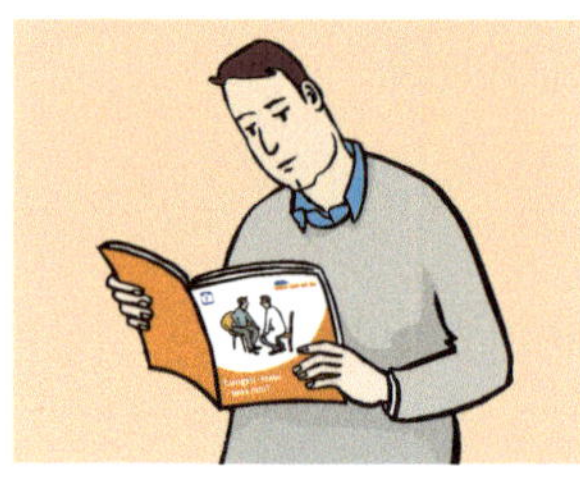

Möchten Sie auch etwas über Lungen•krebs wissen?

- Vielleicht haben Sie selbst Lungen•krebs.
- Oder Sie kennen jemanden,
  der Lungen•krebs hat.

Das Heft kann Ihnen dabei helfen.

Abb. 3.16 Beispielseite Aus „Lungenkrebs – was nun?" Eine Broschüre in leichter Sprache. © Krebsinformationsdienst, DKFZ; © Bilder Reinhild Kassing, www.leichtesprachebilder.de

tungssituation kommt es demnach darauf an, „die persönliche Sprache der ratsuchenden Menschen zu verwenden" und dass Informationen „mit ihnen ausführlich und anschaulich in ihrer Sprache dargestellt und gemeinsam besprochen werden" [128]. Jede Beratung erfolgt individuell und setzt Schwerpunkte je nach dem Inhalt und den persönlichen Fragen der Ratsuchenden zu einer Vollmacht. Die Vollmacht in Leichter Sprache „Ich sorge für mich" (Rechtsstand 2013), herausgegeben vom Bundesverband für körper- und mehrfachbehinderte Menschen e.V. (bvkm), wird derzeit aktualisiert, steht aber als Ansicht zur Verfügung unter: https://bvkm.de/wp-content/uploads/2019/08/ich-sorge-fur-mich-2.pdf.

Die Deutsche Hauptstelle für Suchtfragen e.V. bietet Informationsangebote auch speziell für die Zielgruppe „hilfesuchende Migranten/Geflüchtete" an. Die 13 Seiten umfassende Broschüre „Wenn Glückspielen zum Problem wird" gibt es daher in zwei Sprachen: deutsch und türkisch. Der Text folgt in Konzeption und Text (Gisela Haberer) den Regeln der Einfachen Sprache (Abb. 3.17). wird aber nicht explizit als ein Angebot in Einfacher Sprache ausgewiesen, um eine möglichst breite Leserschaft zu erreichen. Die vollständige Broschüre ist zu lesen unter: www.dhs.de/fileadmin/user_upload/pdf/Broschueren/2018_Gluecksspiel_Migranten_Deutsch-Arabisch.pdf

Abb. 3.17 Beispielseite aus der Broschüre „Wenn Glückspielen zum Problem wird" in Einfacher Sprache [46]

„Ich kann das Glück erzwingen"

Fast hätten Sie gewonnen. Nur noch einmal die Tasten richtig drücken, nur noch etwas mehr Infos einholen und schon ist der Sieg sicher. Haben Sie Glück, glauben Sie: Jetzt läuft's.

Doch Glücksspiele heißen so, weil hier nur der Zufall entscheidet. Und das bezeichnen manche als Glück.

Ein Beispiel: Sie werfen eine Münze. Sie fällt auf „Zahl". Sie tun es wieder und wieder. Nach sieben Mal „Zahl" haben Sie das Gefühl, jetzt muss doch „Kopf" kommen. Muss es nicht. Die Wahrscheinlichkeit, dass eine Münze auf Zahl oder Kopf fällt, ist bei jedem Wurf 50:50. Jedes Mal aufs Neue. Der Zufall hat kein Gedächtnis.

Aber: Die Spielabläufe von Geldspielautomaten sind programmiert. Das Gesetz erlaubt es, dass diese Geräte mehr Geld schlucken als sie ausspucken. Auch Sportwetten entscheidet kein Experten-Wissen, sondern vorwiegend der Zufall. Hand aufs Herz: Wie häu!g lag Ihr Tipp schon daneben?

Das Glück lässt sich nicht erzwingen.

Üzüm üzüme baka baka kararır.

Sinngemäß: Halte dich von schlechten Ein!üssen fern!

Gebärdensprache

4

Inhaltsverzeichnis

4.1 Die Deutsche Gebärdensprache

In Deutschland leben etwa 83.000 Menschen, die aufgrund einer Hörbeeinträchtigung gehörlos sind [41]. Es gibt keine einheitliche Statistik zu gehörlosen Menschen, national und international rechnen Expert*innen mit 0,1 Prozent der jeweiligen Gesamtbevölkerung, in Deutschland zudem mit etwa 19 Prozent schwerhörigen Menschen [41]. Als gehörlose Menschen bezeichnen sich Menschen, die vorwiegend in Gebärdensprache kommunizieren, als sogenannte prälingual gehörlose Menschen werden in der Sprachwissenschaft Menschen, die bereits vor dem Erwerb der Lautsprache (oft von Geburt an) nicht hören können, bezeichnet.

© Springer-Verlag GmbH Deutschland, ein Teil von Springer Nature 2020
P. Jacobi, *Barrierefreie Kommunikation im Gesundheitswesen*,
https://doi.org/10.1007/978-3-662-61478-5_4

Die Deutsche Gebärdensprache (DGS) ist ein eigenständiges, vollwertiges Sprachsystem, mit dem die Mehrheit der gehörlosen Menschen und Menschen mit (hochgradiger) Hörbehinderung in jedem Alter mit anderen gehörlosen Menschen kommunizieren, auch mit Hörenden, wenn diese DGS beherrschen. Wie jede andere Sprache bildet auch die DGS die komplexen Lebenszusammenhänge und Formen einer Sprachgemeinschaft ab, sie ist daher „traditionell das Fundament des sozialen und kulturellen Zusammenlebens Gehörloser als Gebärdensprachgemeinschaft und trägt in erheblichem Maße zur Identität, psychischen Gesundheit und zur Bildung bei" [42]. Die Mehrheit der gehörlosen Menschen in Deutschland sehen die DGS daher als ihre Muttersprache (Erstsprache) an.

Wissenschaftliche Untersuchungen zur Deutschen Gebärdensprache begannen in den 1970er-Jahren. 1979 wurde mit der „Forschungsstelle DGS" im Bereich Germanistik der Universität Hamburg der Grundstein für das 1987 gegründete „Zentrum für Deutsche Gebärdensprache", heute Institut für Deutsche Gebärdensprache und Kommunikation Gehörloser, gelegt. Von Anfang an wurde in der Forschungsstelle, die von drei gehörlosen und zwei hörenden Wissenschaftler*innen ins Leben gerufen worden war, besonderer Wert auf partizipative Forschung gelegt. Gehörlose Menschen wurden dabei nicht von Linguisten „als attraktive ‚Datenspender' genutzt und erforscht, d. h. als Native Signer im Grunde ‚gebraucht', um bestimmte Forschungsergebnisse zu bekommen" [134], die verschiedenen Kompetenzen wurden vielmehr genutzt, um die Forschung auch nach den Bedarfen der Gehörlosengemeinschaft zu gestalten. Der hörende Linguist und Mitbegründer der Forschungsstelle DGS Siegmund Prillwitz betont die Bedeutung der Partizipation gehörloser Menschen in der Forschung: „Es gab (…) die Gehörlosen mit ihrer Gebärdensprache, die sie unterrichtet und erforscht haben und dann Fachleute, (…) die sich mit der multimedialen Technik auskenn(en) oder eben andere, die aus den Bereichen der Linguistik oder Pädagogik kommen. Das ist ein Gütezeichen, das in der Gebärdensprachforschung weltweit selten zu finden ist" [134] (Abb. 4.1).

Die Deutsche Gebärdensprache besitzt eine komplexe Grammatik, die sich grundlegend von der Grammatik der deutschen Sprache unterscheidet [8]. Prälinguale gehörlose Menschen haben im Laufe ihrer frühkindlichen Entwicklung oft nicht die Möglichkeit, Hörerfahrungen zu machen. Sie nehmen dann z. B. neu zu erlernende Worte nicht automatisch über das Gehör auf, sondern müssen Schriftsprache ohne die unterstützende Funktion einer Lautsprache erlernen. Das Erlernen der Schriftsprache gleicht daher eher dem einer Fremdsprache. Die Deutsche Gebärdensprache wird erst seit den 1990er-Jahren in Deutschland im Unterricht an Gehörlosenschulen verwendet [133]. Seither werden gehörlose Kinder und Kinder mit einer Hörbehinderung auch nach einem bilingualen, also zweisprachigen Ansatz, der Lautsprache und Gebärdensprache miteinander verbindet, unterrichtet.

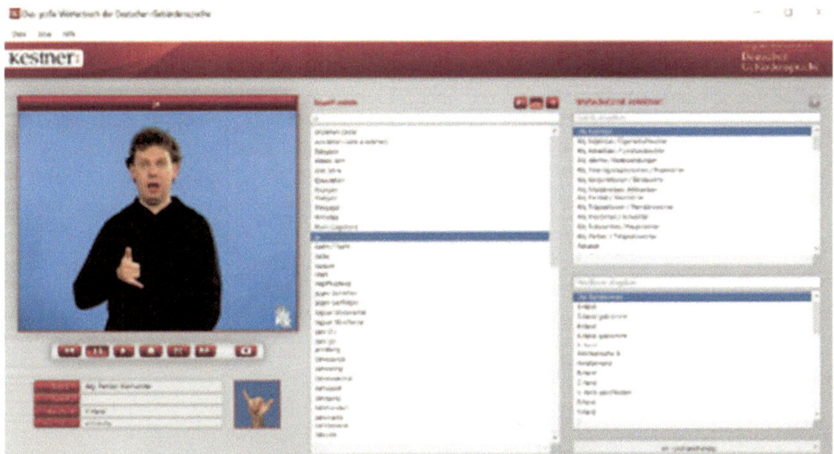

Abb. 4.1 Das große Wörterbuch der Deutschen Gebärdensprache (Hinweise Verlag/Setzerei: Abbildung in Buch Springer Verlag (Siehe [83] Abb. 2.5 UK), Verlag Karin Kestner, Schauenburg, mit freundlicher Genehmigung)

DGS ist aber noch kein Pflichtfach an Schulen. Neben dem bilingualen Ansatz existieren aber nach wie vor weitere Methoden, wie z. B. der sogenannte orale Ansatz ohne Einsatz von Gebärden oder der Ansatz mit Lautsprachbegleitenden Gebärden [133]. Gehörlose Kinder werden beim Schriftspracherwerb häufig nicht nach ihren Bedürfnissen geschult, was entsprechende Folgen für ihre Lese- und Schreibfähigkeiten hat: „Aufgrund einer zumeist fehlgeleiteten frühkindlichen Spracherziehung ist die (Schrift)sprachkompetenz vieler prälingual gehörloser Menschen auf ein geringes Maß begrenzt" [103]. Gehörlose Menschen haben daher oft Probleme damit, Texte zu lesen und zu verstehen. Sie besitzen oft eine geringe Literalität in der deutschen Schriftsprache und gehören damit auch zu den Zielgruppen der Leichten Sprache (Abschn. 3.2) und der Einfachen Sprache (Abschn. 3.3).

Gehörlose Menschen können eine Lautsprache grundsätzlich erlernen, ihre Aussprache bleibt aufgrund der nicht vorhandenen Kontrollfunktion des Gehörs in der Regel aber undeutlich [43]. Um eine sprechende Person zu verstehen, müssen hörbehinderte Menschen das Gesagte vom Mund ablesen. Da nur etwa 30 Prozent eines Gesprächsinhaltes über das Mundbild erfassbar sind, müssen gehörlose Menschen die meisten Informationen einer mündlichen Kommunikation aus dem Kontext schließen, was die Kommunikation erheblich erschwert und für gehörlose Menschen sehr anstrengend ist [43].

Gebärdensprache international
Gebärdensprachen sind Sprachen, die sich in gleicher Weise wie Lautsprachen entwickeln,
daher gibt es keine allgemeingültige Gebärdensprache, sondern länderspezifische Gebärdensprachen, einige Länder verfügen sogar über mehrere Gebärdensprachen bzw. Dialekte. Für
internationale Veranstaltungen wurde eine Hilfssprache entwickelt, die auch als International
Sign (IS) oder Gestuno bezeichnet wird. Auch wenn es sich hierbei nicht um eine vollwertige
Sprache handelt, bietet IS eine Kommunikationslösung für Fälle mit einem gemischten Pub-
likum. Sie dient nicht dazu, die verschiedenen nationalen Gebärdensprachen zu ersetzen,
kann aber eine angemessene Lösung für Besprechungen und Veranstaltungen auf europäi-
scher und internationaler Ebene sein.
Quelle: European Union oft he Deaf, www.eud.eu

4.1.1 Gebärdensprache dolmetschen

Gebärdensprachdolmetschen ist wie alle Arten des Dolmetschens eine komplexe An-
gelegenheit, die einer qualifizierten Ausbildung bedarf. Personen, die Gebärdensprache dolmetschen, werden ausgebildet, um zwischen einer nationalen Gebärdensprache und der Lautsprache des Landes zu dolmetschen, in dem sie leben und arbeiten,
oder zwischen zwei nationalen Gebärdensprachen. Jedes europäische Land verfügt
über ein eigenes Qualifizierungs- und Registrierungssystem für Personen, die Gebärdensprache dolmetschen. Gebärdensprachdolmetscher*innen können auch gemeinsam mit Dolmetscher*innen für Lautsprache übersetzen (gemischte Teams)
(Abschn. 2.2). Es kommen vorrangig drei Arten von Dolmetschen zum Einsatz: Konsekutivdolmetschen, Simultandolmetschen und das sog. Vom-Blatt-Übersetzen, eine
Mischform von Dolmetschen und Übersetzen [8]. Beim Konsekutivdolmetschen findet die Übertragung einer Kommunikation in Abschnitten statt, d. h. die dolmetschende Person macht sich während eines Gespräches, einer Rede oder während eines Vortrages Notizen, was die Genauigkeit der Übersetzung erhöhen kann. Beim
Simultandolmetschen wird die Kommunikation fast gleichzeitig übertragen, es wird
also in der Ausgangs- und in der Zielsprache kontinuierlich übersetzt.

> **Die Deutsche Gebärdensprache lernen** Auf der Website
> www.gebaerdenlernen.de können Angehörige von Gesundheitsberufen
> mithilfe der zwei aufeinander aufbauenden Online-Tutorials „DGS für
> Mediziner" kostenlos die Deutsche Gebärdensprache lernen. Die Kurse
> richten sich an alle, die gerne selbstständig Grundlagen der Deutschen
> Gebärdensprache im Bereich Gesundheit erlernen möchten. Es gibt z. B.
> Übungen für Anamnesegespräche oder für typische Formulierungen bei

Untersuchungen bzw. Behandlungen sowie das Vokabular für die Anatomie des Menschen. Die Lerneinheiten können zusätzlich über Video abgerufen werden, diese können auch für Gespräche mit Patient*innen genutzt werden, bis die eigenen Kenntnissen der DGS für ein direktes Gespräch ausreichen.

Die Deutsche Gebärdensprache ist wie viele andere Sprachen komplex und kann auf abstraktem wissenschaftlichem Niveau (Fachsprache) formuliert werden. Um sie flüssig zu beherrschen, benötigen vor allem Hörende häufig länger als für das Erlernen einer fremden Lautsprache, da die DGS vielfältige mimische und körperliche Ausdrucksformen besitzt, die bei minimalen Haltungsänderungen zu anderen Aussagen führen. Dennoch kann die Kommunikation zwischen Angehörigen von Gesundheitsberufen und Patient*innen mit einer Hörbehinderung bereits mit Grundkenntnissen in Deutscher Gebärdensprache verbessert werden. Vor allem Kenntnisse der DGS über zentrale gesundheitliche Begriffe, wie Schmerz oder Rezept, die im Gespräch mit Patient*innen regelmäßig wiederkehren, helfen bei der Verständigung. Das Institut für deutsche Gebärdensprache der Universität Hamburg stellt im Internet kostenfrei das „Fachgebärdenlexikon Gesundheit und Pflege" zur Verfügung: www.sign-lang.uni-hamburg.de/glex/intro/inhalt.html

Hilfreich für eine gelingende Kommunikation sind auch Kenntnisse, die eine wertschätzende Dialoghaltung zum Ausdruck bringen, also z. B. Gebärden zur Begrüßung und Vorstellung oder einfache Fragen nach dem Befinden in DSG. Auf die Unterstützung von Dolmetscher*innen für Gebärdensprache sollte dennoch keinesfalls verzichtet werden, denn diese sind für komplexe Gespräche und Inhalte geschult, die Kosten werden zudem von den Krankenkassen übernommen. Wichtig: Minderjährige hörende Kinder von Patient*innen mit Hörbehinderung sollten niemals zum Dolmetschen zwischen Fachkräften und Patient*innen eingesetzt werden!

▶ **Barrierefrei telefonieren – auch im Notfall**   Mit dem bundesweiten Telefon-Vermittlungsdienst Tess-Relay-Dienste können hörgeschädigte Menschen in Gebärdensprache (TeSign), Schriftsprache (TeScript) oder Lautsprache telefonieren und Notrufe absetzen. Für eine barrierefreie Kommunikation mit hörenden Personen am Telefon sorgen Gebärdensprachdolmetscher*innen und Schriftdolmetscher*innen, die über das Internet live übersetzen.

Gehörlose Menschen benötigen zur Nutzung der Dienste einen Internetzugang und einen Computer, wahlweise ein Smartphone, Tablet-PC oder ein SIP-Telefon. Hörende Personen können ihren Telefonanschluss nutzen. Die Relay-Dienste stellen kostenlose Software oder eigens erstellte Installationsbeschreibungen für Apps anderer Hersteller zur Verfügung. Konkret funktioniert das Telefonieren mit TeSign so [129]: Gehörlose Menschen rufen über eine Videoverbindung bei einer gebärdensprachdolmetschenden Person an. Diese stellt die Telefonverbindung zur hörenden Person her. Das Telefonat wird für die gehörlose und die hörende Person von der dolmetschenden Person von Deutscher Gebärdensprache in deutsche Lautsprache und umgekehrt übersetzt. Beim Telefonieren mit TeScript rufen gehörlose und hörbehinderte Menschen über eine Chatverbindung eine schriftdolmetschende Person an und teilen dieser ihren Telefonwunsch schriftlich mit. Die schriftdolmetschende Person stellt eine Telefonverbindung zur hörenden Person her und überträgt die Gesprächsinhalte von deutscher Schriftsprache in deutsche Lautsprache und umgekehrt. Hörende Anrufer können über ihre herkömmliche Telefonverbindung mit gehörlosen oder schwerhörigen Kund*innen von Tess ohne Anmeldung telefonieren: Sie rufen dafür über Servicerufnummern im jeweiligen Relay-Dienst TeSign oder TeScript an. Dort werden sie mit den entsprechenden Dolmetscher*innen verbunden, die eine Verbindung zur gewünschten Person herstellen.

Alle privaten Telefonate kosten 0,14 Euro pro Minute, berufliche Telefonate, die nicht durch die Zuzahlung der verpflichteten Telekommunikationsunternehmen subventioniert werden, kosten 1,70 Euro pro Minute für Gebärdensprachdolmetscherdienste sowie 0,85 Euro pro Minute für Schriftsprachdolmetscherdienste.

Das Unternehmen Tess-Relay-Dienste ist aus einem gemeinsamen Projekt der Deutschen Gesellschaft der Hörgeschädigten – Selbsthilfe und Fachverbände e.V. und der Deutschen Telekom AG entstanden. Seit 2009 arbeitet Tess als Regeldienst.

Weitere Informationen: www.tess-relay-dienste.de (Abb. 4.2)

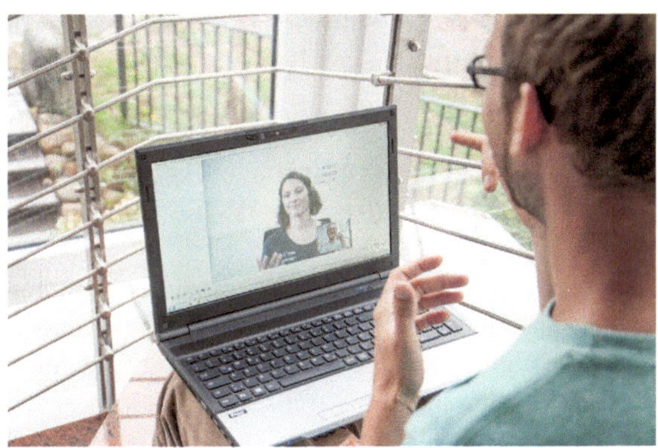

Abb. 4.2 Barrierefrei telefonieren mit den Tess-Relay-Diensten. © Tess-Relay-Dienste

4.2 Lautsprachbegleitende Gebärden

Lautsprachbegleitende Gebärden (LBG) sind eine nonverbale Kommunikations-
form und nicht Teil der Deutschen Gebärdensprache. Bei den Lautsprachbegleiten-
den Gebärden wird jedes gesprochene Wort mit einer Gebärde begleitet, um das
Verständnis der gesprochenen Sprache visuell zu unterstützen. Im Gegensatz zur
Deutschen Gebärdensprache sind Lautsprachbegleitende Gebärden keine eigene
Sprache, sondern sie folgen in Aufbau und Grammatik dem gesprochenen Deutsch.
In diesem Sinne ist LBG „gebärdetes Deutsch" und kann zusätzlich grammatische
Besonderheiten – in der Regel durch das Fingeralphabet – sichtbar machen [67].

LBG sind als Kommunikationsform anerkannt. Sie werden vor allem von Menschen, deren Erstsprache nicht die Gebärdensprache, sondern die deutsche (Laut-)
Sprache ist, also von sogenannten Spätertaubten und Schwerhörigen verwendet.
Vor allem die ältere Generation von gehörlosen und schwerhörigen Menschen, die
noch streng nach einer ausgeprägt oralbetonten Methode mit Absehen vom Mund
(Lippenlesen) erzogen wurde, verwendet in der Kommunikation häufig beglei-
tende Gebärden.

In der sprachlichen Frühförderung, in der inklusiven Pädagogik sowie in der
Erwachsenenbildung kann Menschen, die nicht oder noch nicht sprechen oder gebärden können, die Kommunikation durch den begleitenden Einsatz von Gebärden erleichtert werden (Abschn. 6.1.1). Da LBG viel Zeit braucht, werden auch
sogenannte Lautsprachunterstützende Gebärden (LuG) verwendet. Dabei werden

nicht alle Wörter der Lautsprache gebärdet, sondern nur Schlüsselworte, die für das Verständnis der Inhalte von Bedeutung sind.

4.3   Rechtsanspruch auf Gebärdensprachen und Kommunikationshilfen

Mit der Einführung des Sozialgesetzbuches 2001 wurde folgender Rechtsanspruch für gehörlose Menschen und Menschen mit Hörbehinderung gültig: „Menschen mit Hörbehinderungen und Menschen mit Sprachbehinderungen haben das Recht, bei der Ausführung von Sozialleistungen, insbesondere auch bei ärztlichen Untersuchungen und Behandlungen, in Deutscher Gebärdensprache, mit lautsprachbegleitenden Gebärden oder über andere geeignete Kommunikationshilfen zu kommunizieren. Die zuständigen Leistungsträger sind verpflichtet, die durch die Verwendung der Gebärdensprache und andere Kommunikationshilfen entstehenden Kosten zu tragen" (SGB I, § 17 (2)).

Durch eine Änderung des Behindertengleichstellungsgesetz (BGG) erfolgte 2002 die gesetzliche Anerkennung der Deutschen Gebärdensprache: „Die Deutsche Gebärdensprache ist als eigenständige Sprache anerkannt. Lautsprachbegleitende Gebärden sind als Kommunikationsform der deutschen Sprache anerkannt. Menschen mit Hörbehinderungen (gehörlose, ertaubte und schwerhörige Menschen) und Menschen mit Sprachbehinderungen haben nach Maßgabe der einschlägigen Gesetze das Recht, die Deutsche Gebärdensprache, lautsprachbegleitende Gebärden oder andere geeignete Kommunikationshilfen zu verwenden" (BGG § 6 (1–3)).

Gehörlose Menschen und Menschen mit Hörbehinderung haben daher das Recht, wenn sie Maßnahmen des Gesundheitssystems in Anspruch nehmen, Gebärdensprache und andere Kommunikationshilfen zu benutzen. Bei Behandlungen in medizinisch-therapeutischen Praxen und bei ambulanter Behandlung im Krankenhaus übernimmt die Krankenkasse die Kosten, bei einem stationären Krankenhausaufenthalt das Krankenhaus [58]. Gehörlose Menschen und Menschen mit Hörbehinderung haben zudem die Möglichkeit, Gebärdensprachdolmetscher*innen als Assistenzpersonen (Abschn. 2.2.5) regelmäßig in Anspruch zu nehmen [58].

Laut Sozialgesetzbuch haben Menschen mit Hörbehinderung ein sogenanntes Wunsch- und Wahlrecht bei der Entscheidung über die für sie geeigneten Kommunikationshilfen: „Bei der Entscheidung über die Leistungen und bei der Ausführung der Leistungen zur Teilhabe wird berechtigten Wünschen der Leistungsberechtigten entsprochen" (SGB IX, § 8 (1)). Die sogenannte Kommunikationshilfeverordnung (KHV) regelt den dafür notwendigen Umfang, der „bestimmt sich insbesondere nach dem individuellen Bedarf der Berechtigten" (KHV § 2 (1)). Neben den verschiedenen Formen des Gebärdensprachdolmetschens werden in der KHV auch weitere Kommunikationsmittel benannt. Dazu zählen Oraldolmetscher*innen für LBG sowie „akustisch-technische Hilfen oder grafische Symbol-Systeme" (KHV § 3 (2)). Die Wahlfreiheit der Kommunikationshilfen ist für Menschen mit Hörbehinderung von besonderer Bedeutung, denn die Kommunikationsbedarfe sind höchst unterschiedlich. Welche Kommunikationshilfen im Einzelfall benötigt werden, hängt von der individuellen Hörbehinderung und der Kommunikationssituation ab. Der Einsatz von gebärdensprachdolmetschenden Personen ist daher nicht für alle gehörlosen Menschen oder Menschen mit Hörbehinderung zu jeder Zeit sinnvoll. Je nach Hörbehinderung werden außerdem technische und digitale Kommunikationshilfen benötigt (Kap. 7).

4.4 Barrierefreie Kommunikation in der Praxis

Der Deutsche Gehörlosen-Bundes e.V. (DGB) stellt auf seiner Website unter dem Stichwort „Gesundheit" umfangreiche Informationen zu den Kommunikationsbedarfen von hörbehinderten Menschen im Bereich Gesundheit und Medizin zur Verfügung: www.gehoerlosen-bund.de/sachthemen/gesundheit. Unter dem Stichwort „Publikationen/Broschüre" können sich Angehörige von Gesundheitsberufen außerdem die Broschüre „Der gehörlose Patient" sowie Informationen zu weiteren gesundheitlichen Themen herunterladen: www.gehoerlosen-bund.de/publikationen/broschüre.

4.4.1 Kommunikationshilfen für die medizinische/therapeutische Praxis

Gehörlose und schwerhörige Menschen haben besondere Kommunikationsbedarfe. Damit die Kommunikation zwischen Angehörigen von Gesundheitsberufen und dieser heterogenen Gruppe von Patient*innen gelingen kann, sollten Angehörige von Gesundheitsberufen bei Gesprächen, aber auch während Untersuchungen und Behandlungen sowie bei administrativen Tätigkeiten stets die Regeln der wertschätzenden Dialoghaltung beachten (Kap. 2). Neben dem Einplanen von ausreichend Zeit für (Beratungs-)Gespräche, Untersuchung und Behandlung, sollte vor dem ersten Gespräch geklärt werden, wie Patient*innen kommunizieren möchten: mit Unterstützung von Gebärdensprachdolmetscher*innen, Schriftsprachdolmetscher*innen, Lautsprachbegleitende Gebärden oder durch vom Mund ablesen und

Sprechen. Je nachdem, welche Kommunikationsform gewünscht ist, wird diese durch eine dolmetschende Person als Begleitperson unterstützt. Es gibt auch Situationen, in denen Patient*innen von Angehörigen oder einer anderen Begleitperson (Abschn. 2.2) Kommunikationshilfe erhalten, daher gilt es bei der Kommunikation folgende Hinweise zusätzlich zu den Regeln der wertschätzenden Dialoghaltung zu beachten:

Sitzordnung Das Gespräch findet immer zwischen Fachkraft und Patient*in statt, die dolmetschende Person und/oder eine andere Begleitperson sind nur zur Unterstützung anwesend. Die Sitzordnung sollte daher entsprechend angeordnet sein: Fachkraft und Patient*in sitzen sich gegenüber, sodass der Blockkontakt zwischen ihnen problemlos möglich ist, die dolmetschende Person sitzt neben der Fachkraft im Blickfeld der behandelten Person. Eine weitere Möglichkeit ist eine Sitzordnung im Halbrund. Da die Bedürfnisse von Patient*innen verschieden sind, sollte die Sitzordnung vor dem Gesprächsbeginn mit diesen geklärt werden.

Beleuchtung Der Ort, an dem die Kommunikation stattfindet, sollte gut beleuchtet sein, damit Patient*innen alle Beteiligten, also Fachkräfte und Dolmetscher*innen gut sehen und auf Wunsch Absehen vom Mund praktizieren können.

Wertschätzende Dialoghaltung Eine wertschätzende Dialoghaltung zeichnet sich u. a. dadurch aus, dass Fachkräfte Patient*innen respektvoll und auf Augenhöhe begegnen. Bei Gesprächen mit Menschen mit Hörbehinderung ist besonders darauf zu achten, dass der Blickkontakt während eines Gesprächs hergestellt wird. Fachkräfte sollten beim Sprechen außerdem darauf achten, den Mund nicht zu verdecken, deutlich, aber nicht zu langsam zu sprechen und dabei kurze und einfache Sätze zu verwenden (Abschn. 3.2.5). Die Lautsprache sollte mit Mimik und Gestik, die das gesprochene Wort unterstützen, begleitet werden. Vor jeder Untersuchung bzw. Behandlung sollten Fachkräfte die Patient*innen über den Verlauf einer Untersuchung bzw. Behandlung genau informieren.

Personen, die ungeübt im Umgang mit Dolmetscher*innen sind, neigen oft dazu, diese an Stelle der Patient*innen anzusprechen. Die Gefahr besteht auch deshalb, da gehörlose Patient*innen nicht die Fachkraft, sondern die dolmetschende Person anschauen, um Fachkräfte zu verstehen. Auch die indirekte Anrede an Patient*innen über Dolmetscher*innen („Sagen Sie Frau X/Herrn Y, dass …") gilt es zu vermeiden. Dolmetscher*innen dürfen auch nicht inhaltlich durch Fachkräfte an einem Gespräch beteiligt werden, in dem sie z. B. nach ihrer Meinung gefragt oder gebeten werden, Patient*innen etwas zu erklären.

Stift und Papier benutzen   Das Aufschreiben zentraler inhaltlicher Begriffe und Stichworte sowie schematische Zeichnungen können dabei helfen, Kommunikationsinhalte auch visuell erfassbar zu machen. Damit kann das Verständnis komplexer Zusammenhänge verbessert werden. Die Verwendung von schriftlichen Erklärungen und Zeichnungen sollte aber nur auf Wunsch von Patient*innen erfolgen. Bei Bedarf sollten diese ebenfalls die Möglichkeit erhalten, sich schriftlich mitzuteilen. Hilfreich ist in jedem Fall, Anweisungen zur Einnahme von Medikamenten schriftlich mitzuteilen.

Kontaktaufnahme und Terminvereinbarungen   Viele Menschen mit Hörbehinderung nutzen Tess-Relay-Dienste zum Telefonieren. Fachkräfte sollten mit ihren Patient*innen klären, ob und welchen Dienst sie dafür nutzen und in welcher Form sie zukünftig Kontakt aufnehmen möchten. Die Nutzung von E-Mails ist ebenfalls eine gute Möglichkeit, um Termine zu vereinbaren oder andere Absprachen zu treffen. Bei einer Terminvereinbarung sollte vorher geklärt werden, wer die Organisation einer dolmetschenden Person übernimmt.

Personal informieren und einbinden   Fachkräfte sollten alle Mitarbeitenden einer Praxis über die Hörbehinderung von Patient*innen informieren, damit diese ebenfalls zu einer gelingende Kommunikation innerhalb der Praxis beitragen können. Gehörlose Menschen können z. B. Aufrufe über Lautsprecher im Wartezimmer nicht wahrnehmen. Das dafür zuständige Personal muss gehörlose Patient*innen stattdessen aufrufen und zum Behandlungszimmer begleiten. Ein Vermerk in der Krankenakte über Hörbehinderung reicht in der Regel nicht aus, um für einen wertschätzenden Umgang aller Mitarbeitenden einer Praxis zu sorgen. Mitarbeitende sollten über die Regeln der wertschätzenden Dialoghaltung und die nötigen Kommunikationshilfen informiert und geschult werden, um Diskriminierungen zu vermeiden.

4.4.1.1 Untersuchungen und Behandlungen

Angehörige von Gesundheitsberufen sollten Patient*innen bereits vor einer Untersuchung bzw. Behandlung im Gespräch über den jeweiligen Ablauf informieren, um die Kommunikation während einer Untersuchung bzw. Behandlung zu erleichtern. Dabei sollten die einzelnen Schritte sowie verwendete Apparate und Techniken ausführlich erklärt und bei Bedarf anschaulich demonstriert werden, damit Patient*innen die jeweiligen Vorgänge nachvollziehen können. Die Teach-Back-Methode (Abschn. 1.2.1) ist eine Möglichkeit, mit der sich Fachkräfte darüber versichern können, dass sie von ihren Patient*innen verstanden wurden.

Die Vorbereitung auf eine Untersuchung bzw. Behandlung ist besonders dann wichtig, wenn die Kommunikation während einer Untersuchung bzw. Behandlung erschwert ist, z. B. weil kein Blickkontakt zwischen Fachkraft und Patient*in hergestellt werden kann (Untersuchungen mit MRT, CT oder abgewandtem Gesicht), keine dolmetschende Person zur Verfügung steht oder die Fachkraft die behandelte Person für einen Moment alleine lassen muss (möglichst vermeiden!).

Gehörlose Menschen reagieren sensibler als andere Menschen auf Licht und Erschütterungen. In einer fremden Umgebung können Ängste, die damit einhergehen, verstärkt werden. Es ist daher wichtig, dass Fachkräfte vor Beginn einer Untersuchung bzw. Behandlung bestimmte Zeichen für die Situationen, in denen sie keinen Blickkontakt haben können, mit Patient*innen vereinbaren, z. B. auf die Schulter tippen für tiefes Ein- und Ausatmen oder Klopfen für „Stopp". Auf Wunsch der Patient*innen sollte auch die Möglichkeit bestehen, eine Untersuchung bzw. Behandlung kurz zu unterbrechen, damit weitere Fragen und Anliegen geklärt werden können.

Fachkräfte sollten sich nach einer Untersuchung bzw. Behandlung immer die Zeit nehmen, um mit Patient*innen Rücksprache über die Untersuchung bzw. Behandlung halten zu können und diese in einer für sie angemessenen Kommunikationsform über die gestellte Diagnose und den weiteren Behandlungsverlauf informieren zu können.

4.4.2 Kommunikationshilfen im Krankenhaus

Neben den Kommunikationshilfen für die medizinisch/therapeutische Praxis sollten Kliniken und Krankenhäuser im Rahmen einer Barrierefreien Kommunikation folgende Kommunikationshilfen für Menschen mit Hörbehinderung zur Verfügung stellen [101, 43]:

Technische Maßnahmen
- Visuelle Anzeigen bzw. Signale bei Klingeln und Anrufsystemen: Gehörlose Patient*innen können keine Klingeltöne, Durchsagen, Klopfgeräusche oder gerufene Informationen hören, sie benötigen daher visuelle Kommunikationshilfen und eine direkte Ansprache.
- Eindeutige Beschilderung von Wegesystemen zur Orientierung mit Symbolen, Piktogrammen
- Türöffneranlagen mit visuellen Bedienungshinweisen
- Spiegelbrillen für CT- und MRT-Untersuchungen zur Gewährleistung des Sichtkontaktes nach draußen

- Digitale Barrierefreiheit sichern: TV-Geräte mit Videotext zur Einblendung von Untertiteln, Internet sowie Mobilfunkgeräte oder/und Computer mit Webcam zur Verfügung stellen und Nutzung eigener Mobilfunkgeräte und/oder Computer ermöglichen.
- Vorträge und kulturelle Veranstaltungen barrierefrei gestalten, z. B. Filme mit Untertiteln bzw. Gebärdensprachdolmetscher*innen bei Vorträgen (Abschn. 1.1.4).

Organisatorische Maßnahmen
- Anlaufstelle für gehörlose Patient*innen mit gebärdensprachkundigen Mitarbeitenden (Fachstelle für Barrierefreie Kommunikation)
- Gebärdensprachkurse für Mitarbeitende
- Sensibilisierung und Schulung von Mitarbeitenden zur wertschätzenden Dialoghaltung und den Kommunikationsbedarfen von Patient*innen mit Hörbehinderung
- Sicherung des erforderlichen Personals zur ausreichenden Beratung und Behandlung gehörloser Patient*innen
- Aufbau eines Netzwerkes zu gebärdensprachdolmetschenden Personen und Vermittlungsstellen zur Absicherung einer schnellen und bedarfsgerechten Inanspruchnahme ihrer Dienste
- Informationsmaterialien über gesundheitliche Themen sowie über Organisation und Verwaltung im Krankenhaus in Leichter Sprache und/oder Einfacher Sprache

Stationäre Maßnahmen
- Mehr Zeit bzw. Personal für die Beratung und Behandlung gehörloser Patient*innen einplanen.
- Gehörlose Patient*innen immer persönlich zu Untersuchungen und Gesprächsterminen bringen.
- Wertschätzende Dialoghaltung sowie Gesprächsregeln für Kommunikation mit hörbehinderten Patient*innen beachten.
- Bei Bedarf Kontakt zu gebärdensprachdolmetschenden Personen herstellen.
- Untersuchungen und Behandlungen im Gespräch vorbesprechen.
- Abläufe für Notfälle (z. B. Brände) und Evakuierung erklären (Gesprächsregeln beachten!) und eindeutige Absprachen mit Patient*innen treffen.
- Medikamente und Dokumente direkt an Patient*innen übergeben.
- Mitarbeitende und Fremdpersonal über die Hörbehinderung informieren.
- Patient*innen im gleichen Krankenzimmer über die Hörbehinderung informieren.

- Gehörlose Patient*innen sollten wegen der besseren Lichtverhältnisse ein Bett am Fenster und nicht an der Zimmertür erhalten, denn sie reagieren sensibel auf optische Signale und wachen durch einfallendes Licht (z. B. wenn Zimmertür nachts geöffnet wird) leichter auf.
- Informationsfluss sichern: Gehörlose Patient*innen haben in der Regel weniger soziale Kontakte mit anderen Patient*innen und sind oft von Informationen ausgeschlossen. Das Stationspersonal sollte sich daher regelmäßig über den Gesundheitszustand von gehörlosen Patient*innen informieren und diese regelmäßig über alle nötigen Abläufe informieren.
- Zugang zu digitaler Barrierefreiheit ermöglichen: Gehörlose Patient*innen benötigen in der Regel ein TV-Gerät mit Videotext zur Einblendung von Untertiteln, ein Mobiltelefon und Internet und/oder einen Computer mit Webcam, um ihre sozialen Kontakte pflegen zu können.

Brailleschrift, Sehhilfen und assistive Technologien

Inhaltsverzeichnis

Das Statistische Bundesamt zählte 2017 rund 72.800 Menschen, die aufgrund einer Blindheit oder des Verlustes beider Augen nach SGB IX als schwerbehindert gelten, insgesamt gibt es 360.000 Menschen mit Sehbehinderung [123]. Da keine Meldepflicht bei Schwerbehinderungen besteht, wird davon ausgegangen, dass die reale Anzahl der betroffenen Personen in Deutschland höher liegt. Der Deutsche Blinden- und Sehbehindertenverband (DBSV) schätzt aufgrund von Zahlen und Berechnungen der WHO von 2004, dass allein in Deutschland etwa 1,2 Millionen blinde und sehbehinderte Menschen leben [60]. Obwohl die gemeldeten Fälle zwischen 2011 und 2017 [123] keinen Anstieg verzeichnen, geht der DBSV davon aus, dass es durch die demographische Entwicklung zukünftig hierzulande deutlich mehr sehbehinderte Menschen geben wird [60]. Denn zu den Hauptursachen für eine Sehbehinderung gehören die Augenerkrankungen Altersabhängige Makula-Degeneration (AMD), das Glaukom (Grüner Star) und diabetische Netzhauterkrankungen [60]. Viele Menschen erblinden erst im Alter, was die Umstellung auf ein Leben ohne Augenlicht umso schwieriger macht. Eine Sehbehinderung ist keine Fehlsichtigkeit wie z. B. die sogenannte Kurz- und Weitsichtigkeit, die mit Hilfe einer Brille oder Kontaktlinsen korrigiert werden können. Die Auswirkungen von Augenerkrankungen sind individuell sehr verschieden und hängen von verschiedenen Faktoren ab, z. B. ob eine Person mit einem eingeschränkten Sehvermögen aufgewachsen ist oder welcher Teil des Auges in welcher Form und in welchem Ausmaß betroffen ist. Beeinträchtigungen der Sehfunktionen können das scharfe und/oder das räumliche Sehen, das Sehen in der Dämmerung oder das Erkennen von Kontrasten sowie die Blendempfindlichkeit betreffen [60]. Einschränkungen beim Sehen sind außerdem von Tageszeit, Lichtverhältnissen sowie der seelischen und körperlichen Verfassung einer Person abhängig. Einschränkungen beim Sehen werden häufig eingeteilt in die sogenannte Was-Erkennung, die die Objekterkennung (Sehschärfe) betrifft und die Wo-Erkennung, also das räumliche Sehen (Gesichtsfeld).

Rechtlich gilt ein Mensch in Deutschland als sehbehindert, wenn er auf dem besser sehenden Auge selbst mit Brille oder Kotaktlinsen eine Sehschärfe von höchsten 0,3 (30 Prozent) hat. Bei einer entsprechenden Sehschärfe von maximal 0,05 (5 Prozent) gilt die Person als hochgradig sehbehindert und bei einer Sehschärfe von 0,02 (2 Prozent) oder einer höheren Sehschärfe mit einer zusätzlichen Gesichtsfeldeinschränkung als blind [60]. Sehbehinderungen haben individuelle Auswirkungen auf die Lesefähigkeit, die Orientierung und die Kommunikationsbedarfe von blinden und sehbehinderten Menschen. Zu den spezifischen Barrieren gehören kleine Schrift, lange Texte, das Erkennen von Gesichtern und die Orientierung in fremder Umgebung. Neben der Brailleschrift gibt es assistive Hilfsmittel und Technologien, die helfen, das Sehvermögen zu verbessern und Kommunikationsbarrieren abzusenken.

Rechtsanspruch Blinde und sehbehinderte Menschen können gemäß § 10 Behindertengleichstellungsgesetz (BGG) zur Wahrnehmung eigener Rechte verlangen, dass ihnen Bescheide, öffentlich-rechtliche Verträge und Vordrucke kostenfrei in einer für sie wahrnehmbaren Form zugänglich gemacht werden. Der Rechtsanspruch auf barrierefreie Dokumente nach dem BGG gilt zunächst aber nur für staatliche Stellen auf Bundesebene. Die Verordnung über barrierefreie Dokumente in der Bundesverwaltung (VBD) regelt Anwendungsbereiche, Formen und Umfang. Laut VBD § 3 (1–3) können Dokumente „den Berechtigten schriftlich, elektronisch, akustisch, mündlich oder in sonstiger Weise zugänglich gemacht werden". In schriftlicher Form erfolgt der Zugang mithilfe der „Blindenschrift oder in Großdruck". Für Dokumente, die auf elektronischem Wege zugänglich gemacht werden, gilt die BITV 2.0 (Abschn. 1.3.4).

Für hör- und sprachbehinderte Menschen, zu denen auch hörsehbehinderte und taubblinde Personen gehören, gilt die Regelungen über die Verwendung der Gebärdensprache und anderer Kommunikationshilfen sowie die Wahlfreiheit der Kommunikationshilfen (Abschn. 4.3).

5.1 Brailleschrift

Die Brailleschrift (auch Punktschrift oder Blindenschrift-Alphabet genannt) wurde 1825 von Louis Braille, einem französischen Blindenlehrer, der im Alter von fünf Jahren erblindete, entwickelt, um blinden Menschen den Zugang zum Lesen und Schreiben zu ermöglichen. Die Brailleschrift „war die größte Revolution in der Entwicklung des Blindenwesens. Gab es früher nur vereinzelte blinde Menschen, die ein durchschnittliches oder höheres Bildungsniveau erreichten, so wurde dies plötzlich allen möglich. Wer aber eine umfassende Bildung hat und seine Interessen selbst ausdrücken kann, möchte auch über sein eigenes Geschick selbst bestimmen" [40].

Die Brailleschrift besteht aus Punktmustern, die, meist von hinten in das Papier gepresst, mit den Fingerspitzen als Erhöhungen zu ertasten sind [40]. Die Basis besteht aus sechs Punkten, die in zwei senkrechten Reihen zu je 3 Punkten nebeneinander angeordnet werden, sogenannte Zellen. Eine 6-Punkte-Zelle ermöglicht 63 Punktekombinationen. In der deutschen Brailleschrift wird in Fließtexten vorwiegend klein geschrieben, für besondere Großbuchstaben oder Großbuchstabenfolgen gibt es „Großschreibzeichen", für die Zahlen von 1 bis 10 werden die Buchstaben „a" bis „j" verwendet. Ziffern werden mit „Zahlenzeichen" anzeigt. Brailleschrift kann mit einer Schablone (Schreibtafel und Griffel) oder einer mechanischen oder elektrischen Braille-Bogenmaschine geschrieben werden. Möglich ist auch der Ausdruck mit Brailledruckern oder die Anzeige am Computer oder Smartphone mit einer elektronisch gesteuerten Braille-Zeile. Für das Schreiben am Computer wird meist eine auf 8 Punkte erweiterte Schrift genutzt, die die Darstellung von mehr unterschiedlichen Zeichen erlaubt (Abb. 5.1).

Die Brailleschrift ist universal und wurde 1878 zur international verbindlichen Blindenschrift erklärt. Sie übersetzt auch Sprachen mit nicht lateinischen und nicht alphabetischen Schriften und wird immer von links nach rechts gelesen, unabhängig

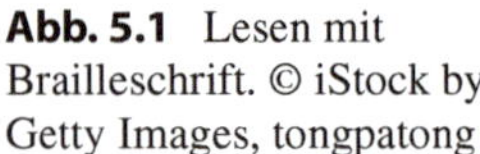

Abb. 5.1 Lesen mit Brailleschrift. © iStock by Getty Images, tongpatong

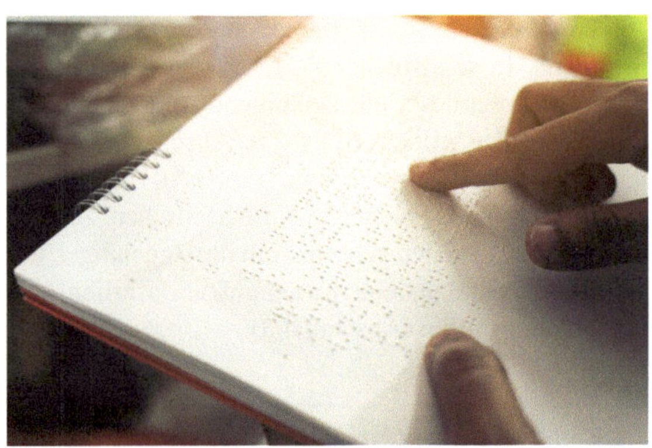

davon, wie die Schriftsprache des jeweiligen Landes gelesen wird. Dennoch gibt es nationale Unterschiede, da alle Sprachen mit denselben 64 Zeichen auskommen müssen und bestimmte Zeichen in verschiedenen Sprachen unterschiedliche Bedeutungen haben. So gibt es im Französischen vier Zeichen für „e" ohne und mit den verschiedenen Akzenten. Im Deutschen dagegen gibt es besondere Zeichen für Umlaute und ß. Bei einigen Sprachen, wie Chinesisch, Koreanisch oder Japanisch können nur phonetische Laute, nicht aber die Bedeutung der Schriftzeichen in Brailleschrift dargestellt werden, da sich das Alphabet dieser Sprachen zu stark vom Alphabet der Brailleschrift unterscheidet.

Bibliotheken für Brailleschrift und Hörbücher im deutschen Sprachraum sind unter dem Dach der Mediengemeinschaft für blinde, seh- und lesebehinderte Menschen e.V. (MEDIBUS) versammelt. Der Zentralkatalog umfasst derzeit ca. 50.000 Hörbuchtitel und ca. 50.000 Titel in Blindenschrift, jährlich kommen über 1500 neue Hörbuchtitel und 400 Blindenschrifttitel hinzu [88]. Mit der Brailleschrift können schriftsprachliche Texten aller Art für blinde und sehbehinderte Menschen zugänglich gemacht werden, sie dient aber auch zur Orientierung im Alltag, z. B. in Aufzügen, an Treppengeländern und Türen oder auf Verpackungen von Produkten und Medikamenten.

▶ **DAISY und EPUB** Die Abkürzung DAISY steht für Digital Accessible Information System und ist der Name eines weltweiten Standards für navigierbare, zugängliche Multimedia-Dokumente. DAISY-Player sind Abspielgeräte für Audiodateien mit umfangreichen Navigations- und Bearbeitungsmöglichkeiten. Anwender*innen können damit Hörbücher interaktiv nutzen, z. B. Markierungen setzen oder die Lesegeschwindigkeit nach ihren Bedürfnissen anpassen. Ein Beispiel für die Anwendung dieses Systems im Internet aus dem Bereich Gesundheit ist die Website des Verbandes Forschender Arzneimittelhersteller e.V. www.patienteninfo-service.de, die gemeinsam mit dem Deutschen Blinden- und Sehbehindertenverband (DBSV) entwickelt wurde, um blinden und sehbehinderten Menschen Beipackzettel für Medikamente barrierefrei zur Verfügung zu stellen (Abschn. 3.4). Die eingestellten Beipackzettel stehen in drei barrierefreien Kommunikationsformaten zur Verfügung: Großdruck speziell für Sehbehinderte, als Website, die auch elektronisch vorgelesen werden kann und als navigierbares Hörbuch im DAISY-Format.

EPUB steht für Electronic Publication und ist ein offenes Datei-Format des International Digital Publishing Forums (IDPF) für E-Books. Es ist mit einer Vielzahl an Software kompatibel, wird durch die meisten E-Book-Reader unterstützt und kann auch durch Web-Reader gelesen werden. Auf EPUB basierende E-Books erlauben eine dynamische Anpassung des Textes an die jeweilige Bildschirmgröße. Diese Form der digitalen Barrierefreiheit (Kap. 7) kann den Zugang zu allen digital präsentierten Kommunikationsangeboten deutlich verbessern: „Wenn die Richtlinien und Standards des barrierefreien Publizierens von Verlagen konsequent eingehalten werden, können deren Inhalte unmittelbar blinden und sehbehinderten Nutzern angeboten werden" [47].

5.2   Vergrößernde Sehhilfen und Hilfsmittel

Zu den vergrößernden Sehhilfen gehören alle Sehhilfen, die helfen, Texte zu vergrößern und damit leichter lesbar zu machen. Sehhilfen wie Brillen und Kontaktlinsen zur Korrektur von Kurz- und Weitsichtigkeit gehören nicht dazu. Vergrößernde Sehhilfen werden zum Erkennen kleiner Details oder zum Lesen kurzer Texte (Beschriftungen oder Anleitungen), aber auch zum Lesen von langen Texten und Büchern verwendet. Es gibt sie in verschiedenen Ausführungen, z. B. als Lupenbrillen, einfache und elektronische Lupen, Handlupen und/oder beleuchtete Lupen sowie als Fernrohre oder Fernrohrbrillen in verschiedenen Größen und zu unterschiedlichen Verwendungszwecken im Alltag und Berufsleben. Einen umfangreichen Überblick über alle Sehhilfen und Hilfsmittel gibt die Broschüre des DBSV „Hilfsmittel und Alltagshilfen für Menschen mit Sehbeeinträchtigungen" unter: www.dbsv.org/broschueren.html?file=files/ueber-dbsv/publikationen/broschueren/Blickpunkt%20Auge%20Hilfsmittel%202016.pdf

5.2.1   Bildschirmlesegeräte

Bildschirmlesegeräte haben eine eingebaute Kamera, mit der Texte und Bilder, die in das Gerät eingefasst werden, aufgenommen und unmittelbar vergrößert werden. Der Maßstab, mit dem die Abbildung auf dem Bildschirm gezeigt wird, ist verstellbar, zudem können Kontrast, Helligkeit und Farben nach dem individuellen Bedarf eingestellt werden: „Insbesondere die Darstellung von hellem Text auf dunklem Untergrund (Inversdarstellung oder Negativ-Kontrast genannt) verringert die Blendung und trägt oftmals zum angenehmeren Lesen bei" [60]. Kleine Bildschirmlesegeräte werden als elektronische Lupen (E-Lupen) bezeichnet.

5.2.2 Vorlesegeräte

Vorlesegeräte sind tragbare elektronische Geräte für blinde und sehbehinderte Menschen, die Schriftsprache in Lautsprache umwandeln. Das Lesematerial (z. B. Zeitungen, Beipackzettel oder Dokumente) wird unter eine Kamera gelegt, die die schriftliche Vorlage in Sekundenschnelle scannt und in eine Tonspur umwandelt. Die Anwender*innen können Sprache, Stimme und Lautstärke auswählen und im Text navigieren, um bereits vorgelesene Passagen noch einmal anzuhören. Einige Vorlesegeräte besitzen auch einen Monitor, mit dem Anwender*innen die eingescannten Texte vergrößern und lesen können. So können Texte auf dem Monitor mitgelesen werden, während das Gerät gleichzeitig vorliest (Abb. 5.2).

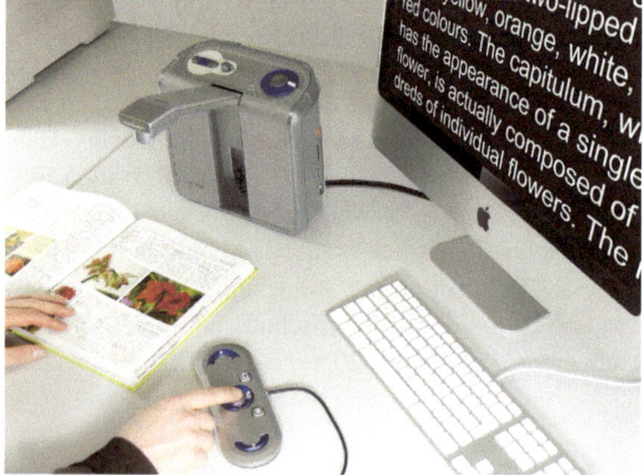

Abb. 5.2 Vorlesegerät scannt Texte geräuschlos mit Hilfe einer integrierten Kamera. (© Produktbild Optelec).

5.2.3 Screenreader

Ein Screenreader (Bildschirmleser) ist eine spezielle Software für Computer, Smartphone oder Tablet. Blinde und sehbehinderte Menschen können die visuelle Benutzeroberfläche (GUI) von Bildschirmen nicht wahrnehmen, und daher auch nicht lesen. Der Screenreader wandelt Inhalte, die auf einem Bildschirm zu sehen sind, in Lautsprache (Text-to-Speech) oder tastbare Braille-Zeilen um (Abb. 5.3). Das Problem: Die Inhalte einer Website, insbesondere Grafik, Bilder und Videos, müssen für einen Screenreader geeignet sein, d. h. sie müssen vorher entsprechend barrierefrei gestaltet worden sein (Kap. 7). Bildschirminhalte müssen daher stets auch als Text mit der zugehörigen Struktur ausgezeichnet sein, damit sie mit einem Screenreader nutzbar sind. In der Regel werden graphische Oberflächen für Computer, Smartphones und Tablets nicht barrierefrei gestaltet. Das beinhaltet auch, dass die meisten Programme auf eine Bedienung per PC-Maus ausgelegt sind, die von blinden und sehbehinderten Menschen oft nur schwer bedient werden kann. Die Steuerung von Programmen über einen Cursor mit der Tastatur ist ebenfalls kaum möglich, da blinde und sehbehinderte Menschen Menüpunkte und Schaltflächen ohne Screenreader nicht gut identifizieren können. Er reicht daher nicht, blinden und sehbehinderten Menschen die Inhalte einer Bildschirmoberfläche nur laut vorzulesen. Sie müssen auch die Möglichkeit erhalten, am PC und anderen Geräten komplexe Interaktionen ausführen zu können. Dennoch hat „die technische Entwicklung der vergangenen Jahre dazu geführt, dass auch Blinde inzwischen ohne größere Probleme Computer im Arbeitsalltag nutzen können" [60], da mittlerweile viele Programme (z. B. weitgehend das MS-Office-Paket) gut per Tastatur bedient werden kann. Häufig mangelt es im IT-Bereich auch an einer Vergrößerungssoftware für Sehbehinderte. Windows verfügt bereits über eine Bildschirmlupe, auch iOS und Android bieten verschiedene Vergrößerungsmöglichkeiten an.

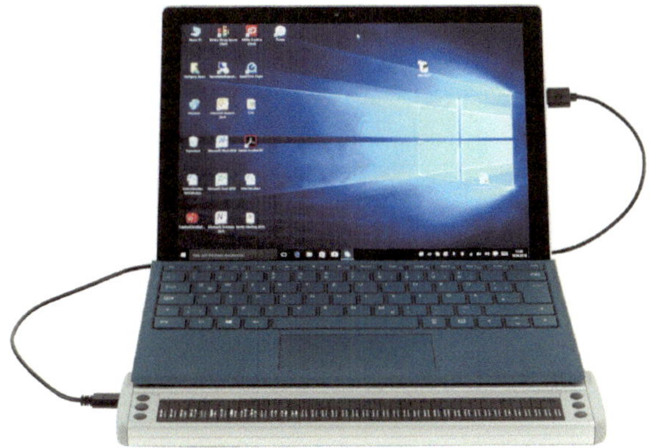

Abb. 5.3 Computertastatur mit Braille-Zeile. (Vario 340 für PC oder Notebook, © Visio Braille)

5.2.4 Smartphone

Smartphones sind Mobiltelefone mit Touchscreen und zusätzlichen Funktionen wie GPS und der Möglichkeit, Apps zu installieren. Neben dem Telefonieren können mithilfe von Apps damit Termine geplant, E-Mails gesendet und empfangen werden und das Internet genutzt werden. Für Menschen mit Sehbehinderung gibt es mittlerweile spezielle Apps mit hilfreichen Funktionen, z. B. der Möglichkeit, Schriftsprache zu vergrößern und/oder Texte über eine Sprachausgabefunktion vorlesen zu lassen oder Kontraste und Farben nach Bedarf einzustellen. Einige Geräte können zusätzlich über eine Spracheingabe bedient werden oder bieten die Möglichkeit für Zusatzmodule wie Braillezeilen oder -tastaturen (Abschn. 7.2). Smartphones mit den Betriebssystemen iOS und Android besitzen bereits einen eingebauten Sprachmodus für blinde Menschen. Sie benötigen daher hilfreiche Apps z. B. zur Navigation, Text- und Farberkennung oder zum Scannen von Barcodes (Abb. 5.4).

▶ **Koordinationsstelle Hilfsmittelberater** Die Koordinationsstelle Hilfsmittelberater (KS Hilfsmittelberater) des Deutschen Blinden- und Sehbehindertenverbandes (DBSV) sammelt Informationen über Hilfsmittel für blinde und sehbehinderte Menschen und steht in Kontakt zu Blindenbildungs- und Ausbildungsstätten, zuständigen Behörden (z. B. Arbeitsverwaltung, Integrationsamt usw.) sowie Herstellern und Vertriebsstätten von Hilfsmitteln für Blinde und Sehbehinderte. Sie wirkt bei der Prüfung der Handhabung und Anwendung von Hilfsmitteln mit und berät Institutionen und Einzelpersonen.

Kontakt: www.dbsv.org

Mehr Infos zur Anwendung von Barrierefreier Kommunikation in der gesundheitlichen Praxis gibt es in den Broschüren:

- „Sehende Begleitung" www.dbsv.org/broschueren.html?file=files/ueber-dbsv/publikationen/broschueren/DBSV-Broschuere-Sehende-Begleitung.pdf und
- „Nicht so, sondern so" des DBSV www.dbsv.org/broschueren.html?file=files/ueber-dbsv/publikationen/broschueren/DBSV_NichtSo_2017.pdf

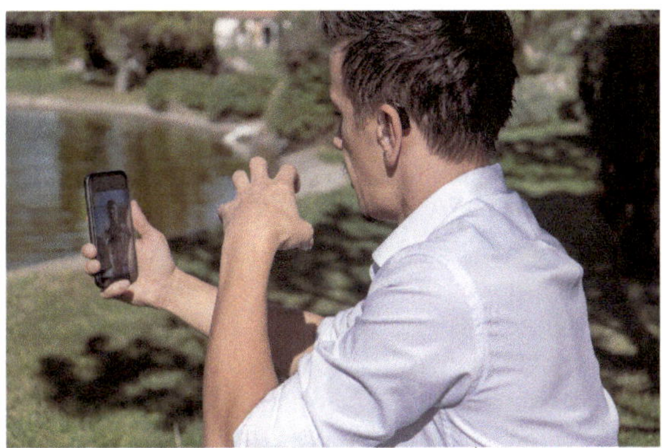

Abb. 5.4 Kommunikation über Gebärdensprache am Smartphone. © iStock by Getty Images, mbaysan

5.3 Barrierefreie Kommunikation in der Praxis

5.3.1 Barrierefreie Kommunikation in der medizinischen/ therapeutischen Praxis

Für die Kommunikation mit blinden und sehbehinderten Menschen sollten Angehörige von Gesundheitsberufen mehr Zeit als mit Patient*innen, die sehen können, einplanen. Damit die Kommunikation gelingen kann, sollten Angehörige von Gesundheitsberufen bei Gesprächen, Untersuchungen bzw. Behandlungen sowie bei administrativen Tätigkeiten zudem stets die Regeln der wertschätzenden Dialoghaltung beachten (Kap. 2). Beim ersten Gespräch sollten Fachkräfte mit den Patient*innen klären, ob und welche Kommunikationshilfen, neben den eigenen mitgebrachten Kommunikationshilfen, für die jeweilige Situation benötigt werden, z. B. Lupe oder Vorlesegerät.

Sitzordnung Das Gespräch findet immer zwischen Fachkraft und Patient*in statt, eine dolmetschende Person (z. B. bei Taubblindheit) oder eine andere Begleitperson sind nur zur Unterstützung anwesend. Die Sitzordnung sollte daher entsprechend angeordnet sein: Fachkraft und Patient*in sitzen sich gegenüber, sodass die Ansprache zwischen ihnen problemlos möglich ist und Patient*innen die Fachkraft gut hören können. Eine weitere Möglichkeit ist eine Sitzordnung im Halbrund. Da die Kommunikationsbedürfnisse von Patient*innen verschieden sind, sollte die Sitzordnung vor dem Gespräch mit diesen geklärt werden. Dabei sollte auch beachtet werden, dass alle Möglichkeiten vorhanden sind, um benötigte Hilfsmittel verwenden zu können (z. B. ein Tisch zum Lesen mit Lupe). Vorlesegeräte helfen zwar dabei, die Kommunikationsbarrieren zu senken. Dennoch sind blinde Menschen in medizinischen Kontexten immer wieder darauf angewiesen, dass ihnen Texte (z. B. Anweisungen, Dosierungen) im Gespräch direkt vorgelesen werden [137].

Wertschätzende Dialoghaltung Eine wertschätzende Dialoghaltung zeichnet sich u. a. dadurch aus, dass Fachkräfte Patient*innen respektvoll und auf Augenhöhe begegnen. Bei Gesprächen mit blinden und stark sehbehinderten Menschen ist besonders darauf zu achten, dass diese in der Regel sehr gut hören und geflüsterte Bemerkungen über ihre Person als soziale Herabwürdigung empfinden können. Bei einer Begegnung sollte die Fachkraft sich gegenüber der sehbehinderten Person mittels Lautsprache selbst ankündigen und vorstellen sowie die sehbehinderte Person mit ihrem Namen ansprechen, damit diese weiß, dass sie gemeint ist (Hallo Frau X, hier kommt Dr. Heil, ich möchte ihre Augen tropfen).

Obwohl blinde und sehbehinderte Menschen eine räumliche Situation in der Regel rasch erfassen können, sind ihnen Stühle, (Schreib-)Tische oder medizinische Apparate oft im Weg oder können zu unangenehmen Stolperfallen werden. Fachkräfte sollten blinde und sehbehinderte Menschen daher sprachlich durch einen Raum bzw. die Praxis führen: Einfache Beschreibungen wie z. B. „Vor Ihnen steht ein Sessel" oder „Ein kleiner Tisch befindet sich einen Meter hinter Ihnen" reichen aus [137]. Wer blinden Personen einen Platz anbieten möchte, sollte die Hand des blinden Menschen auf die Rückenlehne legen und sagen: „Hier ist ein Stuhl, das ist die Rückenlehne" [137]. Fachkräfte sollten blinden Menschen immer verbal mitteilen, wenn sie den Raum verlassen – und wenn sie zurückkommen. Blinde Menschen können körpersprachliche Kommunikationsformen nicht sehen (z. B. Nicken, Lächeln), sondern sind auf verbale Mitteilungen angewiesen [137].

Personen, die ungeübt im Umgang mit Dolmetscher*innen sind, neigen oft dazu, diese an Stelle der Patient*innen anzusprechen. Die indirekte Anrede an Patient*innen über Dolmetscher*innen („Sagen Sie Frau X/Herrn Y, dass …") gilt es zu vermeiden. Dolmetscher*innen dürfen auch nicht inhaltlich durch Fachkräfte an einem Gespräch beteiligt werden, in dem sie z. B. nach ihrer Meinung gefragt oder gebeten werden, Patient*innen etwas zu erklären.

▶ **Goldene Regeln zum Umgang mit blinden und sehbehinderten Menschen**

Blinde Menschen führen

Blinde und sehbehinderte Menschen brauchen in bestimmten Situationen Hilfe, um sich besser in einer fremden Umgebung zurechtzufinden. Diese Hilfe sollte aber niemals ohne ihr Einverständnis erfolgen. Angehörige von Gesundheitsberufen sollten blinde und sehbehinderte Menschen immer zunächst fragen, ob sie dieser bei der Orientierung in der Praxis, in Praxisräumen und/oder im Krankenhaus behilflich sein können, insbesondere, wenn damit eine körperliche Berührung verbunden ist. Wer eine blinde Person führen möchte, sollte ihr seinen Arm anbieten („Darf ich ihnen meinen Arm anbieten?"). Verbale Wegbeschreibungen sind dabei überflüssig, da blinde Personen die Bewegung der führenden Person spüren und dieser automatisch folgen. Beim Gehen durch eine Tür oder enge Stelle sollte die führende Person vorausgehen und die blinde Person weiter am Arm halten. Blinde Personen dürfen niemals in eine Richtung geschoben oder gezogen werden, dadurch verlieren diese ihr Gefühl für Sicherheit.

Terminabsprachen einhalten

Pünktlichkeit ist für blinde und sehbehinderte Menschen von großer Bedeutung. Wartezeiten insbesondere in einer fremden Umgebung, z. B. im Wartezimmer einer Praxis, ist für sie besonders anstrengend, da sie sich dabei ständig auf unbekannte Geräusche, Stimmen und andere Reize konzentrieren müssen, was unnötige Nervosität und Spannungen verursacht.

Quelle: [137]

Beleuchtung   Der Ort, an dem die Kommunikation stattfindet, sollte gleichmäßig beleuchtet sein, damit sehbehinderte Patient*innen nicht geblendet werden. Starkes Licht (Strahler), ungleichmäßig verteilte Lichtquellen sowie starke Kontraste, z. B. durch dunkle Wände und helle Fenster, sorgen für unangenehme Blendeffekte.

Bei der Praxisgestaltung sollte darauf geachtet werden, dass Türen (auch Schranktüren) immer entweder ganz geöffnet oder geschlossen sind, denn halb offene Türen sind für blinde Menschen gefährliche Hindernisse. Es sollten auch keine Pflanzenkübel oder Mülleimer im Weg stehen.

Personal informieren und einbinden   Fachkräfte sollten alle Mitarbeitenden einer Praxis über die jeweiligen Kommunikationshilfen für blinde und sehbehinderte Patient*innen informieren, damit diese bei Bedarf ebenfalls die jeweils benötigten Kommunikationshilfen anwenden können. Mitarbeitende sollten zudem für eine wertschätzende Dialoghaltung sensibilisiert und geschult werden, um Diskriminierungen zu vermeiden.

▶ **Hörsehbehinderung** *(Taubblindheit)* Zur Gruppe der taubblinden Menschen können folgende Personen gehören: Taube/gehörlose Menschen, ertaubte Menschen, taubblinde Menschen, schwerhörige Menschen, gehörlose Gebärdensprachnutzer*innen, gehörlose Menschen mit Sehschädigung, blinde Menschen mit Hörschädigung und geburtstaubblinde Menschen. Bei Menschen mit einer Hörsehschädigung können noch Hörreste und Restsehvermögen vorhanden sein. Nicht jeder taubblinde Mensch ist also völlig blind und völlig taub. Je nachdem, unter welchen Umständen es zu einer Hörsehbehinderung kam, stehen taubblinden Menschen verschiedene Möglichkeiten zur Kommunikation zur Verfügung. Die Sicherstellung der ihnen vertrauten Kommunikationsmittel ist bei der Untersuchung und Behandlung von taubblinden Patient*innen das A&O. Alle Maßnahmen einer Behandlung sollten immer mithilfe der Methoden und Hilfsmittel, die den Patient*innen vertraut sind, ausführlich kommuniziert werden. Dolmetschende Personen und Assistenzen für taubblinde Menschen (Taubblindenassistenz) können dabei unterstützen. Wichtig ist, dass keine medizinischen Maßnahmen durchgeführt werden, die nicht zuvor mit den Patient*innen besprochen wurden und zu denen sie sich ausdrücklich bereit erklärt haben. Weitere Informationen erteilt der DSBV.

5.3.1.1 Untersuchungen und Behandlungen

Angehörige von Gesundheitsberufen sollten Patient*innen bereits vor einer Untersuchung bzw. Behandlung im Gespräch über den jeweiligen Ablauf informieren, um die Kommunikation während einer Untersuchung bzw. Behandlung zu erleichtern. Dabei sollten die einzelnen Schritte sowie verwendete Apparate und Techniken ausführlich erklärt und bei Bedarf anschaulich demonstriert werden, damit Patient*innen die jeweiligen Vorgänge nachvollziehen können. Die Teach-Back-Methode (Abschn. 1.2.1) ist eine Möglichkeit, mit der sich Fachkräfte darüber versichern können, dass sie von ihren Patient*innen verstanden wurden.

Bei der Vorbereitung auf eine Untersuchung bzw. Behandlung ist es wichtig, zu prüfen, welche Kommunikationshilfen während einer Untersuchung bzw. Behandlung verwendet werden können, damit die Kommunikation auch gelingen kann, wenn z. B. Apparate und Techniken eingesetzt oder Patient*innen für kurze Zeit allein gelassen werden (möglichst vermeiden!). In Frage kommen z. B. die Verwendung von körpereigenen Kommunikationshilfen, verabredete Zeichen wie Hand- und Fingersteuerung oder die Unterstützung durch eine Begleitperson.

Fachkräfte sollten sich nach einer Untersuchung bzw. Behandlung immer die Zeit nehmen, um mit Patient*innen Rücksprache über die Untersuchung bzw. Behandlung halten zu können und diese in einer für sie angemessenen Kommunikationsform über die gestellte Diagnose und den weiteren Behandlungsverlauf informieren zu können.

5.3.2   Barrierefreie Kommunikation im Krankenhaus

Neben den Kommunikationshilfen für die medizinisch/therapeutische Praxis sollten Kliniken und Krankenhäuser im Rahmen einer Barrierefreien Kommunikation folgende Kommunikationshilfen für blinde und sehbehinderte Menschen zur Verfügung stellen:

Technische Maßnahmen
- Eindeutige Beschilderung von Wegesystemen zur Orientierung mit Brailleschrift (Aufzüge, Treppengeländer etc.)
- Barrierefreie Wege, Aufzüge, Türschließsysteme, barrierefreie Ausstattung der Zimmer
- Digitale Barrierefreiheit sichern: Computer, Mobiltelefone, Tablets etc. können durch eine Sprachausgabe als Kommunikationshilfe verwendet werden, daher sollten sie Patient*innen immer zur Verfügung stehen.
- Vorträge und kulturelle Veranstaltungen barrierefrei gestalten.
- Evaluierung und Weiterentwicklung von Hilfsmitteln für blinde und sehbehinderte Menschen im Krankenhaus. Lupen und Vorlesegeräte sollten immer zur Verfügung stehen.

Organisatorische Maßnahmen
- Anlaufstelle für blinde und sehbehinderte Patient*innen mit Mitarbeitenden, die in barrierefreier Kommunikation geschult sind (Fachstelle für Barrierefreie Kommunikation)
- Sensibilisierung und Schulung von Mitarbeitenden zur wertschätzenden Dialoghaltung und zu den Kommunikationsbedarfen von blinden und sehbehinderten Patient*innen
- Sicherung des erforderlichen Personals zur ausreichenden Beratung und Behandlung von blinden und sehbehinderten Patient*innen

- Informationsmaterialien über gesundheitliche Themen sowie über Organisation und Verwaltung im Krankenhaus in Brailleschrift und als Hörbuch
- Entwicklung von Materialien und Vorgehensweisen für medizinisches und pflegendes Personal sowie Personal von Fremdfirmen (z. B. Catering und Transport) zum Umgang mit blinden und sehbehinderten Patient*innen

Stationäre Maßnahmen

- Mehr Zeit bzw. Personal für die Beratung und Behandlung von blinden und sehbehinderten Patient*innen einplanen.
- Blinde und sehbehinderte Patient*innen immer persönlich zu Untersuchungen und Gesprächsterminen begleiten.
- Wertschätzende Dialoghaltung sowie Gesprächsregeln für Kommunikation mit blinden und sehbehinderten Patient*innen beachten.
- Untersuchungen und Behandlungen im Gespräch vorbesprechen.
- Abläufe für Notfälle (z. B. Brände) und Evakuierung erklären (Gesprächsregeln beachten!) und eindeutige Absprachen mit Patient*innen treffen.
- Die Handhabung von Dingen, die durch Patient*innen selbst bedient werden können, wie Telefon, Fernseher, Notruf, Badezimmer, Bett oder Tablettenbox, sollten ausführlich erklärt werden.
- Mitarbeitende und Fremdpersonal über die Kommunikationsbedarfe und -Hilfen informieren.
- Patient*innen im gleichen Krankenzimmer über die Kommunikationsbedarfe und -Hilfen informieren.
- Informationsfluss sichern: Blinde und sehbehinderte Patient*innen haben in der Regel weniger soziale Kontakte mit anderen Patient*innen und sind daher oft von Informationen ausgeschlossen. Das Stationspersonal sollte sich regelmäßig über den Gesundheitszustand von blinden und sehbehinderten Patient*innen informieren und diese regelmäßig über alle nötigen Abläufe informieren.
- Zugang zu Hilfsmitteln ermöglichen: Die individuellen assistiven Kommunikationshilfen von Patient*innen sollten für diese immer erreichbar und einsetzbar sein.

Unterstützte Kommunikation

6

Inhaltsverzeichnis

Zahlreiche Erkrankungen und/oder sog. Behinderungen können zum Ausbleiben der Entwicklung der natürlichen Sprechfähigkeit oder zum Verlust verbaler Kommunikationsmöglichkeiten führen. Die verbleibenden kommunikativen Kompetenzen reichen bei Menschen, deren Lautsprache vorübergehend oder langfristig beeinträchtig ist, in der Regel nicht aus, um im Alltag erfolgreich kommunizieren zu können. Mit der Unterstützten Kommunikation (UK) existiert seit den 1980er-Jahren ein Fachgebiet, das ergänzende und ersetzende Kommunikationsformen für nicht und kaum sprechende Menschen zur Aufrechterhaltung und Entwicklung ihrer kommunikativen Kompetenzen zum Gegenstand hat, erforscht und entwickelt, um ihnen Kommunikation und damit ein soziales Leben in der Gesellschaft zu ermöglichen. Die Fachsupervisorin für UK Bärbel Weid-Goldschmidt hat die

© Springer-Verlag GmbH Deutschland, ein Teil von Springer Nature 2020   137
P. Jacobi, *Barrierefreie Kommunikation im Gesundheitswesen*,
https://doi.org/10.1007/978-3-662-61478-5_6

heterogene Gruppe von Menschen, die von UK profitieren, in vier Zielgruppen unterschieden: „Die pragmatisch-kommunikativen Kompetenzen der Kinder, Jugendlichen und Erwachsenen dieser vier Gruppen reichen von einfachen Wahrnehmungen von Außenreizen (Gruppe 1) über ein Sprachverständnis im Hier und Jetzt (Gruppe 2), der Fähigkeit zur symbolischen Kommunikation (Gruppe 3) hin zur komplexen Kommunikation bei sprachproduktiven Einschränkungen (Gruppe 4)" [83].

▶ **Unterstützte Kommunikation (UK)** Der Fachterminus „Unterstützte Kommunikation" geht auf den 1986 in den USA von Lyle L. Lloyd geprägten Begriff „Augmentative and Alternative Communication" (AAC) [81] zur einheitlichen Definition anderer Kommunikationsformen als der Lautsprache zurück. AAC beinhaltet demnach alle Kommunikationsformen, die ergänzend, fördernd und begleitend zur Lautsprache eingesetzt werden und umfasst jede Form von Kommunikation, die als Ersatz für das natürliche Sprechen dient. Der Begriff setzt sich auch in Deutschland durch, aufgrund von Unstimmigkeiten bei der Übersetzung definiert Ursula Braun 1992 jedoch den Begriff „Unterstützte Kommunikation" (UK) für den deutschen Sprachraum [79]. UK dient als Oberbegriff für alle pädagogischen bzw. therapeutischen Maßnahmen und Möglichkeiten, um nicht oder kaum sprechenden Menschen mit Hilfe verschiedener Kommunikationsformen und Hilfsmitteln (Abschn. 6.1) Kommunikation zu ermöglichen. Die passgenaue Kombination der Kommunikationsformen und Hilfsmittel erfolgt nach individueller Diagnose.

Unterstützte Kommunikation geht davon aus, dass jeder Mensch ein Bedürfnis nach Kontakt und Kommunikation sowie das Recht auf Selbstbestimmung und Partizipation hat. Obwohl inzwischen zahlreiche Studien und jahrelange Praxiserfahrungen belegen, dass der Einsatz von UK in der frühen Kindheit die Entwicklung der Lautsprache fördert [79], handelt es sich bei UK nicht um eine Sprachtherapie, sondern um individuelle Kommunikationskonzepte zur Begleitung im Alltag, damit sich Betroffene möglichst unabhängig und effektiv verständigen und am gesellschaftlichen Leben teilhaben können.

Unterstützte Kommunikation basiert auf der Erkenntnis, dass Kommunikation in der Regel über mehrere Kommunikationswege gleichzeitig abläuft. Gedanken, Gefühle oder Absichten werden beim Sprechen automatisch durch Mimik, Gestik oder Betonung begleitet und formulieren dabei eigenständige Aspekte der Kommunikation (multimodale Kommunikation). Kommunikationswege sind vielfältig und komplex, weshalb Unterstützte Kommunikation auf Basis einer individuellen Bedarfsanalyse nicht oder kaum sprechenden Menschen vielfältige Kommunikationsformen und Hilfsmittel zur Verfügung stellt, um ihre jeweils individuelle Art zu kommunizieren zu ergänzen und zu unterstützen. Den Zielgruppen kommt damit das gleiche Recht zu, dass alle anderen Menschen auch haben: „Jeder Mensch kommuniziert alltäglich multimodal, bedient sich also verschiedener Kommunikationsformen. Auch unterstützt kommunizierenden Personen sollte ein umfassendes multimodales Kommunikationssystem zur Verfügung gestellt werden" [83]. Ein multimodales Kommunikationssystem setzt sich demnach in der UK ebenfalls aus körpereigenen und externen Kommunikationsformen zusammen [83] (Abb. 6.1).

Die Bedarfsanalyse für eine unterstützt kommunizierende Person erfolgt in der Regel durch Beratungsstellen für Unterstützte Kommunikation analog der Kommunikationsentwicklung von Gudrun Kane und Barbara Zollinger [68, 69, 147, 148], immer unter Einbezug des sozialen Umfeldes der betroffenen Person. Dabei diagnostizieren die Fachkräfte für UK die jeweils aktuellen kommunikativen Möglichkeiten der zu unterstützenden Person und erstellen eine erste Übersicht über deren Unterstützungsbedarf. Die Zusammenarbeit zwischen Fachkräften für UK, der betroffenen Person und ihren Bezugspersonen ist ein wesentlicher Teil der erfolgreichen Anwendung von UK, denn Personen, die mit UK kommunizieren,

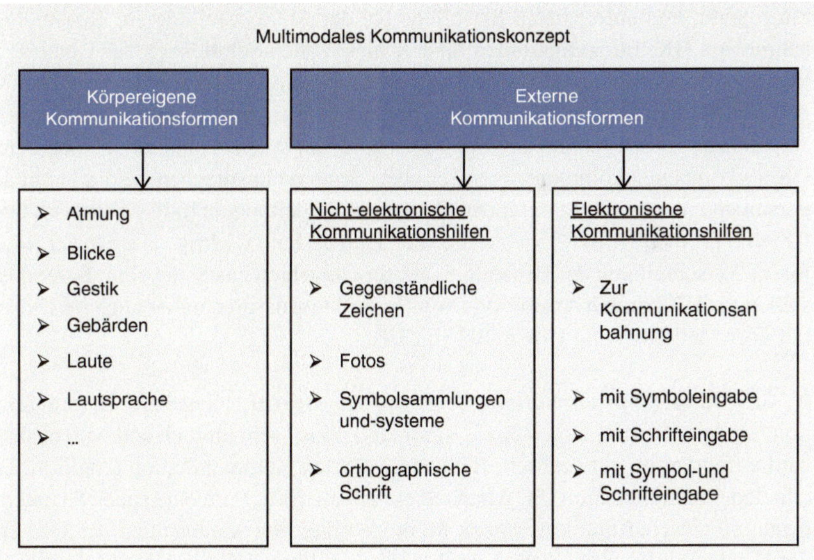

Abb. 6.1 Multimodales Kommunikationskonzept. (Aus Lücke, Vock 2019, S. 19, Abb. 2.1; mit freundlicher Genehmigung von © Springer-Verlag GmbH Deutschland 2019. All Rights Reserved)

benötigen ein Umfeld, dass die für sie ermittelten UK-Methoden kennt und anwenden kann: „Unterstützte Kommunikation (UK) zielt auf die Verbesserung der gesamten kommunikativen Situation zwischen Menschen ohne Lautsprache und ihren GesprächspartnerInnen. Das heißt, dem sozialen und pädagogisch-therapeutischen Umfeld einer Person ohne Lautsprache kommt in der UK eine besondere Rolle zu, da sie mit ihren Angeboten, Formen und Methoden maßgeblich auf den Erfolg der Kommunikation Einfluss nehmen" [15]. Jede Anwendung von UK ist ein individueller Prozess, der in regelmäßigen Abständen evaluiert und auf mögliche veränderte Bedarfe angepasst wird. Fachkräfte für UK ermitteln, entwickeln und erstellen gemeinsam mit den zu unterstützenden Personen und ihren Bezugspersonen die jeweils benötigten Kommunikationsstrategien, Kommunikationsformen und Hilfsmittel und leiten Betroffene und deren soziales Umfeld bei der Anwendung im Alltag an. Im Idealfall wird das erstellte Kommunikationskonzept in regelmäßigen Abständen aktualisiert.

In Deutschland ist Unterstützte Kommunikation kein zu verordnendes Heilmittel. Maßnahmen aus dem UK-Spektrum finden jedoch Anwendung in der Physiotherapie, Ergotherapie und Logopädie und können unter diesen Therapien verordnet werden. Die Beratungsstellen für Unterstützte Kommunikation in Deutschland informieren und unterstützen Betroffene bei der Antragsstellung zur Kostenübernahme von UK. Beratungsstellen für UK bieten auch Schulungen zur Unterstützten Kommunikation an, z. B. für den Einsatz in Kliniken oder Arztpraxen (www. gesellschaft-uk.de). Die Erfahrungen der medizinischen Praxis zeigen, je mehr Angehörige von Gesundheitsprofessionen eine von ihnen behandelte Person durch UK als kompetent kommunizierend erleben, desto mehr sprechen sie direkt mit der Person und nicht indirekt mit ihnen über deren Begleitperson [64]. Kenntnisse über UK sind für medizinische Fachkräfte aber auch deshalb wichtig, da sie in der Regel für die Verschreibung der Hilfsmittel und für Gutachten zuständig sind. Beratungsstellen für UK beraten Angehörige von Gesundheitsberufen daher auch im Einzelfall über Methoden und Hilfsmittel von UK.

▶ **Gestützte *Kommunikation*** Der deutsche Begriff „Gestützte Kommunikation" ist dem Begriff „Unterstützte Kommunikation" sehr ähnlich und wird deshalb häufig mit diesem verwechselt. Bei der Gestützten Kommunikation (englisch: Facilitated Communication (FC)) handelt es sich allerdings um eine spezielle und bis heute wissenschaftlich umstrittene Methode unter den Maßnahmen der UK. Bei der Gestützten Kommunikation wird unterstützt kommunizierenden Personen die Kommunikation ermöglicht, indem eine Hilfsperson diese beim Schreiben, Tippen oder Zeigen auf Buchstaben oder Bilder an Hand, Arm, Ellenbogen oder Schulter berührt und/oder stützt. Die Wirksamkeit dieser Methode konnte in Studien bislang jedoch nicht belegt werden [79]. „Die empirische Forschung zeigt mittlerweile sehr eindeutig, dass für die Aussage, die während einer Gestützten Kommunikation entsteht, die stützende Person und nicht die unterstützte Person (…) verantwortlich ist" [83]. Aus diesem Grund wird die Methode von der International Society for Augmentative and Alternative Communication abgelehnt [83].

6.1 Hilfsmittel der Unterstützten Kommunikation

Es gibt inzwischen viele Kommunikationsformen und Hilfsmittel, die nicht oder kaum sprechende Menschen unterstützen und ihnen dabei helfen, mit anderen Menschen zu kommunizieren. Insbesondere die Vielfalt der Möglichkeiten im Bereich der elektronischen Hilfsmittel (Abschn. 6.1.3) hat in den letzten Jahren rasant zugenommen, weshalb hier nur eine Übersicht über die wichtigsten Formen erfolgen kann. Die Kommunikationsformen und Hilfsmittel der UK werden in drei Hauptgruppen unterschieden:

6.1.1 Körpereigene Kommunikationsformen

Zu den körpereigenen Kommunikationsformen gehören Lautsprache, Laute, Körpersprache, Mimik, Bewegungszeichen, Gesten, Handzeichen, taktile Gebärden, Gebärden der Deutschen Gebärdensprache, Gebärden aus Gebärdensammlungen sowie individuelle körpereigene Strategien, wie z. B. Blickkontakt, Bewegungen mit den Augen oder verabredete Zeichen. Körpereigene Kommunikationsformen werden häufig in der Kommunikation mit vertrauten Bezugspersonen verwendet und sind hier oft die effektivste Form der Verständigung. Sie können aber auch, gerade weil sie spontan und ortsunabhängig angewandt werden können, in weniger vertrauten Situationen benutzt werden. Die Voraussetzung ist allerdings, dass fremde Personen mit dem Konzept der Unterstützten Kommunikation vertraut sind.

In der Regel werden körpereigene Kommunikationsformen, wenn möglich, im individuellen Kommunikationskonzept durch grafische Symbole und Objekte und/oder technische Hilfen ergänzt, um die Verständigung mit fremden Personen im Alltag zu ermöglichen.

▶ **Gebärden und Gebärdenunterstützte Kommunikation** Gebärden sind Bewegungen des Körpers, vorwiegend mit den Händen ausgeführt. Gebärden der Lautsprachbegleitenden Gebärden (LBG) und der Gebärdenunterstützten Kommunikation (GuK) sind Wörter und sprachliche Bedeutungen der deutschen Lautsprache (Abschn. 4.2). Bei diesen Kommunikationsformen handelt es sich im Gegensatz zur Deutschen Gebärdensprache (DGS) nicht um eine eigene Sprache (Abschn. 4.1). Zu den Gebärden gehören auch individuell kreierte oder von konzipierten Gebärden abgewandelte Gebärden, die im Rahmen eines UK-Kommunikationskonzeptes eigens für eine Person entwickelt werden können.

Seit den 1970er-Jahren wurden innerhalb der UK verschiedene Gebärdensammlungen entwickelt, vor allem für Menschen mit sog. geistiger Behinderung. Diese Gebärdensammlungen hatten das Ziel, „die Gebärden der DGS aufzugreifen und insbesondere für Menschen mit einer geistigen Behinderung zu vereinfachen" [83]. Dadurch entstanden verschiedene Gebärdensammlungen, die oft nur innerhalb der jeweiligen Institution verwendet und verstanden wurden. Der Bundesverband evangelische Behindertenhilfe e. V. erstellte 1991 mit der Gebärdensammlung „Schau doch meine Hände an" [25] aus fünf verschiedenen Gebärdensammlung sowie der DGS eine einheitliche Gebärdensammlung. Diese Gebärdensammlung besitzt mittlerweile über 1000 Gebärden, weshalb unter Expert*innen diskutiert wird, ob die Gebärden dieser Sammlung für Menschen mit einer sog. geistigen Behinderung tatsächlich leichter zu erlernen sind als die Gebärden der DGS [83]. Diese besitzt den größten Gebärdenwortschatz, der über verschiedene Institutionen hinweg von vielen Personen, die mit Gebärden kommunizieren, verstanden und benutzt wird: „Dies ist sowohl für alle unterstützt kommunizierenden Personen als auch für alle Fachkräfte, die bei der Vermittlung der Gebärden unterstützen, hilfreich und gewinnbringend" [83].

Basierend auf der Gebärdensammlung „Schau doch meine Hände an" entwickelte Etta Wilken die Gebärdensammlung „Gebärdenuntersützte Kommunikation" (GuK) speziell für junge Kinder mit Trisomie 21. Bei GuK werden begleitend zur gesprochenen Sprache bedeutungstragende Wörter gebärdet [144]. Kinder lernen Gebärden früher und leichterer als gesprochene Sprache, mit Hilfe der GuK-Gebärden lernen sie spielerisch mit den Händen zu sprechen. Dadurch können sie sich mit anderen Kindern besser verständigen sowie sprachliche und kognitive Basisfähigkeiten entwickeln. GuK ist eine Methode der Unterstützten Kommunikation, die sich vor allem bei Kindern mit verzögertem Lautspracherwerb bewährt hat, sie eignet sich auch zur Frühförderung von Kindern ohne sog. Behinderungen [144].

6.1.2 Nichtelektronische Kommunikationshilfen

Die nichtelektronischen Kommunikationshilfen können in zwei Untergruppen eingeteilt werden.

6.1.2.1 Kommunikation über Objekte

Objekte haben in der Unterstützten Kommunikation eine große Bedeutung. Werden einer Person zwei Objekte angeboten, kann sie durch ihre Blickrichtung, durch eine Zeige- oder Greifbewegung direkt ein Objekt auswählen. Gegenstände können auch eine Handlung anzeigen oder als Symbol für eine Handlung genutzt werden. Objekte lassen sich aufgrund unterschiedlicher Umrisse und verschiedener Oberflächenbeschaffenheit nicht nur visuell, sondern auch mit dem Tastsinn unterscheiden. Daher werden Objektsymbole insbesondere bei Menschen mit Sehbehinderung oder mit starker kognitiver Beeinträchtigung eingesetzt.

Gegenstände werden häufig intuitiv im Alltag benutzt. Unter anderem um Entscheidungen zu ermöglichen oder Absichten mitzuteilen, z. B. mit dem Greifen nach Objekten (Zahnbürste für Zähneputzen oder Zeigen auf Wurst oder Käse für den Brotbelag). Dies lässt sich beliebig erweitern. So können Gegenstände auch zu einem stellvertretenden Symbol werden, z. B. die Badekleidung als Symbol für „Schwimmen" oder „Schwimmbad". Gegenstände können auch als Miniatur eingesetzt werden, wie eine Spielzeugtasse oder ein Kühlschrankmagnet. Mithilfe von für eine Person charakteristischen Gegenständen kann auch über eine oder mehrere Personen kommuniziert werden. So könnte eine Kappe stellvertretend für diejenige Bezugsperson stehen, die häufig eine Kappe trägt.

Der Einsatz von Gegenständen kann auch eine Vorstufe für die spätere Abstraktion zu Bild- oder Symbolkarten darstellen.

6.1.2.2 Kommunikation über grafische Symbole

Zu den grafischen Symbolen gehören Fotos, Bilder, Zeichnungen, Symbole und Schrift. Sie können auf einzelnen oder mehreren Karten, Tafeln, in Büchern, Ordnern oder in Kommunikationsmappen präsentiert werden. Durch das Zeigen auf eines oder mehrere Symbole können sich unterstützt kommunizierende Personen anderen Menschen mitteilen. Auf diese Weise können sowohl einfache Bedürfnisse ausgedrückt als auch komplexe Inhalte vermittelt werden. Die unterstützt kommunizierende Person kann die Symbole und Abbildungen entweder durch Blickrichtung, Zeige- oder Greifbewegung auswählen. Bücher und Mappen mit Symbolen, Abbildungen und Fotos können auch leicht selbst erstellt werden und dienen in der Regel dem Austausch zwischen verschiedenen sozialen Bereichen, z. B. dem häuslichen und schulischen oder beruflichen Umfeld. Kommunikationsmappen sind individuell erstellte Kommunikationsmittel, mit denen unterstützte Personen ihre Erlebnisse, aber auch Gefühle und Gedanken anderen Personen mitteilen können.

Grafische Abbildungen stellen Wörter bildlich dar. Wie abstrakt eine Darstellung sein kann, hängt von der visuellen Wahrnehmungs- und Abstraktionsfähigkeit der Person, die damit unterstützt werden soll, ab. Kommunikationserfahrungen mit Symbolen in nichtelektronischer Form können auch den Umgang mit Symbolen auf einer elektronischen Kommunikationshilfe vorbereiten. Mit Symbolen können auch alltägliche Abläufe, Handlungsabfolgen, Verhaltensregeln oder soziale Routinen veranschaulicht werden (Abb. 6.2 und 6.3).

	METACOM	Picture Communication System (PCS)	Symbolstix	Widgit
Essen	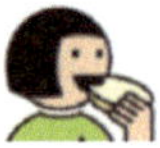	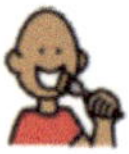	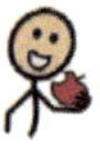	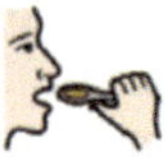
traurig	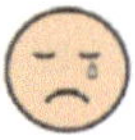	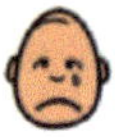	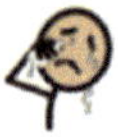	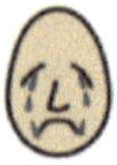
mehr	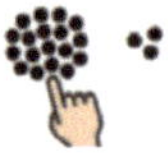	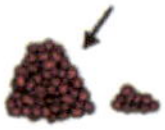	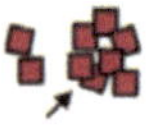	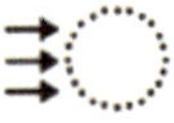
Hund	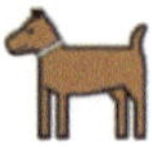	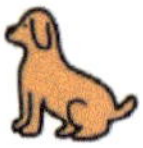	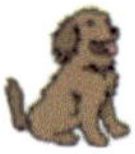	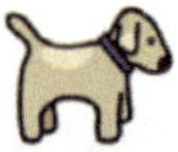
Feuerwehrauto	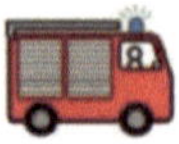	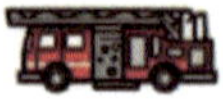	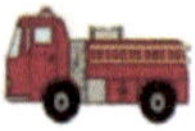	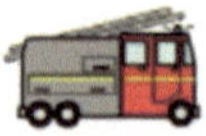

Abb. 6.2 Häufig genutzte Symbolsammlungen im Vergleich: METACOM [83]

Abb. 6.3 Symbol für Hygieneregel „Kein Händeschütteln" zur Vorbeugung von Virusinfektionen. © iStock by Getty Images, Tatsiana Khamitskaya

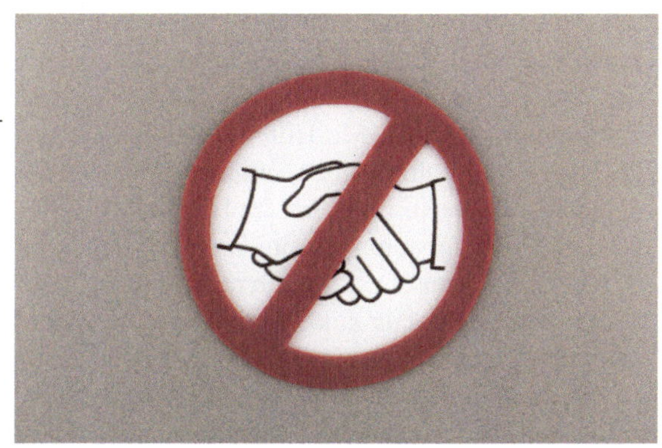

6.1.3   Elektronische Kommunikationshilfen

Elektronische Kommunikationshilfen können in mehrere Kategorien eingeteilt werden, die sich aus den spezifischen Funktionen der Geräte ableiten:

- elektronische Hilfen zur Kommunikationsanbahnung
- einfache Kommunikationshilfen mit statischer Oberfläche und Symboleingabe
- Kommunikationshilfen mit dynamischer Oberfläche und Symbol- und/oder Schrifteingabe
- Kommunikationshilfen mit Schriftspracheingabe

Es gibt einfache und komplexe Sprachausgabegeräte, die eine oder mehrere dieser Funktionen erfüllen.

6.1.3.1 Einfache Sprachausgabegeräte

Einfache Sprachausgabegeräte sind kleine handliche Geräte mit einer oder zwei Tasten, die der natürlichen Sprachausgabe dienen. Solche Sprachausgabegeräte besitzen ein Mikrofon, mit dem sich Musik, Geräusche, einzelne Worte oder Sätze (z. B. von Bezugs- und Betreuungspersonen) aufnehmen und wiedergeben lassen. Die aufgenommenen Geräusche oder Wörter entsprechen einer mit der unterstützten Person zuvor vereinbarten Aussage. Durch das Drücken der Tasten kann die unterstützte Person immer dann die Sprachausgabe betätigen, wenn sie diese Aussagen anderen Personen mitteilen möchte. So kann z. B. das Geräusch einer Hupe für „Stopp" stehen, aber auch der Satz „Ich möchte singen!" einen entsprechenden Wunsch anzeigen. Mit Hilfe einfacher Sprachausgabegeräte können auch Tageserlebnisse erzählt werden, um mit verschiedenen sozialen Bereichen kommunizieren zu können, (z. B. um im häuslichen Umfeld von einem Betriebsausflug zu erzählen, aufgenommen von einer sprechenden Kollegin). Die Geräte eigenen sich auch für Menschen, die sprechen können, aber in der schriftlichen Kommunikation eingeschränkt sind. So können etwa blinde Menschen einfache Sprachausgabegeräte als „Notizzettel" nutzen. Einfache Sprachausgabegeräte können bis zu 20 Eingabefelder besitzen. Je mehr Ausgabefelder zur Verfügung stehen, desto komplexer können einzelne Worte, Sätze oder Geräusche miteinander kombiniert werden. Diese Geräte mit einem statischen Display, besitzen keinen Grundwortschatz, keine vorgegebenen Strukturen oder Grammatikfunktionen (Abb. 6.4 und 6.5).

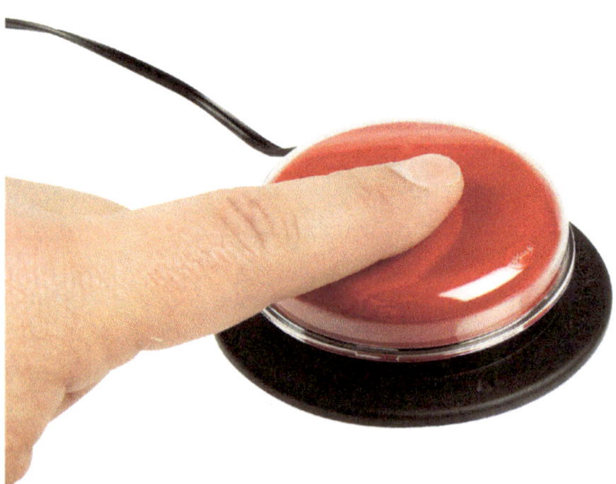

Abb. 6.4 Der Big Mack gehört zu den einfachen Sprachausgabegeräten mit einem Tastenfeld. (© AbleNet inc.)

Abb. 6.5 Elektronisches
Hilfsmittel GoTalk20+. ©
Sprachtherapie & Logopädie
Prollius Essen/Bochum

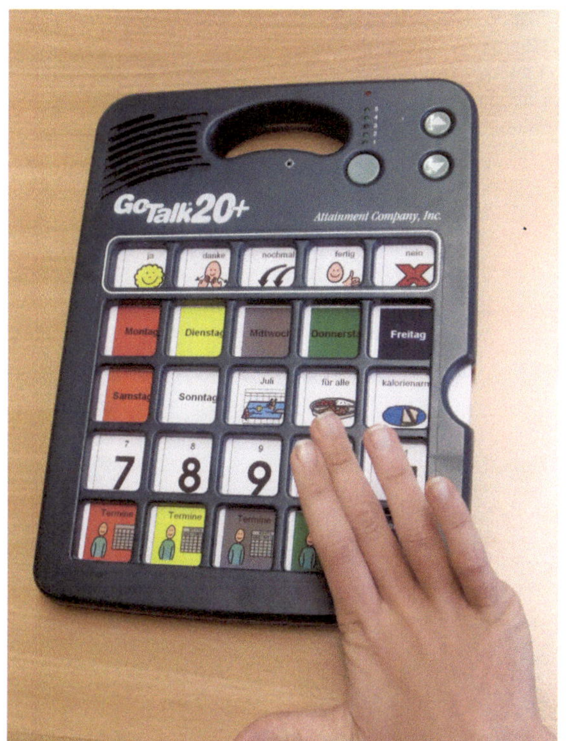

6.1.3.2 Komplexe Sprachausgabegeräte

Komplexe Sprachausgabegeräte sind mobile Kommunikationshilfen mit einer Sprachausgabe, die natürlich (digitalisiert) und/oder künstlich (synthetisch) hergestellt werden kann. Mit diesen Geräten haben unterstützt kommunizierende Personen die Möglichkeit, aus einem großen Wortschatz verschiedene Aussagen miteinander zu verknüpfen. Durch das dynamische Display können die Nutzer*innen auf verschiedenen Ebenen selbstständig auf das Vokabular zugreifen. Einige Geräte bieten außerdem die Möglichkeit, sich über grafische Symbolkombinationen grammatikalisch richtig auszudrücken. Besitzen die Geräte eine synthetische Sprachausgabe, ist in der Regel auch die Kommunikation über Schriftsprache möglich. Da einfache und komplexe Sprachausgabegeräte handlich und leicht zu transportieren sind, ermöglichen sie unterstützt kommunizierenden Personen mehr Unabhängigkeit und eine größere Flexibilität im Alltag (Abb. 6.6 und 6.7).

Abb. 6.6 Elektronische
Kommunikationshilfe für
Tablets. © Sprachtherapie &
Logopädie Prollius Essen/
Bochum

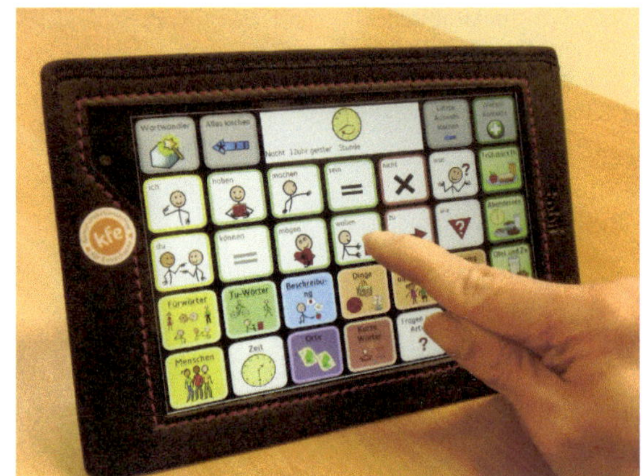

Abb. 6.7 VOICEpad mit
MetaTalk 6x9 (© Rehamedia)

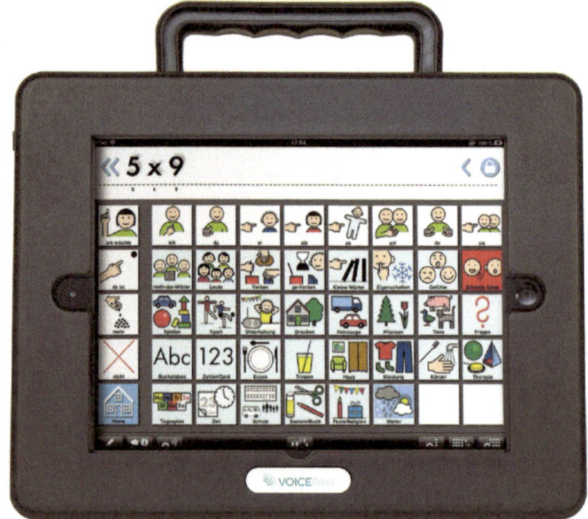

6.2   Unterstützte Kommunikation in der Praxis

6.2.1   Unterstütze Kommunikation in der medizinischen/ therapeutischen Praxis

Für die Kommunikation mit Menschen, die Methoden der UK verwenden, sollten Angehörige von Gesundheitsberufen deutlich mehr Zeit als mit Patient*innen, die lautsprachlich kommunizieren können, einplanen. Geduld ist ein wichtiger Faktor, denn „die Fähigkeit, abwarten zu können und Stille zuzulassen, signalisiert Gesprächsoffenheit und Gelassenheit, die sich positiv auf die unterstützt kommunizierende Person auswirkt" [83]. Damit die Kommunikation gelingen kann, sollten Angehörige von Gesundheitsberufen bei Gesprächen, Untersuchungen bzw. Behandlungen sowie bei administrativen Tätigkeiten zudem stets die Regeln der wertschätzenden Dialoghaltung beachten (Kap. 2). Beim ersten Gespräch sollten Angehörige von Gesundheitsberufen mit den Patient*innen klären, ob und welche Kommunikationshilfen, neben den eigenen mitgebrachten Kommunikationshilfen, für die jeweilige Situation benötigt werden, z. B. Symbole in einem Ordner oder auf einer Tafel zur Erklärung von Untersuchungsmethoden, elektronische Hilfsmittel oder gebärdendolmetschende (Begleit-)Personen. Eine Auswahl an symbol- und schriftsprachbasieren UK-Materialien, mit denen die Fragen des jeweiligen medizinischen Fachgebietes besprochen werden können, sollten in jeder Praxis verfügbar sein.

Sitzordnung Das Gespräch findet immer zwischen Fachkraft und Patient*in statt. Eine dolmetschende oder eine andere Begleitperson sind nur zur Unterstützung anwesend. Die Sitzordnung sollte daher entsprechend angeordnet sein: Fachkraft und Patient*in sitzen sich gegenüber, sodass der Blockkontakt zwischen ihnen problemlos möglich ist. Eine weitere Möglichkeit ist eine Sitzordnung im Halbrund. Da die Kommunikationsbedürfnisse von Patient*innen verschieden sind, sollte die Sitzordnung vor dem Gesprächsbeginn mit diesen geklärt werden. Dabei sollte auch darauf geachtet werden, dass ausreichend Platz vorhanden ist, um die benötigten UK-Hilfsmittel verwenden zu können (z. B. ein Tisch zur Präsentation von Bildern und Mappen, Ablage für elektronische Hilfsmittel).

Beleuchtung Der Ort, an dem die Kommunikation stattfindet, sollte gut beleuchtet sein, damit Patient*innen alle Beteiligten, also Fachkräfte und Begleitpersonen sowie die verwendeten Hilfsmittel, gut sehen können.

Personal informieren und einbinden Fachkräfte sollten alle Mitarbeitenden einer Praxis über die jeweiligen Kommunikationshilfen von Patient*innen, die unterstützt kommunizieren, informieren, damit diese bei Bedarf ebenfalls die jeweils benötigten Kommunikationshilfen anwenden können. Mitarbeitende sollten zudem für eine wertschätzende Dialoghaltung sensibilisiert und geschult werden, um Diskriminierungen zu vermeiden.

Das Ja-Nein-Konzept

Viele unterstützt kommunizierende Menschen haben ein Verständnis von Ja-Nein-Fragen und sind in der Lage, angemessen auf diese zu antworten [83]. Die Antworten können je nach individueller Situation auf unterschiedliche Weise erfolgen: verbal durch „ja" und „nein", durch eine entsprechende Kopfbewegung, durch Augenbewegung oder mit Hilfe der Hände (die ausgestreckten Finger der rechten Hand stehen für „ja", eine geballte rechte Faust steht für „nein"). Mit dem Ja-Nein-Konzept kann ein Gespräch initiiert werden, es kann darüber hinaus im medizinischen Kontext der Abklärung von Beschwerden, Symptomen und Verläufen sowie der Klärung von Wünschen von Patient*innen dienen und helfen, Missverständnisse zu vermeiden.

Das Ja-Nein-Konzept ist besonders erfolgreich, wenn die fragende Person eine systematische Fragestrategie anwendet: „Systematische Fragestrategien können entweder individuell für einzelne Kinder, Jugendliche und Erwachsene vorstrukturiert und angewandt werden oder als allgemeiner Einstieg für alle Personen vorbereitet werden [83]. (Abb. 6.8) zeigt, wie eine solche Fragestrategie aufgebaut sein kann.

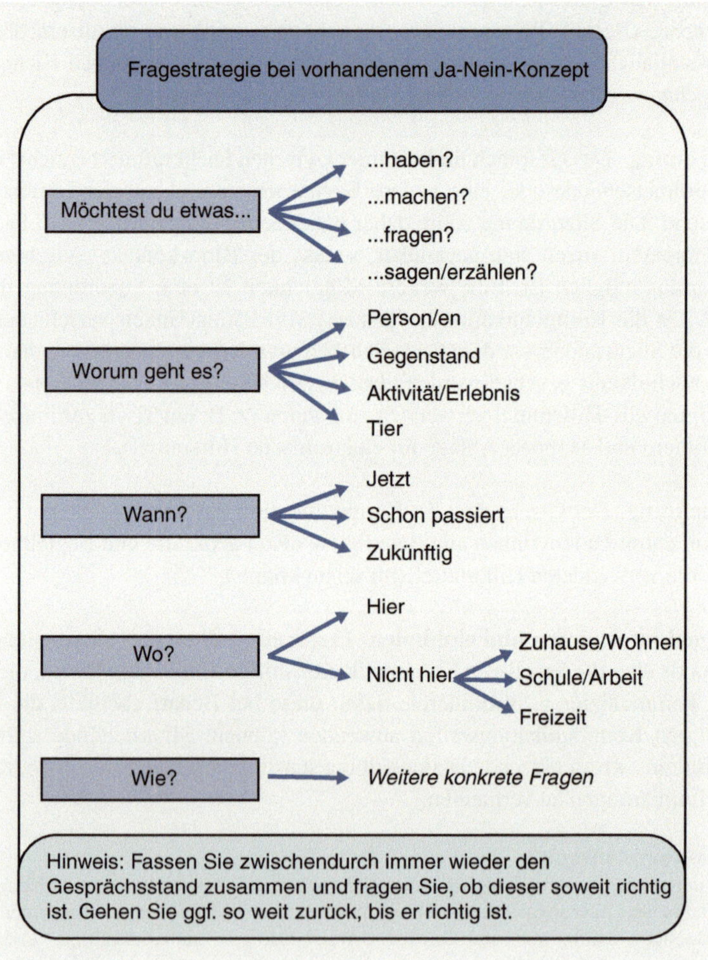

Abb. 6.8 Fragestrategie bei vorhandenem Ja-Nein-Konzept. (Aus Lücke, Vock 2019, S. 85, Abb. 2.30; mit freundlicher Genehmigung von © Springer-Verlag GmbH Deutschland 2019. All Rights Reserved) [83]

6.2.1.1 Untersuchungen und Behandlungen

Angehörige von Gesundheitsberufen sollten Patient*innen bereits vor einer Untersuchung bzw. Behandlung im Gespräch über den jeweiligen Ablauf informieren, um die Kommunikation während einer Untersuchung bzw. Behandlung zu erleichtern. Dabei sollten die einzelnen Schritte sowie verwendete Apparate und Techniken ausführlich erklärt und bei Bedarf anschaulich demonstriert werden, damit Patient*innen die jeweiligen Vorgänge nachvollziehen können. Eine medizinische Fachkraft kann z. B. vor der Untersuchung mit einem Mundspatel, die genaue Verwendung des Instrumentes an einem Bild, einer Puppe oder einer helfenden Person zeigen. Die Teach-Back-Methode (Abschn. 1.2.1) ist eine Möglichkeit, mit der sich Fachkräfte darüber versichern können, dass sie von ihren Patient*innen verstanden wurden.

Bei der Vorbereitung auf eine Untersuchung bzw. Behandlung ist es wichtig, zu prüfen, welche Kommunikationshilfen während einer Untersuchung bzw. Behandlung verwendet werden können, damit die Kommunikation auch gelingen kann, wenn z. B. Apparate und Techniken eingesetzt oder Patient*innen für kurze Zeit allein gelassen werden (möglichst vermeiden!). In Frage kommen z. B. die Verwendung von körpereigenen Kommunikationshilfen, verabredete Zeichen wie Augen- oder Fingersteuerung oder die Unterstützung durch eine Begleitperson.

Fachkräfte sollten sich nach einer Untersuchung bzw. Behandlung immer die Zeit nehmen, um mit Patient*innen Rücksprache über die Untersuchung bzw. Behandlung halten zu können und diese in einer für sie angemessenen Kommunikationsform über die gestellte Diagnose und den weiteren Behandlungsverlauf informieren zu können (Abb. 6.9).

Wie läuft das ab?

Die MRT tut nicht weh.

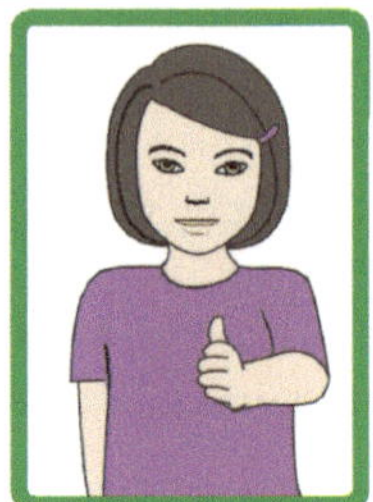

Die MRT dauert lange: 20 - 45 Minuten.

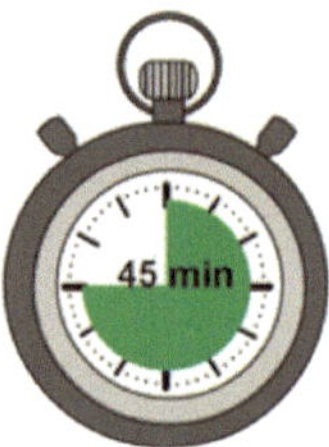

Um mir zu helfen, mich während der Untersuchung nicht zu bewegen.

kann ich zwei Stunden vor der Untersuchung ein Medikament nehmen.

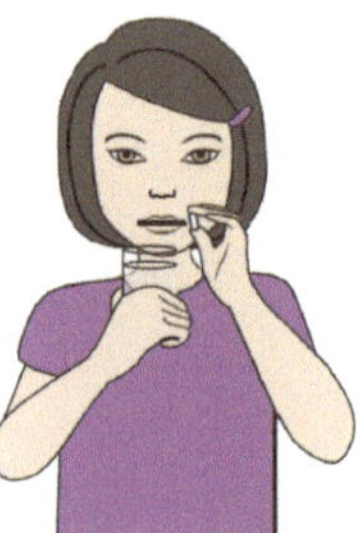

Die Ärztin/ der Arzt sagt mir, wann ich es nehmen soll.

Abb. 6.9 Beispielseite aus einer Sammlung für bildunterstützte Kommunikation zur Vorbereitung auf eine Magnetresonanztomographie-Untersuchung. © CoActis Santé, www.santebd.org

▶ Bild- und Symbolkarten eignen sich ebenfalls, um Sprach- und Fachsprachbarrieren in der Kommunikation mit Menschen mit geringen deutschen Sprachkenntnissen abzusenken. Es gibt Bild- und Symbolkarten für fremdsprachige Patient*innen sowie umfangreiche mehrsprachige Materialien zu bestimmten Themenbereichen, z. B. Anamnesegespräche, Notfallmedizin, Pflege oder einzelne Erkrankungen, die teilweise kostenlos als Download zur Verfügung stehen. Zum Beispiel:

- Bildgestützte Kommunikation mit Tip-Doc: www.setzer-verlag.com/
- Materialien und Apps in 29 Sprachen: http://widgit-health.com/patient-communication-sheet.htm
- Siehe auch Materialiensammlung auf www. www.uk-im-blick.de
- Bild- und Symbolkarten von Santé BD in mehreren Sprachen: www.santebd.org

6.2.2 Unterstützte Kommunikation im Krankenhaus

Neben den Kommunikationshilfen für die medizinisch/therapeutische Praxis sollten Kliniken und Krankenhäuser im Rahmen einer Barrierefreien Kommunikation folgende Kommunikationshilfen für unterstützt kommunizierende Menschen zur Verfügung stellen:

Technische Maßnahmen
- Eindeutige Beschilderung von Wegesystemen zur Orientierung mit Symbolen, Piktogrammen
- Digitale Barrierefreiheit sichern: Computer, Mobiltelefone, Tablets etc. können durch eine Sprachausgabe als Kommunikationshilfe verwendet werden, daher sollten sie Patient*innen immer zur Verfügung stehen.
- Vorträge und kulturelle Veranstaltungen barrierefrei gestalten.
- Evaluierung und Weiterentwicklung von einfachen und/oder komplexen UK-Hilfsmitteln im Krankenhaus. Sprachausgabegeräte und komplexe Kommunikationsgeräte sollten immer zur Verfügung stehen.
- Spezialbrille: Mit Hilfe einer virtuellen Tastatur auf den Brillengläsern und Analyse der Augenbewegungen des Brillenträgers können Worte und Sätze geschrieben werden. Über die eingebauten Lautsprecher ist eine Sprachausgabe des Geschriebenen möglich.

Organisatorische Maßnahmen
- Anlaufstelle für unterstützt kommunizierende Patient*innen mit Mitarbeitenden, die in UK-Methoden und UK-Hilfsmitteln geschult sind (Fachstelle für Barrierefreie Kommunikation)
- UK-Schulungen für Mitarbeitende
- Sensibilisierung und Schulung von Mitarbeitenden zur wertschätzenden Dialoghaltung und zu den Kommunikationsbedarfen von unterstützt kommunizierenden Patient*innen
- Sicherung des erforderlichen Personals zur ausreichenden Beratung und Behandlung von unterstützt kommunizierenden Patient*innen
- Informationsmaterialien über gesundheitliche Themen sowie über Organisation und Verwaltung im Krankenhaus in Leichter Sprache
- Entwicklung von Materialien und Vorgehensweisen für medizinisches und pflegendes Personal sowie Personal von Fremdfirmen (z. B. Catering und Transport) zum Umgang mit unterstützt kommunizierenden Patient*innen sowie Informationen bzw. Schulungen zur Unterstützen Kommunikation und der Verwendung von Kommunikationshilfen

Stationäre Maßnahmen
- Mehr Zeit bzw. Personal für die Beratung und Behandlung von unterstützt kommunizierenden Patient*innen einplanen.
- Unterstützt kommunizierende Patient*innen immer persönlich zu Untersuchungen und Gesprächsterminen bringen.
- Wertschätzende Dialoghaltung sowie Gesprächsregeln für Kommunikation mit unterstützt kommunizierenden Patient*innen gebärdensprachdolmetschenden Personen oder Vermittlungsstellen beachten.
- Bei Bedarf Kontakt zu gebärdensprachdolmetschenden Personen oder Vermittlungsstellen herstellen.
- Untersuchungen und Behandlungen im Gespräch vorbesprechen.
- Abläufe für Notfälle (z. B. Brände) und Evakuierung erklären (Gesprächsregeln beachten!) und eindeutige Absprachen mit Patient*innen treffen.
- Mitarbeitende und Fremdpersonal über die Kommunikationsbedarfe und -Hilfen informieren.
- Patient*innen im gleichen Krankenzimmer über die Kommunikationsbedarfe und -Hilfen informieren.
- Informationsfluss sichern: Unterstützt kommunizierende Patient*innen haben in der Regel weniger soziale Kontakte mit anderen Patient*innen und sind daher oft von Informationen ausgeschlossen. Das Stationspersonal sollte sich regelmäßig über den Gesundheitszustand von unterstützt kommunizierenden Patient*innen informieren und diese regelmäßig über alle nötigen Abläufe informieren.

- Zugang zu UK-Hilfsmitteln ermöglichen: Die individuellen UK-Kommunikationshilfen von Patient*innen sollten für diese immer erreichbar und einsetzbar sein.

Folgende Kommunikationsmittel sollten auf jeder Station vorhanden sein [136]:
- Kommunikations-Pass mit Instruktionen
- Kommunikationstafeln für die Themen Schmerz, Bedürfnisse, Körper, Gefühle
- Buchstabentafeln
- Wortkarten/Symbolkarten für Ja-Nein-Antworten
- Information zur Codierung von Ja-Nein-Antworten
- Information zur Hierarchie von Ja-Nein-Fragen
- (elektronische) Whiteboards als Schreib- und Zeichentafel (mit Spezialbrille)
- Thementafeln zum Ermöglichen von Hinweisen für Gesprächsthemen
- symbolhafte und schriftsprachbasierte Darstellung von Routineabläufen
- Adaptionsmöglichkeiten des Hilferufes (Tasten)
- elektronische Kommunikationshilfen mit natürlicher oder synthetischer Stimme mit Vokabularstrategie und/oder Buchstaben/Schriftsprache
- Internetzugang

▶ **Materialsammlungen für die medizinische Praxis** Es gibt inzwischen zahlreiche UK-Materialen zum Themenbereich Gesundheit und für den Klinikeinsatz. Dazu gehören Anleitungen, Checklisten und Vorschläge für die Umsetzung von UK in Kliniken sowie für Kommunikationshilfen wie Bild- und Symbolkarten, Schmerztafeln, Ja-Nein-Codes. Die Internetplattform www.uk-im-blick.de ist ein Informationsportal rund um das Thema Unterstützte Kommunikation mit dem Schwerpunkt UK bei Erwachsenen. Das Portal gibt einen umfassenden Überblick über Methoden und Hilfsmittel der Unterstützten Kommunikation und stellt eine Materialsammlung für den Einsatz in der ambulanten und stationären medizinischen Praxis zur Verfügung sowie ein Forum zum Austausch von Expert*innen sowie für Ratsuchende, Literaturhinweise, Adressen und Ansprechpartner*innen.

Das Informationsportal gehört zur LogBUK, einer Praxisgemeinschaft aus Fachkräften der Logopädie, Ergotherapie, Sprachtherapie, Heilund Kommunikationspädagogik, die auf Unterstützte Kommunikation spezialisiert sind, mit Sitz in Aachen, Bremen und Rosenheim.

Welche Kommunikationhilfen für wen?

Beratungsstellen für Unterstützte Kommunikation bieten firmenunabhängige Beratungen zur Anschaffung und Verwendung von UK-Kommunikationshilfen an. Die Gesellschaft für Unterstützte Kommunikation e.V. (www.gesellschaft-uk.de) informiert auf ihrer Website über Beratungsstellen, Therapeuten und Hilfsmittelanbieter. Firmen, die sich auf den Bereich elektronische Kommunikationshilfsmittel spezialisiert haben, bieten ebenfalls Beratung und Erprobung an, allerdings nur zum eigenen Produktangebot. Eine Übersicht über aktuelle Hilfsmittel gibt es auf dem REHADAT-Hilfsmittelportal: www.rehadat-hilfsmittel.de.

6.2.3 UKAPO – Kommunikationsmappe für Arzt und Apotheke©

Die UKAPO Kommunikationsmappe für Arzt und Apotheke© wurde von der Universität Oldenburg in Zusammenarbeit mit der niedersächsischen Apothekerkammer entwickelt. Sie beinhaltet in einem laminierten Ringbuch systematisch angeordnete Kommunikationstafeln mit grafischen Symbolen zur medizinischen Versorgung für Menschen, die nicht oder kaum sprechen können und wurde für den Einsatz in Apotheken, medizinischen/therapeutischen Praxen, Krankenhäusern und anderen medizinischen Bereichen konzipiert. Die Kommunikationsmappe „ermöglicht eine schnelle und klare Diagnose mit anschließender Beratung. Sie sieht vor, sachgerechte Einnahme- und Anwendungshinweise an die betroffene Person zu vermitteln und hilft, Verhaltenshinweise mit auf den Weg zu geben" [91]. UKAPO ist erhältlich in einer laminierten Version und einer eingeschweißten Variante zur besseren Desinfizierung für besondere hygienische Anforderungen.

Die UKAPO Kommunikationsmappe für Arzt und Apotheke© kann über den Online-Shop des Methodenzentrums Unterstützte Kommunikation (gUG) bezogen werden (www.mezuk.de). Das Methodenzentrum ist eine gemeinnützige Gesellschaft, hervorgegangen aus der Beratungsstelle für Unterstütze Kommunikation an der Carl von Ossietzky Universität Oldenburg, Institut für Sonder- und Rehabilitationspädagogik und arbeitet mit dieser sowie dem UK-Netzwerk Weser-Ems und dem Netzwerk „UK im Alltag" in enger Kooperation. Die gUG bietet auch verschiedene Inhouse-Fortbildungen für den Einsatz von UK an.

Die UKAPO Kommunikationsmappe für Arzt und Apotheke© gibt es inzwischen auch als App für iPads. In dieser Kommunikationsform kann auch zwischen den Sprachen deutsch und englisch gewählt, Tastenklänge und eine Sprachausgabe aktiviert werden (Abb. 6.10).

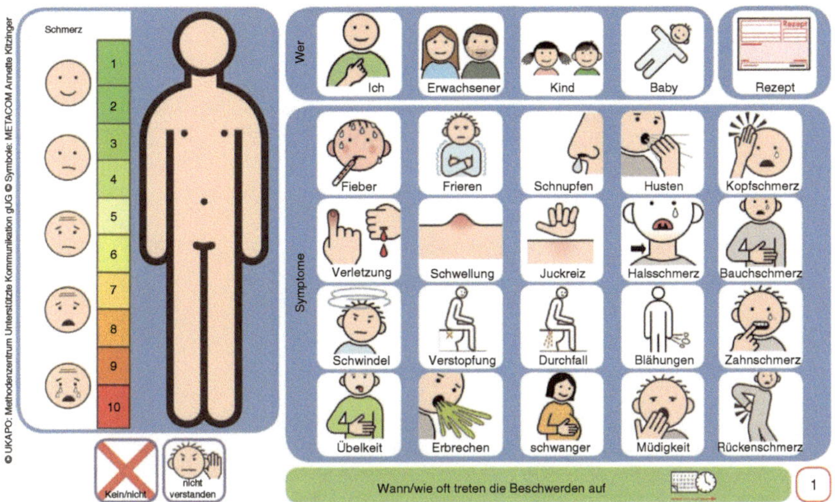

Abb. 6.10 Beispielsseite aus UKAPO Kommunikationsmappe für Arzt und Apotheke© [83]

Inhaltsverzeichnis

Digitale Barrierefreiheit umfasst alle Technologien, die einen barrierefreien Zugang zum Internet und zu anderen digitalen Anwendungen für alle Menschen, die digitale Anwendungen nutzen wollen und müssen, ermöglichen. Die Basis für digitale Barrierefreiheit sind die internationalen Web Content Accessibility Guidelines 2.1 (WCAG 2.1) aus dem Jahr 2018, die das World Wide Web Consortium (W3C) herausgibt, und auf deren Standards die Barrierefreie-Informationstechnik-Verordnung (BITV 2.0) basiert Abschn. 1.3.4. Die WCAG 2.1 umfassen die aktuellen Kriterien für digitale Produkte, damit Zugänglichkeit und Nutzbarkeit für Menschen mit sog. Behinderungen gewährleistet werden können.

Mit der rasant fortschreitenden Entwicklung von digitalen Technologien sowie der Digitalisierung von Inhalten, Prozessen und Abläufen sind viele Chancen für die Barrierefreie Kommunikation im Gesundheitswesen verbunden. So kann der Einsatz digitaler Barrierefreiheit „die Rezeption und die Vermittlung von Gesundheitsinformationen merklich verbessern" [109], da z. B. barrierefreie

© Springer-Verlag GmbH Deutschland, ein Teil von Springer Nature 2020 159
P. Jacobi, *Barrierefreie Kommunikation im Gesundheitswesen*,
https://doi.org/10.1007/978-3-662-61478-5_7

Kommunikationsangebote im Internet deutlich mehr Menschen sogar über große räumliche und zeitliche Distanzen hinaus erreichen als analoge Medien. Weil digitale Anwendungen „den Zugang zum Gesundheitssystem und zu Versorgungsleistungen erleichtern (…), Alltagshilfe leisten und das Selbstmanagement von Patienten unterstützen", fordert der Expertenbeirat des Nationalen Aktionsplans Gesundheitskompetenz, die Möglichkeiten der Digitalisierung intensiv zu nutzen, um die Gesundheitskompetenz der deutschen Gesellschaft zu fördern [109]. Gleichzeitig benennt der Expertenbeirat die Herausforderungen, die damit einhergehen: Es besteht das Risiko „einer digitalen Kluft aufgrund divergierender Kompetenzen und Zugänge bei der Mediennutzung" [109].

Menschen mit sog. Behinderung und chronisch kranke Menschen nutzen das Internet weit häufiger als Menschen ohne sog. Behinderung, denn es bietet ihnen nicht nur, wenn die nötige Hard- und Software verfügbar ist, zahlreiche vielfältige Kommunikationsangebote [3, 24]. Die Mehrheit schätzt an diesem Medium besonders, „dass in der digitalen Welt kein Unterschied zwischen Menschen mit und ohne Behinderung besteht" [109]. Wie Studien zeigen, empfinden Menschen mit sog. Behinderungen vor allem das Internet als besonders nützlich, um „mit der Außenwelt in Kontakt zu treten und Kontakte zu knüpfen" [25, 109] sowie „behinderungsbedingte Nachteile zu kompensieren" [31]. Die digitale Welt ermöglicht Menschen mit sog. Behinderungen mehr Selbstbestimmung und Teilhabe an gesellschaftlicher Kommunikation, deshalb ist der barrierefreie Zugang zu den entsprechenden Kommunikationsangeboten für sie von großer Bedeutung.

Die meisten Menschen mit sog. Behinderungen nutzen das Internet – auch mit Hilfe assistiver Techniken – selbstständig [24]. Wie gleichberechtigt diese Nutzung erfolgen kann, hängt jedoch von den vorhandenen Kommunikationsbarrieren ab und davon, ob und in welchem Umfang die jeweiligen Kommunikationsanbieter die Möglichkeiten digitaler Barrierefreiheit nutzen. Die Kommunikationsbarrieren im Web 2.0 sind zahlreich und vielfältig und reichen von komplexer Navigation über schwer verständliche Sprachinhalte, schwer leserliche Typografien und Design bis zu Fake-Buttons und unüberwindliche Sicherheitstests (Captchas). Beispiele für Barrieren, die z. B. Menschen mit einer Sehbehinderung den Zugang zu Kommunikationsangeboten erschweren oder verwehren sind Texte oder Formularfelder, die sich nur gering vom Bildschirmhintergrund abheben oder die fehlende Übersetzung von Inhalten in Lautsprache. Gehörlose und hörbehinderte Menschen können z. B. Videos nicht nutzen, wenn sie keine Untertitel enthalten. Die wirtschaftliche Benachteiligung der Zielgruppen Barrierefreier Kommunikation trägt ebenfalls zu schlechteren Teilhabemöglichkeiten bei, da sie über weniger Ressourcen verfügen, die ihnen den Zugang zur benötigten Hard- und Software ermöglichen. Der Forschungsbericht der Technischen Universität Dortmund von 2016 zur Mediennutzung von Menschen mit sog. Behinderungen kommt zu dem Ergebnis, dass es immer noch „große Bedarfe bzw. Lücken in Sachen Barrierefreiheit gibt" [16]. Vor allem die Sprache ist „(nicht nur) für viele Menschen mit Behinderung eine viel höhere Barriere als bisher angenommen" [31]. Ob schwer verständliche Fach- und Insidersprache, mit Werbung überfrachtete Informationsinhalte, als Nachrichten getarnte Fake-News oder schwer zu bewältigende technische Anforderungen, viele Informationen im Web 2.0 sind für Menschen mit sog. Behinderungen, aber auch für Menschen mit Lese-Rechtschreibschwäche (LRS) und/oder geringer Literalität (und vielen anderen auch) schwer oder kaum zugänglich, da sie den mit der Digitalisierung gestiegenen Anforderungen an kommunikative Kompetenzen nicht gerecht werden können. Das Ziel, die Gesundheitskompetenz der deutschen Bevölkerung durch digitale Medien zu fördern, kann daher nur gelingen, wenn die Barrieren auch in der digitalen Welt abgebaut werden und allen Nutzer*innen ein barrierefreier Zugang sowie der selbstbestimmte und sachkundige Umgang mit gesundheitsrelevanten Information im Web 2.0 ermöglicht werden.

Damit alle Menschen von den Möglichkeiten der Digitalisierung profitieren können, muss die notwendige digitale Barrierefreiheit bereits bei der Entwicklung von digitalen Konzepten und Prozessen in allen Bereichen des Gesundheitssystems von Anfang an mitgedacht und umgesetzt werden (Abschn. 1.1.3). Mehr Selbstbestimmung und Partizipation von Patient*innen und damit mehr Gesundheitskompetenz für alle Menschen bedeutet, die Kommunikationsbedarfe der Zielgruppen Barrierefreier Kommunikation bei der Entwicklung und Umsetzung digitaler Prozesse und Anwendungen stets mit einzubeziehen. In vielen Bereichen des Gesundheitssystems steht die Digitalisierung noch am Anfang, weshalb die Potenziale der Barrierefreien Kommunikation bereits in der Phase der Entwicklung neuer Anwendungen sinnvoll genutzt werden können. Barrierefreie Gesamtlösungen sind zudem kostengünstiger als nachträglich implementierte Einzellösungen, die zudem aufgrund ihrer geringeren Zugänglichkeit oft wirkungslos bleiben.

Digitalisierung als Chance: Barrierefreie Kommunikation im Krankenhaus

Die Digitalisierung schreitet auch in Krankenhäusern voran, für „sämtliche Abläufe und Prozesse, für die sektorenübergreifende Kommunikation und auch für telemedizinische Anwendungen spielt sie zunehmend eine Rolle" [76]. Das Fraunhofer-Institut für Materialfluss und Logistik, Health Care Logistik, hat 2019 ein Positionspapier entwickelt, in dem es der Frage nachgeht, wie das digitalisierte Krankenhaus der Zukunft aussehen könnte. Darin vergleichen die Autor*innen die Kerngedanken zur Digitalisierung der Industrie 4.0 mit den Anforderungen von Krankenhäusern. Der Blick in die Zukunft zeigt, dass Diagnose- und Therapieprozesse zwar schwieriger zu planen sind als Produktionsprozesse- und Automatisierungstechniken in der Industrie, dennoch sieht das Fraunhofer-Innovationszentrum viel Potenzial, wie die Digitalisierung Prozesse und Abläufe auch in Krankenhäusern mithilfe intelligenter Unterstützungs- und Assistenzsysteme in Verwaltung und Organisation sowie bei der Durchführung von Behandlungen verbessern kann: „Gleichwohl gibt es im Rahmen der Supportprozesse (z. B. Speisenversorgung, Arzneimittelversorgung, Wäscheversorgung, Reinigung) bereits heute erste technische Unterstützungssysteme" [143]. Einer der Haupttreiber für die Digitalisierung in Krankenhäusern sehen die Autor*innen im demografischen Wandel der Gesellschaft und den damit verbundenen Veränderungen für das Gesundheitswesen: „Eine immer weiter zunehmende Zahl an Patienten muss im fortgeschrittenen Alter (50–80 Jahre) mit einer Vielzahl an Erkrankungen (Stichwort Multimorbidität) in den Krankenhäusern medizinisch und pflegerisch versorgt werden" [143]. Gleichzeitig steigen die Anforderungen der Patient*innen an die medizinische Versorgung, sie möchten selbstbestimmter über Maßnahmen und Behandlungen mitentscheiden. Die Digitalisierung und Vernetzung von intelligenten Produkten und Devices sowie die Mensch-Maschine-Interaktion (MMI) bieten Möglichkeiten, Prozesse in Krankenhäusern zu modernisieren, Ressourcen sowie intelligente Unterstützungssysteme zu nutzen, um diesen Herausforderungen gerecht zu werden und gleichzeitig das Personal zu entlasten.

Der Verband der Krankenhausdirektoren Deutschlands (VKD) fordert, dass die flächendeckende Digitalisierung aller Krankenhäuser innerhalb der nächsten Jahre erfolgen muss, da diese einen Quantensprung für die Infrastruktur der Gesundheitsversorgung bedeute [76]. Durch die Digitalisierung und Modernisierung der Infrastrukturen würde auch das Personal entlastet und habe „wieder mehr Zeit für die Versorgung der Patienten" [76]. Bis zu einer flächendeckenden Infrastruktur von Krankenhäusern 4.0 ist Deutschland allerdings noch weit entfernt, denn es mangelt vor allem an den nötigen Investitionsmitteln, um sichere und benutzerfreundliche IT-Infrastrukturen in Krankenhäusern zu implementieren. Wie die Krankenhausstudie 2017 der Unternehmensberatung Roland Berger ergab, besitzen zwar 90 Prozent der Krankenhäuser eine Digitalisierungsstrategie, den meisten Häusern fehle es allerdings an (öffentlichen) Mittel, um in eine sichere IT-Infrastruktur zu investieren [106]. Viele Fachkräfte in Krankenhäusern sind mit der Digitalisierung aus verschiedenen Gründen unzufrieden: Wie eine Studie der Deutschen Gesellschaft für Medizinische Informatik, Biometrie und Epidemiologie e.V. zur Zufriedenheit von Anwender*innen mit der IT-Unterstützung im Krankenhaus von 2017 zeigt, bemängeln vor allem Ärzt*innen die Nutzerfreundlichkeit der klinischen IT-Systeme, die unzureichende Performance und Funktionalität, veraltete bzw. umständliche Abläufe sowie die große Abhängigkeit nahezu aller klinischen Prozesse von der IT [36].

Visionen für das Krankenhaus 4.0

In verschiedenen Projekten werden die Zukunftsvisionen für ein Krankenhaus 4.0 inzwischen getestet. Das Projekt Hospital 4.0 (www.hospital40.net), das vom Bundesministerium für Bildung und Forschung (BMBF) gefördert wird, entwickelt z. B. innovative Logistiksysteme und setzt diese beispielhaft in den Kliniken Augsburg und Bayreuth durch den Einsatz digitaler Technologien um. Damit soll eine Steigerung der Qualität und Effizienz von Krankenhauslogistikprozessen und in der Folge eine verbesserte Versorgung der Patient*innen erreicht werden. Das Projekt umfasst auch ein Weiterbildungsprogramm für das Klinikpersonal, damit es die digitale Krankenhauslogistik verstehen und umsetzen kann. Das Klinikum Darmstadt beteiligt sich an dem Projekt „Digitale Gesundheitsplattform" der Digitalstadt Darmstadt (www.digitalstadt-darmstadt.de) und will dabei auch den Service für Patient*innen verbessern. Das Projekt bereitet dafür einen Online-Check-In für Patient*innen zur stationären Aufnahme vor, das ähnlich wie das Einchecken in ein Hotel funktioniert. Die Anmeldung erfolgt über die Website des Klinikums, das Patient*innen online Dokumente, Verträge und Informationen, die für den Aufenthalt im Krankenhaus notwendig sind, zur Verfügung stellt. Servicewünsche, wie Zimmer- und Menüauswahl können ebenfalls online ausgewählt werden. Am Universitätsspital Basel in der Schweiz (USB) ist das Kommunikationsmanagement schon einen Schritt weiter. Hier erarbeitete die Behindertenbeauftragte in Zusammenarbeit mit Expert*innen des USB, dem Behindertenforum Basel und Menschen mit sog. Behinderung bereits 2017 ein Formular für die Website des USB, indem Patient*innen vor ihrem Aufenthalt im Krankenhaus ihre individuellen Kommunikationsbedarfe sowie benötigte Hilfsmittel angeben können (www.unispital-basel.ch/eintrittsformular-fuer-patienten-mit-behinderung). So sind alle in die Betreuung involvierten Fachkräfte vor Eintritt informiert, ob und welche spezifischen Bedürfnisse vorhanden sind. Die Behindertenbeauftragte ermittelt zudem spezifische medizinisch-pflegerische Aspekte und unterstützt das Personal dabei mit Menschen mit sog. Behinderung besser zu kommunizieren (z. B. Nutzung von Symbolhandbüchern Abb. 6.9) und ihre Bedürfnisse leichter zu erkennen. In der Digitalstadt Darmstadt sollen Patient*innen zukünftig auch ihre Gesundheitsdaten, wie z. B. Befunde zu Untersuchungen oder Medikationen über eine digitale Gesundheitsakte bündeln und selbst verwalten können. Informationen, wie Labordaten, radiologische Bilder oder Arztbriefe, können dann eigenständig eingesehen und z. B. selbständig an Fachärzte weitergegeben werden. Ob die neuen digitalen Möglichkeiten zukünftig allen Patient*innen zur Verfügung stehen werden, also auch für die Zielgruppen Barrierefreier Kommunikation zugänglich sind, bleibt abzuwarten. Expert*innen für Barrierefreie Kommunikation sind in die Projekte bislang nicht eingebunden.

7.1 Barrierefreie Websites

Eine barrierefreie Website verbindet die Methoden und Hilfsmittel Barrierefreier Kommunikation mit den jeweils aktuellen Möglichkeiten der Informationstechnologie. Die Websitegestaltung erfolgt dabei nach den festgelegten Standards der WCAG 2.1 und richtet sich nach vier einfachen Prinzipien: Die Website muss wahrnehmbar, bedienbar, verständlich und robust sein. Bei der Entwicklung einer barrierefreien Website „ist genau zu analysieren, welche Barrieren möglich sind, wie sie entstehen und wie sie auszuschließen sind" [74]. Digitale Barrierefreiheit sollte wie andere Kommunikationsangebote auf einem Gesamtkonzept für Barrierefreie Kommunikation basieren und die Grundprinzipien eines barrierefreien Designs umsetzen. Zu diesen gehören „eine klare und einfache Struktur, wodurch die Kompatibilität verbessert, die Stabilität erhöht und die Ladezeiten verkürzt werden" [74]. Das Design muss die nötige Offenheit und Flexibilität besitzen, damit Nutzer*innen z. B. Schriftgröße, Farbschema oder Kontraste am Bildschirm beeinflussen können. Informationen müssen immer so angeboten werden, dass sie über zwei unterschiedliche Sinne wahrgenommen werden können. Beim sogenannten universellen Design (Design for all) geht es darum, anstelle von Sonderlösungen für einzelne Zielgruppen Lösungen für alle Nutzer*innen zu schaffen. Zum Vergleich: Ein Gebäude ist nicht barrierefrei, wenn Personen mit Rollstuhl der Zugang nicht durch den Haupteingang, sondern nur durch einen Nebeneingang ermöglicht wird. Für das Internet heißt das, es darf keine „barrierefreie" Version einer nicht barrierefreien Website geben, sondern die Website selbst muss für alle Nutzer*innen zugänglich sein. Vereinzelte Sonderlösungen, die nur eine bestimmte Zielgruppe berücksichtigen, werden von Suchmaschinen zudem oft „übersehen" und bleiben damit schwer zugänglich. Es geht bei der Entwicklung also darum, von Anfang an allgemeingültige Lösungen zu finden und damit „den Zugang für alle, also auch für Menschen mit Behinderungen" zu ermöglichen [74].

Eine Einzellösung, die sich zunehmend auf Websites auch im Kontext Gesundheit findet, sind Buttons für Leichte Sprache, Einfache Sprache und/oder für Gebärdensprache. Inhalte und Texte in leicht verständlicher Sprache (Kap. 3) sowie in Gebärdensprache (Kap. 4) auch auf Websites anzubieten erleichtert den meisten Nutzer*innen den Zugang zu Kommunikationsangeboten im Internet. Häufig verbergen sich hinter solchen Buttons aber nur eine Information zum Bedienen der Navigationsstruktur der jeweiligen Website oder eine kurze Zusammenfassung der Inhalte in Leichter Sprache und/oder in Gebärdensprache. Immer wieder führen solche Buttons auch nur zu dem Hinweis, dass „leider" noch kein Angebot in Leichter Sprache und/oder in Gebärdensprache zur Verfügung steht. Solche Buttons bieten Nutzer*innen kaum eine digitale Barrierefreiheit und erfüllen damit nicht den gesetzlichen Auftrag, Informationen für alle Nutzer*innen gleichermaßen zugänglich zu machen, sie dienen allein der Etikettierung gesetzlicher Regelungen zur Teilhabe und Partizipation von Menschen mit sog. Behinderungen (Abschn. 1.3.4).

Digitale Barrierefreiheit im Internet ist trotz der zahlreichen technischen Möglichkeiten keine Selbstverständlichkeit. Dynamische Websites oder Websites, die mit Flash, JavaScript und Grafiken erstellt sind, können z. B. von Screenreadern (Abschn. 5.2.3) meist schwer gelesen werden und geben „dann nur unzusammenhängendes Gefasel aus, das selbst Screenreader-Erfahrene nur unter großen Schwierigkeiten verstehen" [74]. Auch andere assistive Technologien werden häufig bei der Entwicklung von Websites nicht mitgedacht und/oder nicht berücksichtigt. So können z. B. blinde oder sehbehinderte Menschen den Inhalt von PC-Bildschirmen mithilfe von Computerbraille lesen (Abschn. 5.1). Für die technische Umwandlung ist jedoch die barrierefreie Programmierung von Websites notwendig, damit typische Elemente wie Überschriften, Tabellen, Aufzählungen und Texte in der gewünschten Folge erscheinen und für blinde und sehbehinderte Nutzer*innen verständlich sind. Schwache Farbkontraste, fehlende Skalierbarkeit und fehlende Textalternativen zu Bildern sowie fehlende Lautalternativen zu Text und Bildern gehören ebenfalls zu den häufig anzutreffenden Barrieren auf Websites. Durch spezielle technische Möglichkeiten könnten viele dieser Barrieren verhindert oder zumindest abgesenkt und die Nutzung assistiver Technologien ermöglicht und verbessert werden.

Digitale Barrierefreiheit betrifft alle Bereiche der Entwicklung einer Website von der Planung und Konzeption über Design und Frontend-Entwicklung bis zur redaktionellen Betreuung auch von umfangreicheren Websites. Bislang gehören die zum Erstellen einer barrierefreien Website nötigen Fachkenntnisse nicht zu den verbindlichen Ausbildungsinhalten von IT-Fachkräften und Designer*innen. Es gibt mittlerweile aber immer mehr Angebote zur Weiterbildung in diesem Bereich sowie Agenturen, die sich auf die Erstellung barrierefreier Websites und anderer digitaler Lösungen spezialisiert haben (siehe Hilfreiche Adressen). In der Regel arbeiten in solchen Agenturen Expert*innen aus verschiedenen Disziplinen zusammen, um passende Lösungen für die jeweiligen Kommunikationsanbieter zu finden. Bei der Entwicklung barrierefreier Websites sollten auch Menschen mit sog. Behinderungen und alle anderen Zielgruppen, die mit dem jeweiligen Kommunikationsangebot erreicht werden sollen, in die Planung und Überprüfung einer Website einbezogen werden (Abschn. 1.1.4.3). Bei der technischen Umsetzung ist zu beachten, dass barrierefreie Websites geräteunabhängig sein müssen und den Zugriff auf die Inhalte der Website mit unterschiedlichen assistierenden Technologien (z. B. Screenreader)erlauben. Barrierefreies Design berücksichtigt auch Responsive Design, damit die Gestaltung skaliert und an das Display von mobilen Endgeräten wie Smartphones angepasst wird.

7.1.1 Die barrierefreie PDF-Datei

Das Portable Document Format (PDF) ist ein weit verbreitetes Datenpräsentations- und Publikationsformat. Viele Websites bieten PDF-Dokumente zum Downloaden, Lesen und Kopieren und an. PDF-Dateien garantieren eine korrekte und unveränderte Ausgabe eines Layouts mit Bildern und Texten. Gerade die fehlende Flexibilität, die dieses Dateiform für viele Nutzer*innen so attraktiv macht, führt dazu, dass PDF-Dokumente für viele Menschen mit sog. Behinderung nicht zugänglich sind. Ohne die entsprechende barrierefreie Gestaltung kann ein PDF z. B. von einem Screenreader nicht gelesen werden. Ein barrierefreies PDF-Dokument berücksichtigt immer die Informationen der Originaldatei, um zu gewährleisten, dass die Inhalte für alternative Ausgabemedien zugänglich sind, d. h. für Sprachausgaben, Braille-Zeilen und Kleinstbildschirme. Der ISO-Standard PDF/UA für barrierefreie PDF-Dokumente spezifiziert die technische Entwicklung, Verarbeitung und Prüfung eines barrierefreien PDF-Dokuments. Dadurch können Texte je nach Bedarf auch vergrößert, Schriften angepasst und Hintergrundfarben flexibel angepasst werden.

7.1.2 Videos und Tutorials

Rund 61 Prozent der Jugendlichen und Erwachsenen in Deutschland nutzen mindestens einmal in der Woche Online-Angebote, Websites, Apps, Mediatheken oder Videoportale, um sich Videos anzuschauen [4]. Ob Nachrichten, TV-Sendungen, Informationsangebote oder Erklärvideos, auch Tutorials genannt, die Kommunikationsform Video bietet vielfältige Möglichkeiten, um Inhalte zu präsentieren und besitzt eine enorme Reichweite. Damit alle Menschen davon profitieren können, sollten auch Videos und Tutorials so barrierefrei wie möglich sein. Für gehörlose und hörbehinderte Menschen, die eine besonders internetaffine Gruppe sind, müssen Videos entweder mit Untertiteln versehen sein oder alternativ auch als Gebärdensprachvideo angeboten werden. Der Idealfall ist eine Kombination aus Untertitelung und Gebärdensprachdolmetschen.

Tutorials erklären in einem Video kurz und prägnant ganz bestimmte Sachverhalte, das können Bedienungsanleitungen oder Erklärungen zu Sach- und Fachfragen oder zur Weiterbildung sein. Häufig richten sie sich an bestimmte Zielgruppen, z. B. Physik für Schüler*innen der 10. Klasse an einem Gymnasium. Es gibt aber auch Erklärvideos, die sich allgemein an Personen richten, die an einem Thema interessiert sind, die z. B. wissen wollen: Was ist ein Generikum? Der Vorteil solcher Erklärvideos ist, dass sie komplexe Inhalte leicht verständlich erklären. Dafür werden die Inhalte in der Regel in einfacher Sprache entweder von einer realen Person, die anhand von Objekten oder einem Beispiel erklärt, wie etwas funktioniert, oder von einer Off-Stimme anhand grafischer Abbildungen oder Trickzeichnungen erläutert. Tutorials sind aber nicht automatisch barrierefrei, nur weil sie leicht verständlich sind und Menschen mit geringer Literalität, Menschen mit geringen deutschen Sprachkenntnissen sowie Menschen mit sog. geistiger Behinderung von dieser Form der Kommunikation profitieren können. Barrierefreie Videos und Tutorials müssen bereits bei der Entwicklung und Gestaltung wie alle anderen digitalen Formate die Kommunikationsbedarfe aller Zielgruppen Barrierefreier Kommunikation in den Blick nehmen.

7.2 Smartphone, Tablet und Apps

Mobile Endgeräte sind tragbare Kommunikationsgeräte, die ortsungebunden zur Sprach- und Datenkommunikation eingesetzt werden können, dazu gehören z. B. Mobiltelefone, Smartphones, Netbooks, Notebooks oder Tablets. Smartphones sind Mobiltelefone, die mit einem Touchscreen und weiteren Funktionen wie einem Global Positioning System (GPS) ausgestattet sind und auf denen Nutzer*innen sogenannte Application Software (App) installieren können. Die bildschirmbasierten Geräte sind gerade auch für Menschen mit sog. Behinderungen ein gutes Hilfsmittel, um im Alltag am gesellschaftlichen Leben teilzunehmen. Tablets sind ähnlich ausgestattete Mini-Computer, die ebenfalls den mobilen Zugang zum Web ermöglichen, aber keine Telefonfunktion besitzen. Smartphones und Tablets werden mittlerweile von vielen Menschen mit sog. Behinderungen genutzt, da es immer mehr Angebote auch für barrierefreie Nutzungsmöglichkeiten gibt [3].

Für die Entwicklung und Gestaltung von Apps gelten dieselben Standards für Barrierefreiheit wie für Websites. Dazu zählen neben der technischen Zugänglichkeit gestalterische Prinzipien wie z. B. erkennbare Kontraste oder die Möglichkeit der Sprachausgabe. Apps sollen von allen Menschen mit sog. Behinderungen bedient werden können und ebenso wie Websites keine Einzellösungen für bestimmte Zielgruppen anbieten (Design for all). Bislang gibt es allerdings kaum Angebote, die diese Kriterien erfüllen, obwohl es, wie die folgenden Beispiele zeigen, vielfältige Möglichkeiten gibt, wie vorhandene Barrieren auch für dieses Medium ausgeschlossen oder abgesenkt werden können.

Telefonieren Mithilfe von Spracherkennungssoftware und speziellen Apps können blinde und sehbehinderte Menschen auch mobil telefonieren: Die gesprochenen Anweisungen werden so umgesetzt, dass sie durch die verschiedenen Funktionen eines Smartphones navigieren und Nummern wählen können. Nachrichten werden vorgelesen und wandeln gesprochene Antworten in Text um. Mit einer eingebauten Kamera können Texte überall aufgenommen und in Sprache umgewandelt werden, z. B. Straßen- oder Hinweisschilder. Es gibt auch Mobiltelefone, die anstelle eines Displays eine Leiste für Braille-Zeichen besitzen.

Für Menschen mit Hörbehinderung gibt es Software, die eingehende Anrufe oder Nachrichten In Form von visuellen Signalen anzeigen, die Hörerlautstärke regulieren und an Hörgeräte anpassen. Über Bluetooth kann eine drahtlose Verbindung vom Telefon zum Hörgerät hergestellt werden und über eine Kamera und eine Internetverbindung können Videotelefonate in Gebärdensprache geführt werden. Bestimmte Programme übersetzen auch Wörter in Gebärdensprache und zeigen die entsprechende Gebärde in einem Video an.

Für Menschen, die stark körperbehindert sind, gibt es eine Software für Mobiltelefone, die nicht über einen Touchscreen, sondern mit Kopfbewegungen und Sprache gesteuert werden kann. Das „Sesame Phone" verwendet dafür eine Kamera auf der Vorderseite des Mobiltelefons, die die Bewegungen des Kopfes analysiert und in Bedienungen umsetzt. Neben der Anruffunktion können damit auch Apps, Spiele und soziale Netzwerke genutzt werden.

Mobilität und Bildung Über Smartphones und Tablets können sich in ihrer Mobilität eingeschränkte Menschen von unterwegs über barrierefreie Wege sowie die Barrierefreiheit vor Ort, z. B. von Einrichtungen, Institutionen, Behörden oder Veranstaltungen informieren. Spezielle Apps bieten Angaben über Anfahrt, Parkplätze, Aufzüge, barrierefreie WC, Platzangebot und Wartezeiten. Es gibt auch interaktive Angebote, bei denen die Nutzer*innen die Informationen durch eigene Angaben ergänzen können. Studierende des Fachbereichs Informatik der Hochschule Darmstadt haben gemeinsam mit Menschen im Rollstuhl die Navigations-App „Wheel Guide" entwickelt, um Menschen mit sog. Behinderungen unterwegs das Auffinden freier Wege zu erleichtern. Wheel Guide funktioniert wie eine Verkehrsampel: bei Grün ist der Weg barrierefrei, bei Gelb ist er eingeschränkt und bei Rot ist der Weg für Rollstuhlfahrer*innen nicht passierbar.

Die App „InMoBS" wurde von der Technischen Universität Braunschweig in Kooperation mit dem Deutschen Zentrum für Luft- und Raumfahrt (DLR) am Standort Braunschweig und Siemens für blinde und sehbehinderte Menschen entwickelt: Die sprechende App navigiert Personen mit einem speziellen GPS-Empfänger am Arm durch den Straßenverkehr. Unbekannte Wege werden am heimischen Computer geplant, die App greift mittels GPS-Empfänger auf dem Weg auf die Daten zu und leitet die Person mithilfe des Vibrationsalarms im Mobiltelefon.

Die App „BliBu", die von dem blinden Informatiker und Gründer der Software-Firma visorApps Jan Blüher entwickelt wurde, ermöglicht blinden und sehbehinderten Menschen den freien Zugang zu Büchern und Fachliteratur in Brailleschrift. Mithilfe einer Sprachsteuerung können Nutzer*innen im Online-Angebot von Blindenbüchereien Bücher in Brailleschrift sowie Hörbücher bestellen.

Das GARI-Projekt

Das sogenannte GARI-Projekt dient als zentrale Informationsplattform für die Zugänglichkeit von Mobilgeräten. Das Projekt stellt in der Datenbank der Global Accessibility Reporting Initiative (GARI) aktuelle Programme und Spezialhandys für Menschen mit sog. Behinderungen zusammen. Die Datenbank (www.gari.info/index.cfm) bietet Informationen zu einzelnen Merkmalen und Funktionen eines Mobiltelefons oder Tablets, den Link zur Website des jeweiligen Herstellers und Informationen zu nützlichen Apps. Der Service gilt für alle nach dem 1. Oktober 2008 auf den Markt gebrachten Mobiltelefone der teilnehmenden Hersteller.

Quelle: www.informationszentrum-mobilfunk.de

7.3   Web Content Accessibility Guidelines (WCAG)

Die Web Content Accessibility Guidelines (WCAG) 2.1 von 2018 legen die Standards für ein barrierefreies Internet fest. Die Richtlinien definieren, wie man Webinhalte für Menschen mit sog. Behinderungen barrierefrei gestalten kann und berücksichtigen dabei mögliche visuelle, auditive, motorische, sprachliche, kognitive und neurologische Einschränkungen von Nutzer*innen. Die WCAG machen Webinhalte außerdem besser nutzbar für Personen, die aufgrund ihres Alters in ihren Lese- und Schreibfähigkeiten eingeschränkt sind und verbessern die Gebrauchstauglichkeit für Benutzer*innen im Allgemeinen.

Die WCAG 2.0 wurden durch das W3C-Verfahren in Kooperation mit Einzelpersonen und Organisationen auf der ganzen Welt entwickelt. Das Ziel war und ist, einen gemeinsamen Standard für die Barrierefreiheit von Webinhalten zur Verfügung zu stellen, der die Bedürfnisse von Einzelpersonen, Organisationen und Regierungen auf internationaler Ebene erfüllt. Die Standards wurden so konzipiert, dass sie sich weitgehend auf verschiedene Webtechniken der Gegenwart und Zukunft anwenden lassen und evaluierbar sind. Auf der Internetseite des W3C finden sich Informationen für die einzelnen Zielgruppen, die bei der Erstellung barrierefreier Websites und Apps mitarbeiten sowie Akteur*innen aus den Bereichen Design, Entwicklung, Forschung und Lehre (www.w3.org).

Inhaltsverzeichnis

8.1   Bauliche Barrierefreiheit

Barrierefreie Kommunikation als Gesamtkonzept umfasst auch die baulichen Maßnahmen für Barrierefreiheit, denn diese sind die notwendige Voraussetzung für den gleichberechtigten Zugang zu Kommunikationssituationen im Gesundheitssystem und für eine barrierefreien Gestaltung der jeweiligen Kommunikationssituationen und -formen. Zu den baulichen Maßnahmen gehören etwa die barrierefreie Zugänglichkeit zu Institutionen, Behörden, Versicherungen, Verbänden, Praxen und Krankenhäusern durch eine barrierefreie Gestaltung von Gebäuden, ihrer Innenausstattung sowie barrierefreier Leitsysteme zur Orientierung innerhalb von Gebäuden und Räumlichkeiten. Patient*innen, die eine Praxis erst gar nicht erreichen oder betreten können, weil der barrierefreie bauliche Zugang nicht gewährleistet ist, können auch keine Gespräche mit Angehörigen von Gesundheitsberufen führen, deren Leistungen in Anspruch nehmen oder mit diesen barrierefrei

© Springer-Verlag GmbH Deutschland, ein Teil von Springer Nature 2020   171
P. Jacobi, *Barrierefreie Kommunikation im Gesundheitswesen*,
https://doi.org/10.1007/978-3-662-61478-5_8

kommunizieren. Von Praxen, Krankenhäusern und anderen Einrichtungen des Gesundheitssystem ohne bauliche Barrieren profitieren neben den Zielgruppen Barrierefreier Kommunikation auch Eltern mit kleinen Kindern und Personen, die aufgrund einer akuten Erkrankung oder eines Unfalls vorübergehend in ihrer Mobilität und/oder sinnlichen Wahrnehmung eingeschränkt sind, und die die Hilfe des Gesundheitssystems benötigen.

8.1.1 Bauliche Barrieren im Gesundheitswesen

Die rechtlichen Grundlagen zur Barrierefreiheit in Bezug auf öffentliche Gebäude und Wege sind im Behindertengleichstellungsgesetz (BGG) (Abschn. 1.3). und in den Gleichstellungsgesetzen der Bundesländer für Menschen mit sog. Behinderung sowie in verschiedenen Verordnungen des Bundes und der Bundesländer geregelt. Barrierefrei sind „bauliche und sonstige Anlagen, Verkehrsmittel, technische Gebrauchsgegenstände, Systeme der Informationsverarbeitung, akustische und visuelle Informationsquellen und Kommunikationseinrichtungen sowie andere gestaltete Lebensbereiche, wenn sie für Menschen mit Behinderungen in der allgemein üblichen Weise, ohne besondere Erschwernis und grundsätzlich ohne fremde Hilfe auffindbar, zugänglich und nutzbar sind" (BGG § 4). Die Nutzung notwendiger Hilfsmittel ist dabei zulässig.

Bei der Planung und Umsetzung von Gebäuden und Sonderbauten (z. B. Krankenhäuser und Pflegeeinrichtungen) müssen sich Architekt*innen und Ingenieur*innen an die Vorgaben der sogenannten Musterbauordnung (MBO) der Bauministerkonferenz halten. In § 50 MBO wird die Barrierefreiheit auch für Einrichtungen des Gesundheitswesens geregelt: „Bauliche Anlagen, die öffentlich zugänglich sind, müssen in den dem allgemeinen Besucher- und Benutzerverkehr dienenden Teilen barrierefrei sein. Für die der zweckentsprechenden Nutzung dienenden Räume und Anlagen genügt es, wenn sie in dem erforderlichen Umfang barrierefrei sind. Toilettenräume und notwendige Stellplätze für Besucher und Benutzer müssen in der erforderlichen Anzahl barrierefrei sein" (MBO § 50 (2)5). Was unter dem „allgemeinen Besucher- und Benutzerverkehr" genau gemeint ist und wie sich die entsprechenden Räume von den „der zweckentsprechenden Nutzung dienenden Räumen" unterscheiden, wird ebenso wenig erläutert, wie die Frage, was den „erforderliche(n) barrierefreie(n) Umfang" ausmacht. Es gibt in der Musterbauordnung auch keine konkreten Vorgaben, wie Barrierefreiheit in der Praxis realisiert werden kann. Besitzer*innen von Gebäuden und Gebäudeplaner*innen sind daher häufig verunsichert und wissen oft nicht, welche Anforderungen konkret zu erfüllen sind. Jedes Grundstück und jedes Gebäude ist anders, daher sollte jede Situation individuell gelöst werden. Architekt*innen und Ingenieur*innen, die auf barrierefreies Bauen spezialisiert sind, sowie Selbsthilfeverbände besitzen das nötige Fachwissen und beraten bei Um- und Neubauten zur Barrierefreiheit.

Bei Neubauten von Ärztehäusern und Krankenhäusern wird mittlerweile immer barrierefrei geplant. Der Deutsche Ärztetag stellte den Krankenhäusern in Deutschland bereits 2009 ein zufriedenstellendes Zeugnis aus: „Die baulichen Voraussetzungen sowie die Ausstattung mit technischen Hilfsmitteln entsprechen in der Mehrzahl der Häuser weitgehend den Anforderungen an die Barrierefreiheit" [38]. Bei der Planung und Umsetzung werden allerdings nicht alle Bedarfe der unterschiedlichen Zielgruppen für Barrierefreiheit berücksichtigt: „Es fehlt immer noch die nötige Erfahrung und Zeit, Betroffene als Expert*innen mit in die Planungen einzubeziehen" [146]. Der Deutsche Ärztetag stellt dazu fest, dass immer noch „deutlicher Verbesserungsbedarf besteht (…) bei Hilfssystemen, die vor allem Menschen mit Sinnesbehinderungen ein Höchstmaß an Unabhängigkeit sowie die Bewahrung ihrer Eigenständigkeit und Selbstbestimmung während des Aufenthaltes im Krankenhaus ermöglichen" [38]. Ein häufiges Problem ist auch der barrierefreie Umbau von medizinischen bzw. therapeutischen Praxen in Altbauten, der beteiligte Akteur*innen oft vor unlösbare Herausforderungen stellt: „Ärzt*innen berichten, dass es quasi unmöglich ist, eine (gemietete) Praxis im Altbau barrierefrei umzubauen, da die Eigentümer diesen Umbau oft nicht bezahlen können" [146].

Vom Ziel einer flächendeckenden barrierefreien medizinischen Versorgung ist Deutschland auch 2020 immer noch weit entfernt. Die häufigste bauliche Maßnahme ist ein stufenfreier Zugang, gefolgt von der Umrüstung auf rollstuhlgerechte Räume (51.000 Praxen) und ebenerdige Zugänge oder Aufzüge (45.000 Praxen), von denen allerdings nur 4300 barrierefrei zugänglich sind [146]. Von insgesamt 295.156 ärztlichen Praxen in Deutschland verfügen 43.565 immerhin über ein bedingt barrierefreies WC, Behindertenparkplätze und einen stufenfreien Zugang (Abb. 8.1). 33.262 Praxen sind rollstuhlgerecht ausgestattet, aber nur 68 Praxen besitzen außerdem ein barrierefreies WC, Orientierungshilfen für Sehbehinderte, einen barrierefreien Aufzug oder einen ebenerdigen Zugang, verstellbare Stühle und Liegen sowie ein Kommunikationsangebot mit gebärdensprachdolmetschenden Personen (Abb. 8.2). Der Deutsche Ärztetag stellt zur Barrierefreiheit im ambulanten Bereich fest: „Bundesweit ist der Anteil an Praxen, Medizinischen Versorgungszentren (MVZ) und Ambulanzen mit barrierefreiem Zugang (dies erfordert auch Behindertenparkplätze) sowie behindertengerechtem Mobiliar und sanitären Einrichtungen nicht ausreichend" [38]. Er beklagt, dass damit die freie Arztwahl von Menschen mit sog. Behinderungen stark eingeschränkt wird. Zudem erschwere

Abb. 8.1 Ärztliche Praxen in Deutschland mit barrierefreiem WC, Behindertenparkplatz und stufenfreiem Zugang. © 2020 Stiftung Gesundheit

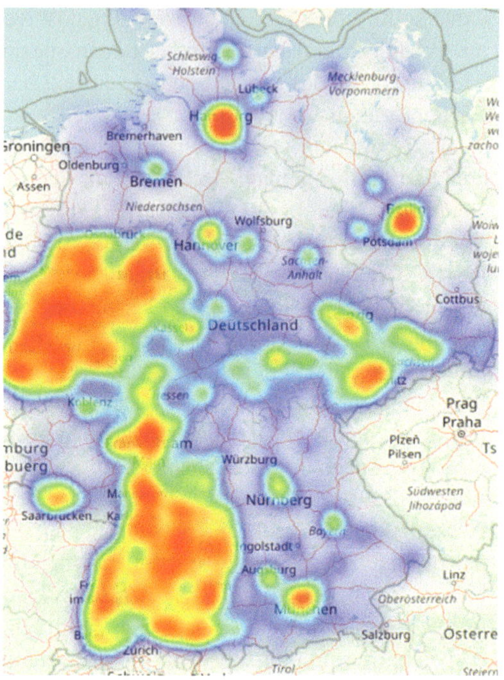

Abb. 8.2 Ärztliche Praxen in Deutschland mit baulicher Barrierefreiheit und einem Angebot zur Kommunikation mit gebärdensprachdolmetschenden Personen. © 2020 Stiftung Gesundheit

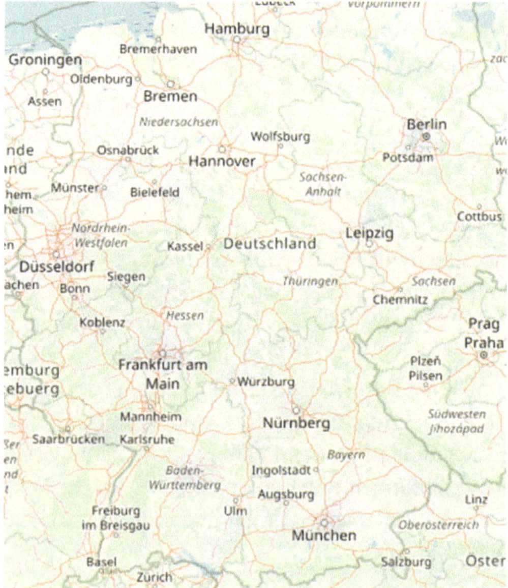

das Fehlen von behindertengerechtem Mobiliar (z. B. höhenverstellbare Untersuchungsliegen, gynäkologischen Stühle etc.) die medizinische Diagnostik und Behandlung [38].

8.1.2 Leitsysteme und Orientierungshilfen

Leitsysteme sind Wegeleit- und Orientierungssysteme für die Außen- und Innenbereiche von Gebäuden, die dafür sorgen, dass Patient*innen, Begleitpersonen und andere Besucher*innen Einrichtungen des Gesundheitssystems problemlos aufsuchen und sich in diesen zurechtfinden sowie komfortabel bewegen können. Die auf ein Gebäude bezogene Wegeleitung erleichtert es, Informationen zu vermitteln, die den Weg zum Gebäude beschreiben, z. B. durch Hinweisschilder zu Eingängen und Parkplätzen. Orientierungssysteme innerhalb von Gebäuden vermitteln diese Informationen z. B. durch eine spezielle Farbgestaltung von Wand- und Bodenbelägen, Leitlinien oder einer leicht verständlichen und systematischen Beschilderung. Damit die Informationen, die durch solche Leitsysteme vermittelt werden sollen, für alle Menschen gleichermaßen zugänglich sind, müssen diese barrierefrei gestaltet sein, also den Kommunikationsbedarfen der Zielgruppen Barrierefreier Kommunikation gerecht werden. So müssen Leitsysteme z. B. für blinde und sehbehinderte Menschen akustisch, taktil und visuell erkennbar sein. Beispiele sind ertastbare Beschriftungen von Handläufen, Türen und Bedienfeldern in Aufzügen oder Lagepläne und Wegesysteme, die über akustische Signale funktionieren.

Die Planungsgrundlagen für barrierefreies Bauen in öffentlichen Gebäuden, Wohnungen und im Verkehrs- und Freiraum sind in der DIN 18040/1-3 geregelt [37]. Demnach muss die barrierefreie Informationsübermittlung zu und innerhalb von Gebäuden nach dem Zwei-Sinne-Prinzip erfolgen, Leitsysteme müssen also über zwei der drei Sinne Sehen, Hören und Tasten wahrgenommen werden können: „Bedienelemente und Kommunikationsanlagen zur Nutzung von Wohn- und öffentlichen Gebäuden sowie des öffentlichen Raums müssen barrierefrei erkennbar, zugänglich und nutzbar sein" [37]. Die Orientierung muss für sensorisch eingeschränkte Menschen über ein durchgängiges vernetztes Leitsystem gewährleistet werden, Warn- und Leitelemente müssen gut auffindbar und zugänglich und deutlich voneinander zu unterscheiden sein. Zu den Anforderungen für ein barrierefreies Leit- und Orientierungssystem gehören [37]:

- Wegeleitsysteme für blinde und sehbehinderte Menschen mit akustisch-taktilen Lichtsignalanlagen sowie Handlaufbeschriftungen, taktilen Plänen und Tastmodellen
- visuell kontrastreich gestaltete Leit-, Warn- und Orientierungselemente, große Schriftzeichen bzw. Bilddarstellungen
- Bodenindikatoren, Wechsel im (Abb. 8.3) Oberflächenbelag, akustische Leitelemente
- Straßen und Wegenetze mit unterschiedlichen Materialien (Plattenbelägen für unterschiedliche Funktionen gliedern und markieren)
- einheitlich und wiedererkennbar gekennzeichnete Fahrbahn, Parkstreifen, Radweg, Gehweg, Mittel- und Randzonen
- erkennbar gestaltete Gehwege mit eindeutiger Begrenzung zu angrenzenden Flächen und Richtungsänderungen
- durch Materialwechsel unterscheidbar gestaltete Haupt- und Nebenwege
- Sicherung von Hindernissen und Absturzkanten
- elektronische Wegemarkierungen, akustische Kontraste des Klangverhaltens unterschiedlich strukturierter Oberflächen und/oder unterschiedlicher Materialien (mit Langstock erkennbar)
- farbige Markierungen, Pläne und Schilder, für Menschen mit motorischen Einschränkungen zugänglich

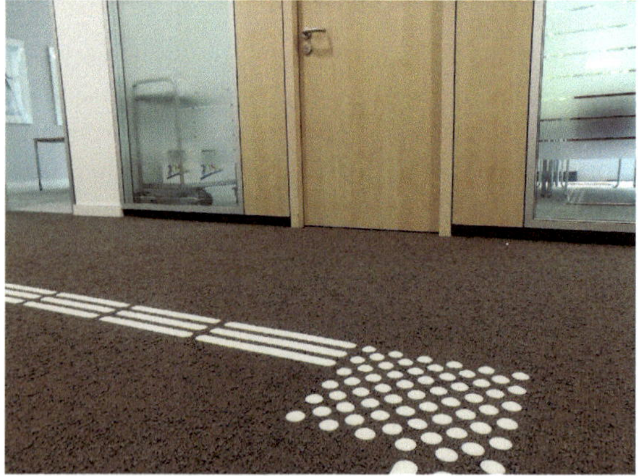

Abb. 8.3 Barrierefreies Leitsystem in einer Praxis. © inclusion AG

▶ **Tipps für bauliche Barrierefreiheit**   Der Deutsche Blinden- und Sehbehindertenverband e.V. bietet auf seiner Website verschiedene Broschüren und Infomaterialien zur Barrierefreiheit an. Dazu gehören u. a.
   eine Broschüre über taktile Beschriftungen (Empfehlungen zur Anbrin-
   gung von Braille- und erhabener Profilschriften und von Piktogrammen) sowie zu inklusivem Design, die von Spezialisten für Typografie
   und Sehbehinderungen entwickelt wurden.
        Weitere Infos unter: www.dbsv.org/broschueren.html#barrierefrei-
   heit und www.leserlich.info
        Die Bundesfachstelle für Barrierefreiheit hat auf ihrer Website Mate-
   rialien und Hinweise zum barrierefreien Bauen gesammelt: www.bun-
   desfachstelle-barrierefreiheit.de/DE/Praxishilfen/Gebaeude/ge-
   baeude_node.html

8.2   Die barrierefreie Praxis

Die Kassenärztliche Bundesvereinigung (KBV) bieten Patient*innen auf ihrer Website den Service „Gesundheitsinfos zur barrierefreien Arztpraxis" an. Auf dieser
Website wird Patient*innen erklärt, woran sie eine barrierefreie Praxis erkennen und
was eine barrierefreie Praxis ausmacht. Das Informationsangebot selbst ist nicht barrierefrei zugänglich, die angegebenen Links „Leichte Sprache" und „Gebärdensprache" führen lediglich auf weitere Websites, die den Nuter*innen die Navigation der
gesamten Website des KBV sowie die Aufgaben des KBV in Leichter Sprache oder
in Gebärdensprache erklären. Unter den Inhalten Leichter Sprache findet sich lediglich ein Hinweis, wie Nuter*innen die Ansicht des Bildschirms verkleinern oder vergrößern können. Eine Minimallösung, die den vielfältigen Möglichkeiten für Barrierefreie Kommunikation kaum gerecht wird. Als Warnung in eigener Sache stellt der
KBV seiner Auflistung an Informationen über die barrierefreien Möglichkeiten in
Arztpraxen deshalb voraus: „Eine komplett barrierefreie Praxis gibt es nur selten.
Denn Barrierefreiheit hat Grenzen" [70].
    Barrierefreie Kommunikation als Gesamtkonzept geht tatsächlich vom Idealfall
aus und ist in der Praxis selten im gewünschten Umfang umzusetzen. Zwischen
einer Minimallösung, die mehr der Etikettierung von Teilhabe als echter Partizipation dient, und Inklusion im besten Sinne liegt aber viel Spielraum, der meist mit
geringen zusätzlichen finanziellen und/oder personellen Ressourcen umgesetzt
werden kann. Barrierefreiheit beginnt damit, die „Barrieren in unseren Köpfen"
[146] abzubauen. Inklusion darf kein Lippenbekenntnis sein, sondern muss als

wertschätzende Haltung gegenüber allen Menschen sichtbar vertreten werden. Wenn es unmöglich ist, einen Fahrstuhl in einem Altbau einzubauen, besteht vielleicht die Möglichkeit für einen Treppenlift und/oder die Empfangstheke kann so weit abgesenkt werden, dass auch Patient*innen im Rollstuhl mit einer Sprechstundenhilfe auf Augenhöhe kommunizieren können. Eine Praxis, die nur über Treppen erreichbar ist, kann von blinden und sehbehinderten Menschen leichter mithilfe taktil gekennzeichneter Handläufe erreicht werden. Hinweisschilder und gesundheitliche Informationen in Leichter Sprache und/oder eine Terminplanung, die Wartezeiten minimiert, erleichtern allen Patient*innen die Kommunikation mit Angehörigen von Gesundheitsberufen. Wer die zahlreichen Methoden, Maßnahmen und Hilfsmittel Barrierefreier Kommunikation kennt und einen Beitrag zur Barrierefreiheit leisten will, findet selbst für beengte Räumlichkeiten und Praxen mit geringen finanziellen Ressourcen viele Möglichkeiten, um Kommunikationsbarrieren zu überwinden oder abzusenken. Die Umsetzung Barrierefreier Kommunikation sollte aber immer als Gesamtkonzept geplant werden, auch wenn die jeweiligen Maßnahmen nur schrittweise umgesetzt werden können. Vor allem bei Neubauten, Renovierungen oder der Neugestaltung einer Praxis wegen Übernahme sollte die Barrierefreie Kommunikation bei der Planung von Anfang an mitgedacht werden. Im Folgenden werden die wichtigsten Maßnahmen als Checkliste für eine barrierefreie Praxis zusammengefasst [38, 70]:

Checkliste bauliche Barrierefreiheit:
- Die Praxis ist ausgeschildert, es gibt einen barrierefreien Anfahrtsplan auf der Website der Praxis oder auf Anfrage.
- Behindertenparkplätze sind vorhanden.
- Der Zugangsweg zur Praxis ist ebenmäßig und gut beleuchtet.
- Die Klingel ist auch taktil und visuell erkennbar und für Menschen im Rollstuhl erreichbar.
- Die Praxis liegt ebenerdig oder es gibt einen barrierefreien und rollstuhlgerechten Aufzug.
- Die Praxis verfügt über einen stufenfreien Zugang.
- Die Eingangstür ist barrierefrei: geeignet für Rollstuhl, Rollator und Kinderwagen, Türen lassen sich leicht und automatisch öffnen (visuelle und taktile Bedienelemente).
- Die Praxisräume verfügen über ein barrierefreies Leitsystem.
- Leitsystem und Orientierungshilfen sind in Leichter Sprache und Gebärdensprache verfügbar.
- Stühle und Untersuchungsliegen sind höhenverstellbar.

- Das WC ist barrierefrei und rollstuhlgerecht (Notrufknopf).
- Die Praxisräume sind barrierefrei: rollstuhlgerecht, Handläufe zum Festhalten, rutschhemmender Bodenbelag, keine Stolperfallen wie Kabel oder Türschwellen.
- Der Anmeldebereich ist übersichtlich, die Empfangstheke rollstuhlgerecht abgesenkt.
- Die Sitze im Wartezimmer und in den Behandlungsräumen sind ergonomisch, leichtgängig bedienbar und bequem (Armlehnen zum Abstützen).
- Wartezimmer und Behandlungsräume verfügen über eine gute und blendfreie Beleuchtung.

Checkliste Barrierefreie Kommunikation
- Das Praxisteam kommuniziert mit Patient*innen auf Basis der wertschätzenden Dialoghaltung (Kap. 2).
- Das Praxisteam ist über die individuellen Kommunikationsbedarfe von Patient*innen informiert und im wertschätzenden Umgang mit Personen, die Kommunikationshilfen benötigen, geschult.
- Das Praxisteam bildet sich in den verschiedenen Bereichen Barrierefreier Kommunikation weiter.
- Das Praxisteam berücksichtigt die individuellen Kommunikationsbedarfe von Patient*innen und verwendet die benötigten Hilfsmittel für die jeweiligen Zielgruppen Barrierefreier Kommunikation.
- Die Praxis hat Kontakt zu gebärdensprachdolmetschenden Personen und Vermittlungsstellen von dolmetschenden Personen sowie Sprach- und Integrationsmittler*innen.
- Anmeldung und Terminabsprachen sind auch barrierefrei möglich, z. B. über Tess-Relay-Dienste, Leicht Sprechen, E-Mail, Fax oder SMS.
- Das Praxisteam ist im Umgang mit Begleitpersonen geschult und pflegt eine kooperative Kommunikation mit Fachstellen und anderen Unterstützungssystemen von Menschen mit sog. Behinderungen.
- Untersuchungen bzw. Behandlungen erfolgen ebenfalls nach den Regeln der wertschätzenden Dialoghaltung.
- Das Praxisteam verwendet bei Untersuchungen bzw. Behandlungen Kommunikationshilfen nach dem individuellen Bedarf von Patient*innen, z. B. Kommunikationsmappen, Leicht Sprechen, Lesehilfen, Dolmetscher*innen.
- Das Praxisteam ist in der Verwendung von Hilfsmitteln geschult, Hilfsmittel stehen griffbereit zur Verfügung.

8.2.1　Handlungspläne und Umsetzung für die ärztliche Praxis

Wie in (Abschn. 1.1.4) ausgeführt, will Barrierefreie Kommunikation möglichst allen Menschen den Zugang zu Kommunikation und Information ermöglichen. Dafür wird ein Gesamtkonzept für Barrierefreie Kommunikation benötigt, dass die Kommunikationsbedarfe aller Zielgruppen, die mit einem Kommunikationsangebot erreicht werden sollen, berücksichtigt. Die daraus entwickelten Handlungspläne sollten auf der Expertise von Expert*innen für Barrierefreie Kommunikation sowie der Expertise der Zielgruppen basieren und je nach Art und Umfang der Kommunikationssituation und Kommunikationsformen die Zusammenarbeit mit weiteren Fachstellen und/oder Expert*innen aus dem Netzwerk BfK-Fachhilfe (Abschn. 2.2) einbeziehen.

Welche Methoden, Maßnahmen und Hilfsmittel ein Handlungsplan für BfK umfasst, hängt von den Kommunikationsangeboten der Unternehmen und Einrichtungen ab sowie davon, ob bereits vorhandene Angebote barrierefrei umgestaltet oder neue barrierefreie Angebote entwickelt werden sollen. Eine wichtige Rolle spielen auch die finanziellen und personellen Ressourcen sowie vorhandene Kenntnisse der Kommunikationsanbieter über Barrierefreie Kommunikation. Kliniken, Ämter und Behörden verfügen z. B. über Behindertenbeauftrage und Fachstellen für Kommunikation, die einen Teil der Maßnahmen selbst übernehmen können.

Handlungspläne für Barriere Kommunikation müssen stets auf das jeweilige Unternehmen oder eine Einrichtung, seine Kommunikationsangebote, -formen und -ziele zugeschnitten sein. Auch die Umsetzung erfolgt nach den jeweils vorhandenen Umständen und Möglichkeiten. So können z. B. beim Neubau einer ärztlichen Praxis in der Regel umfangreichere Maßnahmen umgesetzt werden als bei der Renovierung einer Praxis in einem Altbau. Die barrierefreie Neugestaltung der Website einer ärztlichen Praxis ist mit deutlich weniger Aufwand zu leisten als die barrierefreie Umgestaltung der Website einer Gesundheitsbehörde oder Krankenkasse. Im Folgenden kann daher nur exemplarisch die Umsetzung von Hanlungsplänen anhand eines Beispiels für eine hausärztliche Praxis (Tab. 8.1 und 8.2) vorgestellt werden.

Tab. 8.1 Konzept für Barrierefreie Kommunikation in der hausärztlichen Praxis, Renovierung im Altbau 2. Stock nach Praxisübernahme

Handlungsplanung	Kommunikationsziele	Expertise
Zielgruppe/n bestimmen und definieren	Patient*innen, Angehörige, Assistenzen. Dazu gehören: • Menschen mit sog. geistiger Behinderung • Menschen mit sog. Behinderungen im Bereich Sehen und Hören • Menschen mit geringen deutschen Sprachkenntnissen • Menschen mit geringer Literalität • Menschen mit geringer Bildung • Männer, Frauen, Trans*	• Praxisleitung/ Praxisteam • Expert*in für Barrierefreie Kommunikation
Kommunikationssituation	• Beratung • Untersuchung • Behandlung • Verwaltung/Organisation	• Praxisleitung/ Praxisteam • Expert*in für Barrierefreie Kommunikation
Kommunikationsformen	• Beratungsgespräche (online/ offline) • Gespräche Untersuchung • Gespräche Behandlung • Gespräche Verwaltung/Organisation • Telefonate • Broschüren, Informations-blätter, Flyer • Rezepte bzw. Dosierung Medikation	• Praxisleitung/ Praxisteam • Expert*in für Barrierefreie Kommunikation

(Fortsetzung)

Tab. 8.1   (Fortsetzung)

Handlungsplanung	Kommunikationsziele	Expertise
Kommunikationsbarrieren	• Sinnesbarrieren • Fachsprachenbarrieren • Kulturbarrieren • Kognitionsbarrieren • Sprachbarrieren • Medienbarrieren • Weitere Barrieren: Zeitfaktor, Asymmetrie behandelte Person und behandelnde Person	• Expert*in für Barriere-freie Kommunikation • Netzwerk Selbsthilfe • Sprach- und Integrationsmitter*innen
Kommunikationsbedarfe	• Wertschätzende Dialoghaltung • Vorurteilsbewusste Sprache • Zugang zu allen Informationen • Zugang zu Gesprächsangeboten • Zeit für Fragen	• Expert*in für Barriere-freie Kommunikation • Netzwerk Selbsthilfe • Sprach- und Integrationsmitter*innen • Patient*innen, An-gehörige, Assistenzen

Tab. 8.2 Konzept und Umsetzung für Barrierefreie Kommunikation in der hausärztlichen Praxis, Renovierung im Altbau 2. Stock nach Praxisübernahme

Handlungsplanung	Umsetzung
Zielgruppe/n bestimmen und definieren	Bauliche Barrierefreiheit planen: • barrierefreie Anfahrt • barrierefreie Leitsysteme • barrierefreie Zugänge zur Praxis • barrierefreie Räumlichkeiten • barrierefreie Ausstattung
Kommunikationsangebote	**Bauliche Maßnahmen:** • Neue Hinweisschilder Zugang, barrierefreier Anfahrtsplan auf Website der Praxis einrichten. • Behindertenparkplatz vorhanden. • Einbau Aufzug oder Treppenlift nicht möglich, daher kein Zugang für Menschen im Rollstuhl. Kooperation mit rollstuhlgerecht Praxis wird aufgebaut (Infos dazu auf Website und telefonisch). • taktile Beschriftung Treppengeländer • neue Beleuchtung Zugangsweg • neue Klingel taktil und visuell erkennbar • Leitsystem in Praxisräumen: visuell und taktile, Handläufe, rutschhemmender Bodenbelag, keine Stolperfallen • neue höhenverstellbar Stühle und Untersuchungsliegen • WC erhält Notrufknopf • neue abgesenkte Empfangstheke • Neue ergonomische Sitze im Wartezimmer mit Armlehnen • Wartezimmer und Behandlungsräume verfügen bereits über eine gute und blendfreie Beleuchtung.

(Fortsetzung)

Tab. 8.2 (Fortsetzung)

Handlungsplanung	Umsetzung
Kommunikationsangebote	**Barrierefreie Kommunikation:** • Praxisteam für wertschätzende Haltung und vorurteilsbewusste Sprache sensibilisieren. • Schulung Praxisteam in „Leicht Sprechen" • Organisationstruktur schaffen zur Minimierung von Wartezeiten, Möglichkeit zum Info-Austausch Praxisteam über Kommunikationsbedarfe und Hilfsmittel. • barrierefreies Telefonieren • Broschüren, Flyer, Informationsblätter in Braille-Schrift, Leichter Sprache und Einfacher Sprache • Kontaktaufbau zu Online-Dolmetscher*innen für Gebärdensprache sowie Sprach- und Integrationsmitter*innen • Anschaffung Grundausstattung Sehhilfen und assistive Hilfsmittel, UK-Kommunikationsmappen • Barrierefreie Website über Praxisangebote und zur Online-Terminplanung
Ergebnisse evaluieren	Alle sechs Monate Fragebogen Patient*innen, Angehörige, Assistenzen (evtl. digital) auswerten.

Hilfreiche Adressen

Aktion Mensch
Heinemannstraße 36
53175 Bonn
Tel.: (0228) 20 92 - 200
E-Mail: info@aktion-mensch.de
Einfach für Alle
Das Angebot der Aktion Mensch für ein barrierefreies Internet
https://www.einfach-fuer-alle.de

Antidiskriminierungsstelle des Bundes
Glinkastraße 24
10117 Berlin
beratung@ads.bund.de
https://www.antidiskriminierungsstelle.de

Bundesarbeitsgemeinschaft Selbsthilfe von Menschen mit Behinderung, chronischer
    Erkrankung und ihren Angehörigen e.V.
(BAG SELBSTHILFE)
Kirchfeldstraße149
40215 Düsseldorf
Telefon: +49 211 31006-0
Telefax: +49 211 31006-48
E-Mail: info@bag-selbsthilfe.de
https://www.bag-selbsthilfe.de/kontakt/

© Springer-Verlag GmbH Deutschland, ein Teil von Springer Nature 2020   185
P. Jacobi, *Barrierefreie Kommunikation im Gesundheitswesen*,
https://doi.org/10.1007/978-3-662-61478-5

Bundesarbeitsgemeinschaft Beratungsstellen für Kommunikationshilfe
BAG BKOM
Bundesallee 114
12161 Berlin
030 85074201
Geschaeftsstelle.BKOM@t-online.de
http://www.bag-bkom.de

Bundesfachstelle Barrierefreiheit
Wilhelmstraße 139
10963 Berlin
Telefon: 030 / 259 36 78 – 0
E-Mail: bundesfachstelle-barrierefreiheit@kbs.de
Internet: www.bundesfachstelle-barrierefreiheit.de

Bundesministerium für Arbeit und Soziales (BMAS)
Wilhelmstraße 49
10117 Berlin
Telefon: 030 18 527-0
E-Mail: info@bmas.bund.de
Ihr Wegweiser zum Thema Leben mit Behinderungen im Internet:
https://www.einfach-teilhaben.de/DE/AS/Home/alltagssprache_node.html

Bundesverband Alphabetisierung und Grundbildung e.V.
Geschäftsstelle
Berliner Platz 8-10
D-48143 Münster
Fon: +49 (0)2 51.49 09 96-0
bundesverband@alphabetisierung.de
https://alphabetisierung.de

Bundesverband evangelische Behindertenhilfe e.V.
Invalidenstraße 29
10115 Berlin
Tel. 030 / 83 001- 270
E-Mail: info@beb-ev.de
Internet: www.beb-ev.de

Bundesverband der GebärdensprachdolmetscherInnen Deutschlands (BGSD) e.V.
Heidland 6a
45721 Haltern am See

Tel.: + 49 (0) 2364 949412
Fax: + 49 (0) 2364 949510
Mail: vorstand@bgsd.de
https://bgsd.de/de/

Bundesverband Selbsthilfe Körperbehinderter e.V.
Altkrautheimer Str. 20
74238 Krautheim
Telefon: +49 (0) 6294 4281-0
E-Mail: info@bsk-ev.org
https://www.barrierefreifueralle.de

Bundesvereinigung Lebenshilfe e. V.
Raiffeisenstr. 18
35043 Marburg
bundesvereinigung@lebenshilfe.de
https://www.lebenshilfe.de

capito
Heinrichstraße 145
8010 Graz
E-Mail: office@capito.eu
Tel: 0043 316 81 47 16 0
https://www.capito.eu

Caritas Behindertenhilfe und Psychiatrie e. V.
Reinhardtstraße 13
10117 Berlin
+49 30 28 44 47 822
+49 30 28 44 47 828
cbp@caritas.de
https://www.cbp.caritas.de

Deutsche Gesellschaft für seelische Gesundheit bei Menschen mit geistiger Behin-
    derung e.V. (dgsgb)
C/O Frau Steffi Kirch
Dohnaer Platz 11
01239 Dresden
geschaeftsstelle@dgsgb.de
https://dgsgb.de

Deutsche Gesellschaft für Medizin für Menschen mit geistiger oder mehrfacher
    Behinderung e.V.
Herzbergstr. 79
10365 Berlin
Tel.: (030) 5472 3554
Email: info@dgmgb.de
https://dgmgb.de

Deutscher Blinden- und Sehbehindertenverband e. V. (DBSV)
Rungestraße 19
10179 Berlin
Telefon: 030 285387-0
info@dbsv.org
https://www.dbsv.org/

Deutscher Gehörlosen-Bund e.V.
Prenzlauer Allee 180
10405 Berlin
E-Mail: Kontaktformular oder telefonisch über den Telefonvermittlungsdienst mit
    Dolmetscher*innen für Gebärdensprache und Deutsch: 01805-83 77 00
www.gehoerlosen-bund.de

Forschungsstelle Leichte Sprache
Stiftung Universität Hildesheim
Universitätsplatz 1
31141 Hildesheim
Fon: +49 (0)5121 - 883 0
https://www.uni-hildesheim.de/leichtesprache/

Forschungsverbund für gesunde Kommunen PartKommPlus
c/o Katholische Hochschule für Sozialwesen Berlin
Köpenicker Allee 39-57
10318 Berlin
Tel.: 030 / 501010-0
E-Mail: andreas.bethmann [at] khsb-berlin.de
http://partkommplus.de/site/impressum/

Gesellschaft für Unterstützte Kommunikation e.V.
Geschäftsstelle
Nettelbeckstraße 2
50733 Köln

Tel.: +49 (0) 221 - 98945 217
geschaeftsstelle@gesellschaft-uk.org
https://www.gesellschaft-uk.org/impressum.htmForsch

HILFSMITTELNETZWERK.de
c/o Dietmar Golf
Mühlstr. 40
64283 Darmstadt
Mail: mail@hmnw.de
Web: http://www.hmnw.de

inclusion europe
Avenue des Arts 3, 1210 Brussels, Belgium
secretariat@inclusion-europe.org
+32 25 02 28 15
https://www.inclusion-europe.eu

Bundesverband Alphabetisierung und Grundbildung e.V.
Geschäftsstelle
Berliner Platz 8-10
D-48143 Münster
Fon: +49 (0)2 51.49 09 96-0

Institut für Deutsche Gebärdensprache und Kommunikation Gehörloser
Universität Hamburg
Sekretariat IDGS, Gorch-Fock-Wall 7, 20354 Hamburg
Tel.: +49 40 42838-3240
E-Mail: sekretariat@sign-lang.uni-hamburg.de
https://www.idgs.uni-hamburg.de

Konzept barrierefrei, das Expertennetzwerk.
Ursula Voßwinkel
c/o comkomm Unternehmenskommunikation und Markenführung GmbH
Prenzlauer Allee 36 G
10405 Berlin
Tel. (030) 40 00 33 55
E-Mail: info@konzept-barrierefrei.de
https://konzept-barrierefrei.de/kontakt/

Mediengemeinschaft für blinde, seh- und lese- behinderte Menschen e. V. (MEDIBUS)
http://www.medibus.info

Mensch zuerst – Netzwerk People First Deutschland e.V.
Samuel-Beckett-Anlage 6
34119 Kassel
Telefon: (0561) 7 28 85 320
E-Mail: info@menschzuerst.de
http://www.menschzuerst.de

Methodenzentrum Unterstützte Kommunikation gUG
Rennplatzstraße 203
26125 Oldenburg
Tel.: 0441 24 92 7445
E-Mail: office@mezuk.de

MigraMundi e.V.
Friedrichstraße 32
65185 Wiesbaden
Telefon 0611-97 15 08 72
E-Mail: info@migramundi.de
https://migramundi.jimdo.com

Nationaler Aktionsplan Gesundheitskompetenz
Geschäftsstelle Hertie School
Friedrichstraße 180
10117 Berlin
Tel. +49(0)30 259 219 393

Netzwerk Leichte
Sprache e.V.
Leuschnerdamm 19
10999 Berlin
Telefon: 030 – 695 64 80-20
E-Mail: info@leichte-sprache.org
https://www.leichte-sprache.org

nullbarriere.de
Barrierefrei planen, bauen, wohnen
HyperJoint GmbH
Rigaer Straße 89
10247 Berlin
Telefon: 030 526 96 25-0
https://nullbarriere.de

Projekt „Barrierefreie Kommunikation bei Veranstaltungen"
Stuttgart Media University
Nobelstr. 10
70569 Stuttgart
https://gpii.eu/leitfaden/vorwort/

Regenbogen-Portal
Bundesministeriums für Familie, Senioren, Frauen und Jugend.
Anschrift
Glinkastraße 24
10117 Berlin
Telefon: 03018/ 555 - 0
Telefax: 03018/ 555 - 1145
Kontakt
info(at)regenbogenportal.de
https://www.regenbogenportal.de

Sozialhelden e.V.
c/o Immobilien Scout GmbH
Andreasstr. 10
10243 Berlin
info@sozialhelden.de
https://sozialhelden.de/impressum/

Sprach- und Integrationsmittlung
SprInt gemeinnützige eG
Elberfelder Str. 87-89
42285 Wuppertal
Tel: 0202 / 25864-0
E-Mail: info[at]sprinteg.de
https://www.sprachundintegrationsmittler.org

TransInterQueer e.V.
Wilsnacker Str. 14, 10559 Berlin
Tel. [umzugsbedingt im Moment nicht verfügbar]
E-Mail: triq[at]transinterqueer.org
Webseite: www.transinterqueer.org

Literatur

1. Anti-Bias-Netz, aufbauend auf dem Artikel: Nele Kontzi: Anti-Bias kann vorurteilsbewusste Veränderungsprozesse in Schule unterstützen – Erfahrungen aus der Praxis. In: Vorurteilsbewusste Veränderungen mit dem Anti-Bias-Ansatz. Lambertus Verlag, Freiburg im Breisgau; 2016: 45. Im Internet: https://www.vielfalt-mediathek.de/data/expertise_antibias.pdf (10.01.2020)
2. Antidiskriminierungsstelle des Bundes (Hrsg.). Das Allgemeine Gleichstellungsgesetz (AGG). Im Internet: www.antidiskriminierungsstelle.de/DE/ThemenUndForschung/Recht_und_gesetz/DasGesetz/dasGesetz_node.html;jsessionid=3F1BD4E0C470A91E125CF-03544FE30BA.2_cid322 (23.02.2020)
3. Aktion Mensch (Hrsg). Einfach für alle. Das Angebot der Aktion Mensch für ein barrierefreies Internet. Im Internet: www.einfach-fuer-alle.de/umsetzen/ (23.02.2020)
4. ARD/ZDF-Onlinestudien 2018 und 2019. Multimedianutzung. Im Internet: www.ard-zdf-onlinestudie.de/multimedianutzung/video/ (11.101.2020)
5. atempo GmbH, Hrsg. capito Wirkungsorientierter Geschäftsbericht nach dem Social Reporting Standard 2017. Graz; 2018. Im Internet: www.capito.eu/wp-content/uploads/Wirkungsbericht-2017_capito.pdf (17.01.2020)
6. Bender S. Die Axiome von Paul Watzlawick. München 2014. Im Internet: www.paul-watzlawick.de/axiome.html (06.01.2020)
7. Beigang S, Fetz K, Kalkum D et al. Diskriminierungserfahrungen in Deutschland. Ergebnisse einer Repräsentativ- und einer Betroffenenbefragung. Hg. v. Antidiskriminierungsstelle des Bundes. Baden-Baden: Nomos; 2017
8. Benner Uta, Hermann Annika. Gebärdensprachdolmetschen. In: Maaß C, Rink I, Hrsg. Handbuch Barrierefreie Kommunikation. Berlin: Frank & Timme; 2018: 381–387
9. Bergelt Daniel, Goldbach Anne, Seidel Anja. Leichte Sprache im Arbeitsleben. Analyse der Nutzung von Texten in Leichter Sprache im beruflichen Kontext von Menschen mit Lernschwierigkeiten. impulse, Magazin der Bundesgemeinschaft für Unterstützte Beschäftigung, Nr. 78/2016, S. 13–21

10. Bergmann, W. Was sind Vorurteile? In: Bundeszentrale für politische Bildung, Bonn. Online veröffentlicht 13.01.2006. Im Internet: www.bpb.de/izpb/9680/was-sind-vorurteile?p=all, Stand 21.08.2019

11. Betz, Sabrina. Lungen · krebs – was nun? Eine Broschüre in leichter Sprache. Heidelberg: Krebsinformationsdienst, Deutsches Krebsforschungszentrum; 2017. Im Internet: https://www.krebsinformationsdienst.de/service/iblatt/lungenkrebs-leichte-sprache.pdf?m=1526316946& (28.02.2020)

12. Bock, Bettina M. (i. E.): Barrierefreie Kommunikation als Voraussetzung und Mittel für die Partizipation benachteiligter Gruppen. Ein (polito-)linguistischer Blick auf Probleme und Potenziale von „Leichter" und „einfacher Sprache". Linguistik Online 73, 4/15: 117, 133

13. Bock, Bettina (2015): Zur Angemessenheit Leichter Sprache: aus Sicht der Linguistik und aus Sicht der Praxis. In: aptum. Themenheft Angemessenheit. Heft 3/2015, S. 134.

14. Bock, Bettina M. Leichte Sprache – kein Regelwerk. Sprachwissenschaftliche Ergebnisse aus der Leipziger LeiSA-Studie. Universität Leipzig, 2018: 9

15. Boenisch J. Die Bedeutung von Kernvokabular für unterstützt kommunizierende Kinder und Jugendliche. Logos Jg. 22, Ausg. 3, 2014: 164–178 Köln ProLog, https://doi.org/10.7345/prolog-1403164

16. Bosse, Ingo; Hasebrink Uwe (Autoren), Aktion Mensch e.V. (Hrsg.): Mediennutzung von Menschen mit Behinderungen, Forschungsbericht November 2016. Bonn 2016.

17. Bredel, Ursula, Maaß, Christiane (Autorinnen), Dudenredaktion (Hrsg.): Leichte Sprache. Theoretische Grundlagen. Orientierung für die Praxis. Berlin: Duden; 2016: 541–542

18. BRK-Allianz, Hrsg. Für Selbstbestimmung, gleiche Rechte, Barrierefreiheit, Inklusion! Erster Bericht der Zivilgesellschaft zur Umsetzung der UN-Behindertenrechtskonvention in Deutschland BRK-Allianz, Berlin 2013

19. Bürgerliches Gesetzbuch (BGB)§ 630c Mitwirkung der Vertragsparteien; Informationspflichten. Im Internet: www.gesetze-im-internet.de/bgb/__630c.html, Stand 18.11.2019

20. Bundesfachstelle Barrierefreiheit: Neue BITV 2.0 in Kraft. Berlin, Bochum. Im Internet: www.bundesfachstelle-barrierefreiheit.de/DE/Themen/EU-Webseitenrichtlinie/BGG-und-BITV-2-0/Die-neue-BITV-2-0/die-neue-bitv-2-0_node.html#doc1018738bodyText1, Stand 21.11.2019

21. Bundesministeriums für Arbeit und Soziales (Hrsg.): Zweiter Teilhabebericht der Bundesregierung über die Lebenslagen von Menschen mit Beeinträchtigungen. Teilhabe – Beeinträchtigung – Behinderung. Bonn 2016: 344

22. Bundesministerium für Arbeit und Soziales (Hrsg.) BITV Lotse. Einfach teilhaben. Deutsche Gesetze und Richtlinien In Internt: http://www.bitv-lotse.de/BL/DE/1_Einfuehrung/1_2_Gesetze_und_Richtlinien/1_2_a_Deutsche_Richtlinien/1_2_a_deutsche_richtlinien_inhalt.html?nn=3147302 (14.03.2020)

23. Bundesministerium für Arbeit und Soziales, Netzwerk Leichte Sprache (Hrsg.): Leichte Sprache. Ein Ratgeber. Berlin 2014. Im Internet: https://www.bmas.de/SharedDocs/Downloads/DE/PDF-Publikationen/a752-ratgeber-leichte-sprache.pdf?__blob=publicationFile, Stand: 22.11.2019

24. Bundesministerium für Wirtschaft und Technologie. Internet ohne Barrieren. Chancen für behinderte Menschen. Ergebnisse der Umfrage. Berlin; 2001. Im Internet: https://www.digitale-chancen.de/transfer/downloads/MD248.pdf (09.03.2020)

25. Bundesverband Caritas Behindertenhilfe und Psychiatrie e.V. (CBP): Stellungnahme zum Verordnungsentwurf des Bundesinisterium für Arbeit und Soziales zur Änderung der Barrierefreie-Informationstechnik-Verordnung und der Behindertengleichstellungsverordnung vom 05.03.2019

26. Bundesverband evangelische Behindertenhilfe. Schau doch meine Hände an. Berlin: Diakonie-Vlg; 2007. Im Internet: www.schau-doch-meine-haende-an.de/buch.html (05.03.2020)

27. Bundesvereinigung Lebenshilfe für Menschen mit geistiger Behinderung (Hrsg.): Lebenshilfe Zeitung, Nr. 2/2009, 30. Jg., Juni 2009: 14. Im Internet: www.schattenblick.de/infopool/pannwitz/presse/pptag261.html, Stand 19.11.2019

28. Bundeszentrale für gesundheitliche Aufklärung (BZgA) Online. Themenschwerpunkte und Arbeitsbereiche. Im Internet: www.bzga.de/programme-und-aktivitaeten/ (16.01.2020)

29. Burtscher R, Allweiss T, Perowanowitsch M, Rott E. Gesundheitsförderung mit Menschen mit Lernschwierigkeiten. Leichter lernen mit dem Projekt GESUND! 2. akt. Aufl., Berlin: Verband der Ersatzkassen e.V. (vdek); 2017

30. CAB Caritas Augsburg Betriebsträger gGmbH. Siegel für Leichte Sprache. Netzwerk Leichte Sprache. Das Netzwerk Leichte Sprache schafft Gütesiegel für Leichte Sprache. Augsburg; Juni 2015. Im Internet: www.cab-b.de/wirueberuns/aktuelles/aktuelles/siegel-fuer-leichte-sprache-9a3a9764-b12f-48a1-8b56-1d5a23b3563f (14.03.2020)

31. Cornelssen Iris, Schmitz Christian. Vorstellung der Ergebnisse der Studie »Chancen und Risiken des Internets der Zukunft aus Sicht von Menschen mit Behinderungen« auf der Aktion Mensch-Fachtagung »Einfach für Alle – Konzepte und Zukunftsbilder für ein Barrierefreies Internet« am 6. Mai 2008 im Wissenschaftspark Gelsenkirchenhttps. Im Internet: www.einfach-fuer-alle.de/studie/ (09.03.2020)

32. Destatis, Statistisches Bundesamt: Pressemitteilung Nr. 228 vom 25. Juni 2018. Wiesbaden 2018. Im Internet: www.destatis.de/DE/Presse/Pressemitteilungen/2018/06/PD18_228_227.html, Stand 18.11.2019

33. Deutsche Blinden- und Sehbehindertenverband e.V. (Hrsg.): Gendergerechte Wortwahl. Im Internet: www.dbsv.org/gendern.html, Stand 18.11.2019

34. Deutsches Ärzteblatt (Hrsg.). 38 Medizinische Behandlungszentren für Erwachsene mit geistiger Behinderung in Deutschland. Dienstag, 19. Februar 2019 © hil/aerzteblatt. de, Berlin: Deutscher Ärzteverlag; 2019. Im Internet: www.aerzteblatt.de/nachrichten/101208/38-Medizinische-Behandlungszentren-fuer-Erwachsene-mit-geistiger-Behinderung-in-Deutschland (24.02.2020)

35. Deutsche Apotheker Zeitung (Hrsg.). Lösungen für barrierefreie Packungsbeilage. BMG begrüßt Vorschläge der Pharmaverbände (lue/ks). Deutscher Apotheker Verlag: Stuttgart; 2014. Im Internet: https://www.deutsche-apotheker-zeitung.de/daz-az/2014/az-7-2014/loesungen-fuer-barrierefreie-packungsbeilage (28.02.2020)

36. Deutsche Gesellschaft für Medizinische Informatik, Biometrie und Epidemiologie e.V. Wie zufrieden sind Anwender mit der IT-Unterstützung im Krankenhaus? Pilotstudie zur empirischen Erhebung und Validierung der allgemeinen Zufriedenheit von IT-Anwendern im Krankenhaus. GMS Med Inform Biom Epidemiol 2017;13(1):Doc04. https://doi.org/10.3205/mibe000171

37. Deutsche Gesetzliche Unfallversicherung e.V. (DGUV). DIN 18040-3:2014-12. Barrierefreies Bauen – Planungsgrundlagen – Teil 3: Öffentlicher Verkehrs- und Freiraum.

Berlin; 2014-12 https://doi.org/10.31030/2250588. Download unter https://www.beuth.de/de/norm/din-18040-3/223713891 (11.03.2020)

38. Deutscher Ärztetag. Beschlussprotokoll des 112. Deutschen Ärztetages vom 19. – 22. Mai 2009 in Mainz. S 34. Im Internet: www.bundesaerztekammer.de/fileadmin/user_upload/downloads/112DAETBeschlussprotokoll20090901.pdf (11.03.2020)

39. Deutscher Blinden- und Sehbehindertenverband e.V. Blindengerechte Beipackzettel – Pharmaunternehmen in der Kritik. Berlin; 2014. Im Internet: www.dbsv.org/pressemitteilung/blindengerechte-beipackzettel-pharmaunternehmen-in-der-kritik.html (28.02.2020)

40. Deutscher Blinden- und Sehbehindertenverband e.V. Wie die Brailleschrift funktioniert. O.J. Im Internet: www.dbsv.org/wie-die-brailleschrift-funktioniert.html (05.03.2020)

41. Deutscher Gehörlosen-Bund e.V. Statistik der gehörlosen Menschen. Im Internet: www.gehoerlosen-bund.de/sachthemen/statistik%20der%20gehörlosen%20menschen (03.03.2020)

42. Deutscher Gehörlosen-Bund e.V. Aufgaben und Ziele des Deutschen Gehörlosen- Bundes. Im Internet: www.gehoerlosen-bund.de/dgb/aufgaben%20und%20ziele (03.03.2020)

43. Deutscher Gehörlosen-Bund e.V. Gesundheit. Möglichkeiten der Kommunikation. Im Internet: http://gesundheit.gehoerlosen-bund.de/moeglichkeiten-der-kommunikation/ (03.03.2020)

44. Deutsches Institut für Medizinische Dokumentation und Information, DIMDI WHO-Kooperationszentrum für das System Internationaler Klassifikationen (Hrsg.): Internationale Klassifikation der Funktionsfähigkeit, Behinderung und Gesundheit (ICF). World Health Organization 2005. Im Internet: www.soziale-initiative.net/wp-content/uploads/2013/09/icf_endfassung-2005-10-01.pdf, Stand 08.11.2019

45. Deutsches Institut für Menschenrechte: Zwischen Deutschland, Liechtenstein, Österreich und der Schweiz abgestimmte Übersetzung Übereinkommen über die Rechte von Menschen mit Behinderungen vom 13. Dezember 2006. Bundesgesetzblatt (BGBL) 2008 II, S. 1419. URL: http://www.institut-fuer-menschenrechte.de/fileadmin/user_upload/PDF-Dateien/Pakte_Konventionen/CRPD_behindertenrechtskonvention/crpd_b_de.pdf. Letzter Abruf 18.01.2016

46. Deutsche Hauptstelle für Suchtfragen e.V. (Hrsg.). Wenn Glückspielen zum Problem wird. Hamm; 2018

47. Dobroschke Julia, Kahlisch Thomas. Barrierefreie Informations- und Kommunikationsangebote für Blinde und Sehbehinderte. In: Maaß C, Rink I, Hrsg. Handbuch Barrierefreie Kommunikation. Berlin: Frank & Timme; 2018: 191

48. Fachtagung Gesundheit fürs Leben: Potsdamer Forderungen. Potsdam 16.05. 2009, o. S. URL: https://www.lebenshilfe.de/de/themen-recht/artikel/potsdamer_Forderungen.php?listLink=1. Letzter Abruf: 10.02.2017

49. Forschungsverbund für gesunde Kommunen PartKommPlus (Hrsg.). Gesund! Menschen mkt Lernschwierigkeiten und Gesundheitsförderung (Gesund!). Im Internet: http://partkommplus.de/teilprojekte/gesund/ (27.02.2020)

50. Forschungsverbund für gesunde Kommunen PartKommPlus (Hrsg.). GESUND! Menschen mit Lernschwierigkeiten und Gesundheitsförderung. Erkenntnisse und Empfehlungen im Überblick, Januar 2018. Im Internet: http://partkommplus.de/fileadmin/files/Tagung-1/Ergebnisse_und_Empfehlungen_GESUND_-_final-1.pdf (27.02.2020)

51. Fröhlich Walburga. Leichte Sprache und ihr Beitrag zu politischer Teilhabe eNews-letter Wegweiser Bürgergesellschaft 24/2013 vom 20.12.2013: 5–6. Im Internet: https://www.buergergesellschaft.de/fileadmin/pdf/gastbeitrag_froehlich_131220.pdf (14.03.2020)

52. Fuchs J, Jena M, Schaefer H, Schäfer M. So wünschen sich Patienten ihre Packungsbeilage. Pharmazeutische Zeitung online, 29.04.2002 (Ausgabe 18), Avoxa – Mediengruppe Deutscher Apotheker: Eschborn; 2002, © 2002 GOVI-Verlag. Im Internet: www.pharmazeutische-zeitung.de/inhalt-18-2002/pharm4-18-2002/ (28.02.2020)

53. Garbe, C. & Bock, I. (2012): Komplexe Kommunikationshilfen im Vergleich. In: von Loeper Literaturverlag & isaac-Gesellschaft für Unterstützte Kommunikation e.V. (Hrsg.): Handbuch der Unterstützten Kommunikation (04.011.002–04.011.013). Karlsruhe: Von Loeper Literaturverlag

54. Geisler L. Feind, Freund oder Partner? Angehörige im Krankenhaus. Dr. med. Mabuse, Nr. 167, Mai/Juni 2007: 23–26

55. Gemeinsamer Europäischen Referenzrahmen für Sprache (GER). Die Niveaustufen des GER. Im Internet: www.europaeischer-referenzrahmen.de (16.01.2020)

56. Giegerich P. Leichte Sprache auf dem Prüfstand, Presseinformation 07.02.2017. In: idw Informationsdienst Wissenschaft online. Im Internet: https://idw-online.de/de/news667587 (27.02.20202)

57. Göbel, Susanne: Leichte Sprache öffnet Türen – Menschen mit Lernschwierigkeiten im Interview. In: Degener/Diel (Hrsg.): Handbuch Behindertenkonvention. Bonn 2015. S. 327

58. Hase, Ulrich. Sozialgesetzbuch IX tritt zum 1. Juli 2001 in Kraft. Eine Erläuterung des Deutschen Gehörlosen-Bundes e.V. in Zusammenarbeit mit der Deutschen Gesellschaft zur Förderung der Gehörlosen und Schwerhörigen e.V. O.J. Download unter: www.gehoerlosen-bund.de/gesetze/sozialgesetzbuch (03.03.2020)

59. Höckerschmidt, Lena. Leichte Sprache hat es schwer. Eine explorative Studie zur Verwendung der Leichten Sprache in der Krankenhauskommunikation. Hochschule Osnabrück 2016. Im Internet: https://opus.hs-osnabrueck.de/frontdoor/deliver/index/docId/205/file/Bachelorarbeit_Höckerschmidt.pdf (01.05.2020)

60. Holzapfel, Stefanie. Hilfsmittel und Alltagshilfen für Menschen mit Sehbeeinträchtigung. 4. Akt. Aufl. Berlin: Blickpunkt Auge – Rat und Hilfe bei Sehverlust, Deutscher Blinden- und Sehbehindertenverbandes e. V.; 2016

61. Inclusion Europe. Wie ist das europäische Logo für leichtes Lesen zu verwenden? Brüssel; 2016. Im Internet: https://easy-to-read.eu/de/europaisches-logo/ (17.01.2020)

62. Invernizzi, Friederike. Arzt-Patient-Verhältnis. Eine gelungene Kommunikation stärkt die Zufriedenheit. Forschung und Lehre 10/18, online 15.10.2018 Im Internet: https://www.forschung-und-lehre.de/zeitfragen/eine-gelungene-kommunikation-staerkt-die-zufriedenheit-1104/ (12.03.2020)

63. isaac – Gesellschaft für Unterstützte Kommunikation e. V. (Hrsg.): Handbuch der Unterstützten Kommunikation. Loeper Literaturverlag. 6., veränderte Auflage. Loseblattausgabe 2015

64. Jacobi P. Interview mit Kathrin Jennerich, Beratungsstelle für Unterstützte Kommunikation, Stiftung Nieder-Ramstädter Diakonie Mühltal am 24.10.2019, mündliche Aufzeichnung

65. Jansen A. Das Kommunikationsmodell im systemischen-konstruktivistischem Couching. Neue Hamburger Schule o.J. Im Internet: https://www.hamburger-schule.net/modelle/kommunikationsmodell/ (09.01.2020)

66. Johannes Gutenberg Universität Mainz: Leichte Sprache auf dem Prüfstand. Sprachwissenschaftler in Germersheim untersuchen die Vorteile von vereinfachtem Deutsch für Behinderte, ausländische Mitbürger und Senioren. Artikel online vom 07.02.2017. Im Internet: https://www.uni-mainz.de/presse/aktuell/342_DEU_HTML.php (14.01.2020)

67. Yomma. Lautsprachbegleitende/s Gebärden (LBG). Hamburg, Berlin 2020. Im Internet: www.yomma.de/glossar/lautsprachbegleitende-gebaerden/ (14.03.2020)

68. Kane, Gudrun: Entwicklung früher Kommunikation und Beginn des Sprechens. In: Geistige Behinderung 4/1992, S. 303–318

69. Kane, Gudrun: Diagnose der Verständigungsfähigkeit nichtsprechender Kinder. In: Wilken, Etta (Hrsg.): Unterstützte Kommunikation: eine Einführung in Theorie und Praxis. Stuttgart, Berlin, Köln: Kohlhammer; 2002

70. Kassenärztliche Bundesvereinigung KBV. Barrierefreie Arztpraxis. O.J. Kassenärztliche Bundesvereinigung KdöR: Berlin, o.J. Im Internet: https://www.kbv.de/html/11547.php (11.03.2020)

71. Kassenärztliche Bundesvereinigung. Bausteine für die Arzt-Patienten-Kommunikation. Berlin: November 2014. Im Internet: www.kbv.de/media/sp/Bausteine_Arzt_Patienten_Kommunikation.pdf (07.01.2020)

72. Kellermann, Gudrun: Die Rolle der Leichten Sprache aus wissenschaftlicher Sicht. Vortrag im Rahmen der Ringvorlesung „Behinderung ohne Behinderte?! Perspektiven der Disability Studies". Universität Hamburg, 08.04.2013, o. S. URL: http://www.zedis-ev-hochschule-hh.de/files/kellermann_08042013.pdf. Letzter Abruf 18.01.2016.

73. Kitzinger, A., Kristen, U. & Leber, I. (Hrsg.) (2008): Jetzt sag ich's Dir auf meine Weise … Erste Schritte in Unterstützter Kommunikation mit Kindern. Karlsruhe: Von-Loeper-Literaturverl

74. Konzept barrierefrei, das Expertennetzwerk. Barrierefreie Kommunikation. O.J. Berlin; 2020. Im Internet: https://konzept-barrierefrei.de/branchen/kultur-und-freizeit/barrierefreie-kommunikation/(10.03.2020)

75. Kosel, Judith. Leichte Sprache als Beitrag zur Umsetzung der UN-Konvention über die Rechte von Menschen mit Behinderung illustriert am Beispiel der Caritas Wien. Diplomarbeit Universität Wien: Wien 2012. Im Internet: http://othes.univie.ac.at/20271/1/2012-05-06_0500525.pdf (14.03.2020)

76. Krüger-Brand, Heike E. Digitalisierung im Krankenhaus: Der Infrastruktur fehlt die Finanzierung. Dtsch Arztebl 2017; 114(48) https://www.aerzteblatt.de/archiv/195006/Digitalisierung-im-Krankenhaus-Der-Infrastruktur-fehlt-die-Finanzierung (11.03.2020)

77. Leichtfuss Anne. Leichte Sprache – ein Mittel der Teilhabe oder „dümmliches Deutsch"? In: Sozialhelden (Hrsg). Leidmedien, Aug 22, 2017. Im Internet: https://leidmedien.de/aktuelles/leichte-sprache-ein-mittel-der-teilhabe-oder-duemmliches-deutsch/ (14.03.2020)

78. Leitner C. Medizinische Versorgung von Transgender-Personen. Gefährliche Diskriminierung. Spiegel-Online v. 26.08.2019. Hamburg: Spiegel-Verlag 2019. Im Internet: www.spiegel.de/gesundheit/diagnose/transgender-diskriminierung-im-krankenhaus-a-1277369.html (07.01.2020)

79. Liehs A. Unterstützte Kommunikation bei zentral erworbenen Kommunikationsstörungen im Erwachsenenalter. Eine qualitativ-quantitative Erhebung des Versorgungsstandes

in Deutschland. Dissertation Heilpädagogische Fakultät der Universität Köln, 2003. Im Interneht: https://kups.ub.uni-koeln.de/1108/1/Band_01.pdf

80. Lobin, Henning; Nübling, Damaris: Tief in der Sprache lebt die alte Geschlechterordnung fort. Süddeutsche Zeitung Online vom 7. Juni 2018. Im Internet: www.sueddeutsche.de/kultur/genderdebatte-tief-in-der-sprache-lebt-die-alte-geschlechterordnung-fort-1.4003975

81. Lloyd LL, Fuller DR. Toward an Augmentative and Alternative Communication symbol taxonomy: A proposed superordinate classification Augmentative and Alternative Communication. 2: 165–171. https://doi.org/10.1080/07434618612331273990

82. Lühmann D, Keim R, Brammer L et al. Gelinge Arzt-Patienten-Kommunikation – die ewige Herausforderung? Hamburger Ärzteblatt 06/2016. Im Internet: www.aerztekammer-hamburg.org/files/aerztekammer_hamburg/wissenswertes/kommunikation/HAEB_062016_Gelingende_Arzt_Patienten_Kommunikation_die_ewige_Herausforderung.pdf (04.01.2020)

83. Lüke, Carina; Vock, Sarah. Unterstützte Kommunikation bei Kindern und Erwachsenen. Berlin: Springer Nature; 2019

84. Maaß C. Übersetzen in Leichte Sprache (2014). In: Maaß C, Rink I, Zehrer C. Forschungsstelle Leichte Sprache: Forschungsfelder im Überblick. Universität Hildesheim, Forschungsstelle Leichte Sprache 2020. Im Internet: www.uni-hildesheim.de/leichtesprache/forschung/ (27.02.2020)

85. Maaß C, Rink I, Hrsg. Handbuch Barrierefreie Kommunikation. Berlin: Frank & Timme; 2018: 21, 20, 31

86. Maas Christiane, Rink Isabel, Zehrer Christiane. Leichte Sprache in der Sprach- und Übersetzungswissenschaft. Frank & Timme, o.J.: 58. Im Internet: https://www.uni-hildesheim.de/media/fb3/uebersetzungswissenschaft/Leichte_Sprache_Seite/Publikationen/Leichte_Sprache_in_der_Sprach-_und_Übersetzungswissenschaft.pdf (14.03.2020)

87. Mangold AK. Stationen der Ehe für alle in Deutschland In: Bundeszentrale für politische Bildung, Online (Hrsg.) Bonn, 9.8.2018 Im Internet: www.bpb.de/gesellschaft/gender/homosexualitaet/274019/stationen-der-ehe-fuer-alle-in-deutschland (25.02.2020)

88. Mediengemeinschaft für blinde, seh- und lesebehinderte Menschen e. V. Geschichte und Aufgaben der Mediengemeinschaft für blinde, seh- und lesebehinderte Menschen e.V. (MediBuS). Marburg: Medibus; 2019. Im Internet: www.medibus.info/index.php?article_id=24 (09.03.2020)

89. Mensch zuerst – Netzwerk People First Deutschland e.V.. Kassel; 2019. Im Internet: www.menschzuerst.de, Stand 14.11.2019

90. Mensch zuerst – Netzwerk People First Deutschland e.V. (Hrsg): Mut zur Inklusion machen! Heft 4, Dezember 2015. Im Internet: http://www.menschzuerst.de/media/pdf/Heft_4_Dezember2015_fuer_Internet.pdf, Stand 14.11.2019

91. Methodenzentrum Unterstützte Kommunikation. UKAPO-Kommunikationsmappe für Arzt und Apotheke. O.J. Im Internet: https://methodenzentrum.com/produkt/ukapo-fuer-arzt-und-apotheke/ (05.03.2020)

92. MigraMundi e.V (Hrsg.). Integrationsassistenten heißen jetzt Sprach- und Kulturmittler*innen. Im Internet: https://migramundi.jimdo.com/was-wir-tun/sprach-und-kulturmittler-innen-integrationsassistenten/ (25.02.2020)

93. Netzwerk Leichte Sprache e. V.: Forschung 2015. O. S. URL: https://www.leichte-sprache.org/forschung/ (27.02.2020) Zitat in Leichter Sprache

94. Nicklas-Faust J. Gute Medizin für alle. Ein gestuftes Modell der ambulanten Gesundheitsversorgung. In: Nicklas-Faust J. (Hrsg.). Grundsätzliche und spezielle Aspekte der gesundheitlichen Versorgung von Menschen mit geistiger Behinderung. Dokumentation der Fachtagung am 27. Februar 2015 v. Bodelschwinghsche Stiftungen Bethel, Bielefeld 2015

95. Niklas-Faust, Jeanne; Grüber, Katrin: Anforderungen von Menschen mit Behinderung und chronischer Erkrankung an das Gesundheitssystem. Institut Mensch, Ethik und Wissenschaft (IMEW) konkret Nr. 9, Februar 2007. Im Internet: https://www.imew.de/de/imew-publikationen/imew-konkret/anforderungen-von-menschen-mit-behinderung-und-chronischer-erkrankung-an-das-gesundheitssystem/, Stand: 19.11.2019

96. Plangger, Sascha Michael: Leichte Sprache – zur wissenschaftlichen Diskussion eines Konzeptes. Erschienen in: Zeitschrift: Erwachsenenbildung und Behinderung; Jahrgang 27, Heft 1: April 2016. O. S. URL: http://bidok.uibk.ac.at/library/plangger-leichtesprache.html. Letzter Abruf 18.01.2016.

97. Raabe, T. Entwicklung von Vorurteilen im Kindes- und Jugendalter. Eine Meta-Analyse zu Altersunterschieden. Dissertation, Jena 2009. Internet: www.db-thueringen.de/servlets/MCRFileNodeServlet/dbt_derivate_00020694/Raabe/Dissertation.pdf, Stand 21.08.2019

98. Rat für deutsche Rechtschreibung: Empfehlungen zur „geschlechtergerechten Schreibung". Beschluss des Rats für deutsche Rechtschreibung vom 16. November 2018. Im Internet: www.rechtschreibrat.com/DOX/rfdr_PM_2018-11-16_Geschlechtergerechte_Schreibung.pdf, Stand 14.11.2019

99. Redaktion ÄrzteZeitung online: Bessere Kommunikation, höhere Therapietreue. 29.09.2014. Springer Medizin Verlag, Berlin; 2019. Im Internet: www.aerztezeitung.de/Wirtschaft/Bessere-Kommunikation-hoehere-Therapietreue-242455.html, Stand 18.11.2019

100. Redaktion Heinrich-Heine-Universität Düsseldorf. Studie zu Arztbriefen. Online 17.04.2019. Im Internet: www.uni-duesseldorf.de/home/nc/app-rss/rss-n/news-detail-ansicht/article/arztbriefe-sind-oft-unstrukturiert-und-fehlerhaft.html (06.01.2020)

101. Rentzsch, Manfred. Barrierefreie Gestaltungslösungen für Krankenhäuser und ... /2.4 Treppen, Handläufe und Rampen. In: Sauer/Scheil/Töpfer/von Kiparski (Hrsg.). Haufe Arbeitsschutz Office. Das umfassende Informationssystem für Arbeitssicherheit, Ergonomie und Gesundheitsschutz. O.J. Im Internet: www.haufe.de/arbeitsschutz/arbeitsschutz-office/barrierefreie-gestaltungsloesungen-fuer-krankenhaeuser-und-24-treppen-handlaeufe-und-rampen_idesk_PI957_HI10864397.html (04.03.2020)

102. Richtlinie (EU) 2016/2102 des Europäischen Parlaments und des Rates vom 26. Oktober 2016 über den barrierefreien Zugang zu den Websites und mobilen Anwendungen öffentlicher Stellen. Amtsblatt der Europäischen Union, Straßburg am 26. Oktober 2016. Im Internet: https://eur-lex.europa.eu/legal-content/DE/TXT/PDF/?uri=CELEX:32016L2102&from=DE, Stand 21.11.2019

103. Rink I. Gehörlose als Zielgruppe von Texten in Leichter Sprache (2014). In: Maaß C, Rink I, Zehrer C. Forschungsstelle Leichte Sprache: Forschungsfelder im Überblick. Universität Hildesheim, Forschungsstelle Leichte Sprache 2020. Im Internet: www.uni-hildesheim.de/leichtesprache/forschung/ (27.02.2020)

104. Robert Koch-Institut (Hrsg) (2015) Gesundheit in Deutschland. Gesundheitsberichterstattung des Bundes. Gemeinsam getragen von RKI und Destatis. RKI, Berlin: 409

105. Robert-Koch-Institut. SARS-CoV-2 Steckbrief zur Coronavirus-Krankheit-2019 (CO-VID-19). Stand: 24.4.2020. Im Internet: www.rki.de/DE/Content/InfAZ/N/Neuartiges_Coronavirus/Steckbrief.html#doc13776792bodyText2 (29.04.2020)
106. Roland Berger GmbH (Hrsg.) Krankenhausstudie 2017. München 2017. Im Internet: https://www.rolandberger.com/de/Publications/Krankenhausstudie-2017.html (11.03.2020)
107. Rote Liste® Service GmbH. PatientenInfo-Service. Berlin; 2020. Im Internet: https://www.patienteninfo-service.de (28.02.2020)
108. Rudolph, Tina: Leichte Sprache verstehen alle besser. Grenzen und Chancen von Leichter Sprache aus sprachwissenschaftlicher Sicht. Semsterarbeit TU Darmstadt 2015.
109. Schaeffer, D., Hurrelmann, K., Bauer, U. und Kolpatzik, K. (Hrsg.): Nationaler Aktionsplan Gesundheitskompetenz. Die Gesundheitskompetenz in Deutschland stärken. Berlin: KomPart 2018.
110. Schindler TM. Ansätze für barrierefreie Kommunikation im medizinisch-pharmazeutischen Bereich. In: Maaß C, Rink I, Hrsg. Handbuch Barrierefreie Kommunikation. Berlin: Frank & Timme; 2018: 658
111. Schmidt B. Den Anti-Bias-Ansatz zur Diskussion stellen. Beitrag zur Klärung theoretischer Grundlagen in der Anti-Bias-Arbeit. BIS-Verlag der Carl von Ossietzky Universität Oldenburg Oldenburg, 2009. In: Leiprecht R, Meinhardt R, Hrsg. Schriftenreihe des Interdisziplinären Zentrums für Bildung und Kommunikation in Migrationsprozessen (IBKM) an der Carl von Ossietzky Universität Oldenburg Nr. 44
112. Schmidt-Kaehler S., Vogt D, Berens EM, Horn A, Schaeffer D. Gesundheitskompetenz: Verständlich informieren und beraten. Material- und Methodensammlung zur Verbraucher- und Patientenberatung für Zielgruppen mit geringer Gesundheitskompetenz. Bielefeld: Universität Bielefeld; 2017): 45–46
113. SCHOLZ Datenbank. ePrax GmbH: München; 2020. Im Internet: www.beipackzettel.de (28.02.2020)
114. Schröder Hartmut. Sprache und Kommunikation in der Medizin – Probleme und Ressourcen. EHK 2019; 68(02): 56–62. https://doi.org/10.1055/a-0865-9687
115. Schweizerische Akademie der Medizinischen Wissenschaften (SAMW). Medizinische Behandlung und Betreuung von Menschen mit Behinderung. Medizin-ethische Richtlinien und Empfehlungen. SAMW: Bern; 2017
116. Seehausen, Maria; Hänel, Patricia: Arzt-Patienten-Kommunikation: Adhärenz im Praxisalltag effektiv fördern. Dtsch Arztebl 2011; 108(43): A-2276 / B-1918
117. Seidel A. Leichte Sprache – Impulse und Perspektiven aus der Praxis. Vortrag im Rahmen einer Tagung zur Forschung Leichte Sprache am 13.04.2016, Universität Leipzig, LeiSA – Leichte Sprache im Arbeitsleben. O. S.
118. Seidel M. Regelversorgung und ergänzende Spezialangebote im Lichte von inklusiver Gesundheitsversorgung. In: Grundsätzliche und spezielle Aspekte der gesundheitlichen Versorgung von Menschen mit geistiger Behinderung. Dokumentation der Fachtagung am 27.02.2015 v. Bodelschwinge Stiftung Bethel, Bielefeld. Michael Seidel (Hrsg.). Materialien der Deutschen Gesellschaft für seelische Gesundheit bei Menschen mit geistiger Behinderung (dgsgb), Band 35. Berlin: Eigenverlag dgsgb
119. Seitz, Simone. Leichte Sprache? Keine einfache Sache By-nc-nd/3.0/de, Bundeszentrale für politische Bildung. Im Internet: www.bpb.de/apuz/179343/leichte-sprache-komplexe-wirklichkeit?p=all (14.03.2020)

120. Sozialgesetzbuch (SGB IX), Neuntes Buch. Rehabilitation und Teilhabe von Menschen mit Behinderungen. § 2 SGB IX Begriffsbestimmungen. Im Internet: www.sozialge-setzbuch-sgb.de/sgbix/2.html (09.01.2020)

121. Sozialhelden (Hrsg). Begriffe über Behinderung von A bis Z. Im Internet: https://leid-medien.de/begriffe/ (23.02.2020)

122. Spiewack M. Funktionaler Analphabetismus. Die Zeit Nr. 20/2019, 9. Mai 2019

123. Statista. Anzahl der Sehbehinderten* in Deutschland nach Art der Behinderung in den Jahren 2011 bis 2017. Hamburg: Statista; 2020. Im Internet: https://de.statista.com/statistik/daten/studie/247948/umfrage/anzahl-der-sehbehinderten-in-deutsch-land-nach-schwere-der-behinderung/ (05.03.2020)

124. Stefanowitsch, Anatol. Leichte Sprache, komplexe Wirklichkeit. By-nc-nd/3.0/de, Bundeszentrale für politische Bildung. URL: http://www.bpb.de/apuz/179343/leichte-spra-che-komplexe-wirklichkeit?p=all. Letzter Abruf: 18.01.2017.

125. Stefanowitsch, Anatol. Eine Frage der Moral. Warum wir politisch korrekte Sprache brauchen. Berlin: Duden 2018: 24, 21

126. Steinhauer; Anja; Diewald, Gabriele; Dudenredaktion (Hrsg): Richtig gendern. Duden, 2017

127. Stiftung Universität Hildesheim. Barrierefreie Kommunikation in der Coronakrise: Informationen in Einfacher Sprache, Mittwoch, 01. April 2020. Im Internet: www.uni-hildesheim.de/forschung/neuigkeiten/artikel/artikel/barrierefreie-kommunikati-on-in-der-corona-krise-informationen-in-einfacher-sprache/ (29.04.2020)

128. Stumpf, Kerrin: Ich sorge für mich! Vollmacht in Leichter Sprache. Ein Beratungskon-zept. 2. Aufl. Düsseldorf: Bundesverband für körper- und mehrfachbehinderte Menschen; 2013. Im Internet: https://bvkm.de/recht-ratgeber/ (28.02.2020)

129. Tess – Sign & Script – Relay-Dienste für hörgeschädigte Menschen GmbH. Rendsburg; 2020. Im Internet: www.tess-relay-dienste.de

130. Theunissen, Georg: Geistige Behinderung und Lernbehinderung. Zwei inzwischen umstrittene Begriffe in der Diskussion. In: Geistige Behinderung Fachzeitschrift der Bundesvereinigung Lebenshilfe für Menschen mit Geistiger Behinderung e.V., 47/ 2, Marburg: Lebenshilfe-Verl; 2008: S. 127–136

131. Trisch O. Der Anti-Bias-Ansatz. Beiträge zur theoretischen Fundierung und Professio-nalisierung der Praxis. Stuttgart: ibidem-Verlag; 2013

132. Universität Hamburg, Institut für Deutsche Gebärdensprache und Kommunikation Ge-hörloser. Zur Geschichte des Instituts für Deutsche Gebärdensprache und Kommunika-tion Gehörloser (IDGS) (mit Ton). Interview mit Siegmund Prillwitz. O.J. Im Internet: www.taubwissen.de/content/index.php/geschichte/geschichte-der-deutschen-gebaerden-sprache/zeitzeugendgs/prof-dr-siegmund-prillwitz/664-prillwitz-3.html (03.02.2020)

133. Universität Hamburg, Institut für Deutsche Gebärdensprache und Kommunikation Ge-hörloser. Das 20. Jahrhundert. O.J. Im Internet: https://www.taubwissen.de/content/index.php/geschichte/geschichte-der-gehoerlosenpaedagogik/von-1570-bis-20-jahr-hundert/1139-gehoerlosenpaedagogik20jhdt.html (03.02.2020)

134. Universität Hildesheim, Forschungsstelle Leichte Sprache (Hrsg.). Forschung. Im In-ternet: www.uni-hildesheim.de/leichtesprache/forschung/ (27.02.2020)

135. Universität Leipzig (Hrsg.). Pressemitteilung 182/2015, Menschen mit Lern-schwie-rigkeiten forschen im Projekt „Leichte Sprache im Arbeitsleben“. Leipzig 2015. URL: http://www.zv.unileipzig.de/service/kommunikation/medienredaktion/nachrichten.ht-ml?ifab_modus=detail&ifab_id=6098. Letzter Abruf 18.01.2016

136. UK im Blick. Klinik und Pflege. Bloggbeitrag vom 27. September 2018. Im Internet: https://uk-im-blick.de/blog/post/klinik (04.01.2020)

137. Van Dyck, Herman. Nicht so – sondern so. Kleiner Ratgeber für den Umgang mit blinden Menschen. 21. akt. Aufl. Berlin: Deutscher Blinden- und Sehbehindertenverband e. V.; 2017

138. Vereinte Nationen, Ausschuss für die Rechte von Menschen mit Behinderungen (Hrsg.): Dreizehnte Tagung 25. März – 17. April 2015. Abschließende Bemerkungen über den ersten Staatenbericht Deutschlands: 9. Im Internet: www.institut-fuer-menschenrechte. de/fileadmin/user_upload/PDF-Dateien/UN-Dokumente/CRPD_Abschliessende_Bemerkungen_ueber_den_ersten_Staatenbericht_Deutschlands_ENTWURF.pdf, Stand 19.11.2019

139. von Hirschberg K-R, Dulon Wendeler et al. Behindertenhilfe in Deutschland Zahlen – Daten – Fakten. Ein Trendbericht. Berufsgenossenschaft für Gesundheitsdienst und Wohlfahrtspflege (BGW): Hamburg 2017: 7–8

140. von Tetzchner, S. & Martinsen, H. (2000): Einführung in Unterstützte Kommunikation. Heidelberg: Winter

141. v. Tronbacke, Bror I (Hrsg.). Richtlinien für Easy-Reader Material. Zusammengestellt unter den Auspizien des IFLA Bereiches Bibliotheksdienste für benachteiligte Personen. Übers. aus dem Engl. v. Antje Cockrill. Den Haag: IFLA Zentrale, 1999. – 33 s. 30 cm. – (IFLA Professional Reports; 57) Titel originelle Version auf English: Guidelines for Easy-to-Read Materials / ed. by Bror I. Thornbacke

142. World Health Organisation (WHO). Coronavirus (COVID-19) Last updated: 2020/4/29, 4:00pm CEST. Im Internet: https://covid19.who.int

143. Wibbeling Sebastian, Raida Andrea. Krankenhaus 4.0 – Digitalisierung im Krankenhaus unterstützt durch Smart Devices. Positionspapier. Fraunhofer-Institut für Materialfluss und Logistik (Hrsg.). Health Care Logistics; Juni 2019

144. Wilken E. Gebärdenunterstützte Kommunikation. In: inform, Bildungsinstitut der Bundesvereinigung Lebenshilfe e.V., o.J. Im Internet: www.inform-lebenshilfe.de/inform/ veranstaltungen/termine/lv-he/180710-lv-gebaerdenunterstuetzte-kommunikation.php (04.01.2020)

145. Winter, K. Abstrakt oder konkret: Wie lassen sich Vorurteile durch eine geeignete Wortwahl reduzieren? In: Sozialpsychologie zu Flucht und Integration. Empfehlungen für die Praxis. Fachnetzwerk Sozialpsychologie zu Flucht und Integration, Hrsg. Online veröffentlicht 12.07.2018. Im Internet: www.fachnetzflucht.de/abstrakt-oder-konkret-wie-lassen-sich-vorurteile-durch-eine-geeignete-wortwahl-reduzieren/ (11.01.2020)

146. Wissenschaftsstadt Darmstadt, Amt für Soziales und Prävention, Hrsg. Barrierefreie Gesundheitsversorgung. Ein Modellprojekt zur Umsetzung der UN-BRK Hessen gefördert vom Ministerium für Soziales und Integration und der Wis-senschaftsstadt Darmstadt. Darmstadt 2019

147. Zollinger, Barbara: Die Entdeckung der Sprache. 2. Aufl. Bern, Stuttgart, Wien: Verlag Paul Haupt; 1996

148. Zollinger, Barbara: Spracherwerbstörungen. 4. Aufl. Bern, Stuttgart, Wien: Verlag Paul Haupt; 1994.

Stichwortverzeichnis

© Springer-Verlag GmbH Deutschland, ein Teil von Springer Nature 2020   205
P. Jacobi, *Barrierefreie Kommunikation im Gesundheitswesen*,
https://doi.org/10.1007/978-3-662-61478-5